广东省护理学会专科护士培训推荐用书

**泌尿外科护理系列**

U0388552

# 泌尿外科护理
## 核心技术流程与管理规范

主审◎成守珍　陈凌武

主编◎蓝　丽　黄小萍　张　登　李思逸　栗　霞　张艳红

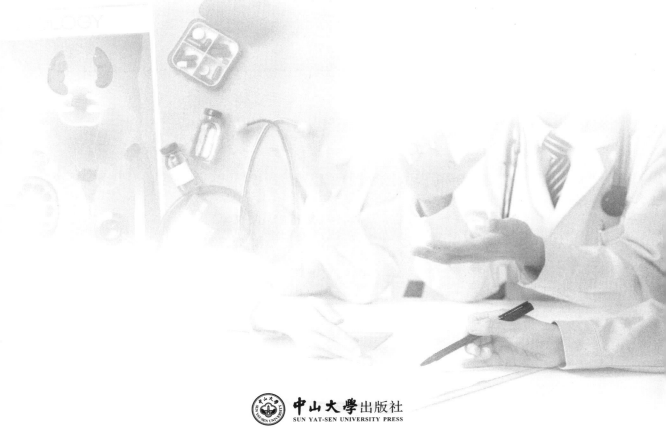

中山大学出版社
SUN YAT-SEN UNIVERSITY PRESS

·广州·

**图书在版编目（CIP）数据**

泌尿外科护理核心技术流程与管理规范/蓝丽等主编. －－广州：中山大学出版社，
2024.10. －－（泌尿外科护理系列）. －－ ISBN 978－7－306－08146－9

Ⅰ. R473.6

中国国家版本馆 CIP 数据核字第 2024AN0431 号

出　版　人：王天琪
策划编辑：鲁佳慧
责任编辑：鲁佳慧　吴茜雅
封面设计：曾　斌
责任校对：林　峥
责任技编：靳晓虹
出版发行：中山大学出版社
电　　话：编辑部 020－84111996，84113349，84111997，84110779
　　　　　发行部 020－84111998，84111981，84111160
地　　址：广州市新港西路 135 号
邮　　编：510275　传　　真：020－84036565
网　　址：http://www.zsup.com.cn　E-mail：zdcbs@mail.sysu.edu.cn
印　刷　者：佛山市浩文彩色印刷有限公司
规　　格：787mm×1092mm　1/16　19.5 印张　472 千字
版次印次：2024 年 10 月第 1 版　2024 年 10 月第 1 次印刷
定　　价：88.00 元

# 本书编委会

主　　审：成守珍　陈凌武
名誉主编：徐朝艳
学术顾问：谢双怡　曾子健　吕嘉乐　左　翼　邱　玲
主　　编：蓝　丽　黄小萍　张　登　李思逸　栗　霞　张艳红
参编人员（按姓氏拼音字母排列）

　　　　陈　娟（广东省中医院）

　　　　陈　莉（广州中医药大学第一附属医院）

　　　　陈敏杰（中山大学肿瘤防治中心）

　　　　陈卫红（南方医科大学南方医院）

　　　　陈雪花（南京中医药大学附属医院）

　　　　何宇文（中山大学附属第一医院）

　　　　黄　玲（中山大学附属第一医院）

　　　　黄小萍（中山大学附属第一医院）

　　　　蓝　丽（中山大学附属第一医院）

　　　　李思逸（广东省中医院）

　　　　李杏甜（广州市番禺区中心医院）

　　　　李艳清（中山大学附属第一医院）

　　　　李艳怡（江门市中心医院）

　　　　李泳楠（中山大学附属第一医院）

　　　　栗　霞（中山大学附属第六医院）

　　　　刘　芬（中山大学肿瘤防治中心）

　　　　刘　健（江门市中心医院）

　　　　刘　双（广东省中医院）

刘　薇（广东省中医院芳村医院）

刘颖敏（江门市中心医院）

罗婷婷（南方医科大学深圳医院）

邵寒梅（江门市中心医院）

田宁宁（中山大学附属第一医院）

田燕媚（佛山市妇幼保健院）

王　滨（深圳大学总医院）

王　芳（广州医科大学附属第一医院）

王丽艳（广州医科大学附属肿瘤医院）

韦焕青（中山大学附属第一医院）

曾以林（广东省人民医院）

张　登（中山大学附属第一医院）

张艳红（南方医科大学南方医院）

郑喜春（南方医科大学深圳医院）

郑　霞（中山大学肿瘤防治中心）

钟春红（江门市五邑中医院）

周　洁（中山大学肿瘤防治中心）

周盼盼（中山大学附属第一医院）（兼秘书）

# 序

  随着《中华人民共和国国民经济和社会发展第十四个五年规划和 2035 年远景目标纲要》的不断推进，"充分发挥人才第一资源的作用""加强创新型、应用型、技能型人才培养""提升医护人员培养质量与规模"成为培养临床专业人才的重要价值导向。

  一直以来，广东省护理学会将专科护理人才培养、专科护理核心技术规范作为学科建设的两个重要抓手。近几年，广东省护理学会积极贯彻中华护理学会的精神，推动全省进行各专科技术的团体标准建设工作，对技术管理专业化、规范化、标准化起到积极的促进作用。

  我们很欣慰地看到，广东省护理学会泌尿外科护理专业委员会组织全省泌尿护理专家，把握契机，较为系统地梳理出现代泌尿外科护理核心技术，并将评价指标纳入技术的质量管理中，给临床护理技术的发展提供了客观、科学的质控参考。我相信，这本《泌尿外科护理核心技术流程与管理规范》将对全省泌尿专科护理技术的规范、人才的培养、质量的提升起到积极的推动作用。

第 48 届南丁格尔奖章获得者

广东省护理学会理事长

2024 年 7 月 1 日

# 前　言

　　《泌尿外科护理核心技术流程与管理规范》是广东省护理学会泌尿外科护理系列丛书之一，与《泌尿外科专科护士规范化培训教程》《泌尿外科临床护理疑难病例MDT讨论精选分析》组成泌尿外科护理人才培养、护理核心技术规范、临床护理案例实践三个体现专科护理发展的主要层面的总结。

　　本书组织了国内泌尿外科护理专家进行编写，较为系统地梳理了现代泌尿外科护理核心技术，包括专科护理核心评估类技术、专科护理核心操作类技术、专科核心诊疗护理配合类技术、中西医结合专科护理类核心技术。在内容上，除了阐述技术的操作流程、管理规程、技术的关注点与重点，首次将评价指标纳入技术的质量管理，为临床护理技术发展提供了客观、科学的质控参考。

　　本书从构思到顺利出版，得到了广东省护理学会、中华医学会男科学分会、广东省医学会泌尿外科学分会、广东省医学会男科学分会、广东省医师协会泌尿外科医师分会、中山大学附属第一医院各级领导的大力支持、指导与推动。各篇章的撰写与技术指导，得到了亚洲泌尿护理学会、香港泌尿护理学会、广东省护理学会泌尿外科护理专委会、广东省护理学会泌尿外科护理核心技术发展专委会的许多专家的鼎力支持与配合，尤其是谢双怡老师、曾子健教授、吕嘉乐教授、程茹老师、宋真老师、李欣老师、陈雪花老师等国内知名专家的亲自执笔修正，在此表示诚挚的感谢！

　　由于时间仓促及编者经验水平有限，不足之处恳请各位读者、专家提出宝贵意见，我们将不断修订和完善。

2024 年 7 月 5 日

# 目　录

# 第一章
## 专科护理核心评估类技术

## 第一节　排尿功能评估

### 一、排尿日记

（一）概述

排尿日记（voiding diary，VD）是指在一定时间（至少24小时）内采用特定的表格连续记录自然状态下的排尿相关数据。排尿日记分为3种：排尿时间表（micturition time chart）、频率－尿量表（frequency-volume chart）和膀胱日记（bladder diary）。其中，排尿时间表单纯记录昼夜（至少24小时）的排尿次数；频率－尿量表记录昼夜（至少24小时）的排尿频率、排尿量、昼夜尿量比、平均尿量（昼夜）；而膀胱日记则记录排尿次数、排尿量、液体摄入情况、尿失禁发作次数、尿急、尿失禁程度及尿布使用情况等内容。现结合患者和临床医师的观点，排尿日记的内容应包括排尿时间、排尿量、液体摄入情况（时间、种类、总量）、尿失禁情况（发作时间、尿失禁总量、尿布更换时间）、膀胱知觉和排尿症状。然而，目前的排尿日记无统一且固定的记录内容。排尿日记是对自然膀胱容量下膀胱功能的尿动力学容量－频率的记录，是一个简单、无创的工具。其被用于评价排尿功能障碍，特别是尿频和尿失禁患者，有助于确定症状的严重程度并增加病史的客观性，同时可在评价和治疗膀胱功能障碍方面提供非常有用的信息。

（二）目的

（1）对下尿路症状进行客观量化。

（2）对有下尿路症状的患者进行有效评估并给予指导及治疗，可确定下尿路症状的严重程度，有助于区分全天多尿、夜间多尿、压力性尿失禁及急迫性尿失禁等，评估患者的膀胱容量。

（三）适用范围

（1）尿失禁患者。

（2）膀胱过度活动症患者。

（3）遗尿患者。

（4）原位回肠新膀胱术后患者。

（5）神经源性膀胱患者。

（6）前列腺增生患者。

（7）夜尿增多症（干扰睡眠的排尿）患者。

（四）评估方法

24小时排尿日记内容见表1-1。

表1-1 24小时排尿日记

姓名：　　　　　　　　　　　　　　　　　　　　　　　　　　　　　　日期：

| 排尿 | | 尿急<br>（0～5分） | 漏尿/mL | 备注其他症状 | 饮水时间、<br>类型和数量 |
|---|---|---|---|---|---|
| 时间 | 尿量/mL | | | | |
| 6：00 | | | | | |
| | | | | | |
| | | | | | |
| | | | | | |
| | | | | | |
| | | | | | |
| 12：00 | | | | | |
| | | | | | |
| | | | | | |
| | | | | | |
| | | | | | |
| | | | | | |
| 18：00 | | | | | |
| | | | | | |
| | | | | | |
| | | | | | |
| | | | | | |

续表1-1

| 排尿 | | 尿急<br>(0～5分) | 漏尿/mL | 备注其他症状 | 饮水时间、<br>类型和数量 |
|---|---|---|---|---|---|
| 时间 | 尿量/mL | | | | |
| 24:00 | | | | | |
| | | | | | |
| | | | | | |
| | | | | | |
| | | | | | |
| | | | | | |

全天液体摄入总量：_____mL　　　全天排尿总量：_____mL　　　全天排尿次数：_____次

夜尿次数：_____次　　　　　　　尿失禁次数：_____次　　　　导尿次数：_____次

全天导尿总量：_____mL　　　　　全天平均排尿量：_____mL　　全天更换尿垫：_____次

（五）结果判定

（1）量化尿失禁症状的半客观方法，如尿失禁的频率。

（2）量化尿流动力学改变。

（3）根据排尿量和24小时或夜间总尿量，可以辅助诊断患者是否合并有膀胱过度活动症和多尿症。

（4）对于尿失禁患者，排尿日记可测量24小时和夜间尿量、日/夜排尿频率、平均排尿量、急迫程度和尿失禁情况。

（六）要点与注意事项

（1）每天以1小时为间隔，进行记录。如果在1小时内多次排尿，请分别记录。

（2）尿量：以计量尿壶为准。

（3）尿急：程度分为5级，请打分衡量。

（4）评分（1～5分）：5分为重度尿急，4分为较重尿急，3分为中度尿急，2分为较轻尿急，1分为轻度尿急。

（5）漏尿：以毫升为单位，记录漏尿量。

（6）当天汇总前一天的排尿状况：①加总全天液体摄入量和全天排尿量。②加总全天排尿次数、夜尿次数。如果发生漏尿，加总尿失禁次数；如果有导尿，加总导尿次数及全天导尿量。③计算全天平均排尿量。

公式：全天平均排尿量＝全天排尿总量/全天排尿次数。

（7）排尿日记记录以3～7天为宜。

（七）临床案例

患者李某，前列腺癌根治术后2月余，自诉平日排尿时伴尿急感，时有漏尿，使用纸尿垫收集漏尿。以下是患者一天24小时内的排尿日记（表1-2）。

表 1-2　患者 24 小时排尿日记

姓名：李某　　　　　　　　　　　　　　　　　　　　　　　　　　　日期：

| 排尿 | | 尿急<br>（0～5 分） | 漏尿/mL | 备注其他症状 | 饮水时间、<br>类型和数量 |
|---|---|---|---|---|---|
| 时间 | 尿量/mL | | | | |
| 6：00 起床 | — | — | — | — | |
| 7：15 | 40 | 3 | 5 | — | 饮水 60 mL |
| 8：00 | 40 | 3 | — | — | 早餐饮水及其他 400 mL |
| 8：40 | 100 | 2 | — | — | |
| 9：50 | 50 | 5 | — | — | 饮水 40 mL |
| 10：30 | 40 | 4 | 5 | — | |
| 10：50 | 60 | 4 | — | — | |
| 11：45 | 50 | 5 | — | 更换尿垫 1 张，<br>重 60 g | — |
| 12：00 | — | — | — | — | |
| 12：40 | 40 | 3 | 10 | — | 中午进食稀饭 400 mL |
| 13：45 | 30 | 2 | 10 | — | |
| 14：30 | 50 | 3 | 10 | — | 饮水 40 mL |
| 15：40 | 50 | 3 | — | — | |
| 16：40 | 40 | 3 | 30 | — | |
| 17：10 | 30 | 3 | — | — | |
| 17：50 | 50 | 3 | — | — | |
| 18：00 | — | — | — | — | |
| 18：20 | 60 | 3 | — | — | 晚饭汤面 300 mL |
| 18：30 | 40 | 2 | 10 | 更换尿垫 1 张，<br>重 80 g | — |
| 18：50 | 30 | 2 | — | — | — |
| 20：40 | 50 | 4 | — | — | |
| 21：50 | 40 | 3 | 10 | — | |
| 23：15 | 40 | 3 | 10 | — | |
| 24：00 入睡 | — | — | — | — | |
| 1：40 | 30 | 2 | — | — | |
| 2：50 | 60 | 2 | 5 | — | |
| 3：55 | 50 | 3 | — | — | |
| 4：50 | 60 | 2 | 2 | — | |

续表 1 - 2

| 排尿 | | 尿急<br>(0 ～ 5 分) | 漏尿/mL | 备注其他症状 | 饮水时间、<br>类型和数量 |
|---|---|---|---|---|---|
| 时间 | 尿量/mL | | | | |
| 5：35 | 60 | 2 | — | — | — |

全天液体摄入总量：　1 240　mL　　　全天排尿总量：　1 190　mL　　　全天排尿次数：　25　次
夜尿次数：　5　次　　　　　　　　尿失禁次数：　11　次　　　　　　导尿次数：　0　次
全天导尿总量：　0　mL　　　　　全天平均排尿量：　47.8　mL　　　全天更换尿垫：　2　张

（刘双）

**参考文献**

[1] 中华医学会小儿科学分会小儿尿动力和盆底学组和泌尿外科学组. 儿童遗尿症诊断和治疗中国专家共识 [J]. 中华医学杂志，2019，99（21）：1615 - 1620.

[2] 冯全得. 排尿日记评估小儿排尿异常的应用进展 [J]. 现代泌尿外科杂志，2016，21（5）：401 - 403.

[3] 郭应禄，那彦群，叶章群，等. 中国泌尿外科和男科疾病诊断治疗指南（2019 版）[M]. 北京：科学出版社，2019.

[4] 郭维，刘颖，徐虹. 排尿日记的发展及其对儿童夜遗尿诊断的重要性 [J]. 临床儿科杂志，2015，33（12）：1077 - 1080.

[5] 黄彦飞，骆媛媛，李金蓉，等. 排尿日记对泌尿系结石患者尿量及残石预后的影响 [J]. 临床与病理杂志，2021，41（9）：2077 - 2081.

[6] 李萍，王良梅. 排尿日记应用于改善原位回肠新膀胱术患者膀胱功能的效果观察 [J]. 国际泌尿系统杂志，2022，42（3）：490 - 494.

[7] 肖玲，刘玲. 排尿日记在神经源性膀胱患者康复中的应用 [J]. 智慧健康，2020，5（15）：41 - 42.

[8] 张葳，肖春秀，郑艺淑. 排尿日记对提高原位回肠新膀胱患者膀胱功能的应用价值 [J]. 解放军护理杂志，2017，34（12）：62 - 64.

[9] CHAPPLE C R. Is a voiding diary really necessary in 2014？[J]. European urology，2014，66（2）：301 - 302.

[10] VAN HAARST E P，BOSCH J L. The optimal duration of frequency-volume charts related to compliance and reliability [J]. Neurourology and urodynamics，2014，33（3）：296 - 301.

## 二、国际尿失禁咨询委员会尿失禁问卷表简表

（一）概述

国际尿失禁咨询委员会尿失禁问卷表简表（international consultation on incontinence questionnaire-short form，ICI-Q-SF）是 2004 年国际尿失禁咨询委员会形成并通过的第一份世界通用的尿失禁评估量表。该简表包括四个部分：漏尿频率（0 ～ 5 分）、漏尿量（依次为 0 分、2 分、4 分、6 分）、对日常生活的影响（0 ～ 10 分）、漏尿发生时机（不参与计分）。其总分 0 ～ 21 分，适用于不同性别、年龄及类型的尿失禁患者。该调

查表属于患者自评量表，填写方便。

（二）目的

（1）对患者尿失禁严重等级进行划分。

（2）为鉴别尿失禁的类型提供依据。

（3）评估尿失禁对生活质量的影响程度。

（4）用于对尿失禁的流行病学调查和临床干预的研究。

（5）了解患者发生尿失禁的频率。

（6）查明尿失禁患者自我感知的发病原因。

（三）适用范围

各种尿失禁患者。

（四）评估方法

ICI-Q-SF 内容见表 1－3。

表 1－3　国际尿失禁咨询委员会尿失禁问卷表简表（ICI-Q-SF）

许多患者时常漏尿，该表将用于调查尿失禁的发生率和尿失禁对患者的影响程度。仔细回想您近 4 周来的症状，尽可能回答以下问题。

1. 您的出生日期：　　　　年　　　　月　　　　日

2. 性别（在空格处打√）　　　　男□　　　女□

---

3. 您漏尿的次数？（在一空格内打√）

    从来不漏尿　　　　　　　　　　□ 0

    1 周约漏尿 1 次或经常不到 1 次　　□ 1

    1 周漏尿 2 次或 3 次　　　　　　□ 2

    每天约漏尿 1 次　　　　　　　　□ 3

    1 天漏尿数次　　　　　　　　　□ 4

    一直漏尿　　　　　　　　　　　□ 5

4. 我们想知道您认为自己漏尿的量是多少？在通常情况下，您的漏尿量是多少（不管您是否使用了防护用品）（在一空格内打√）

    不漏尿　　　　　　　　　　　　□ 0

    少量漏尿　　　　　　　　　　　□ 2

    中等量漏尿　　　　　　　　　　□ 4

    大量漏尿　　　　　　　　　　　□ 6

5. 总体上看，漏尿对您日常生活影响程度如何？

    请在 0（表示没有影响）～10（表示有很大影响）之间的某个数字上画圈

               0　1　2　3　4　5　6　7　8　9　10

        没有影响　　　　　　　　　　　　　　　有很大影响

    ICI-Q-SF 评分（把第 3、4、5 个问题的分数相加）　　　　　

6. 什么时候发生漏尿？（请在与您情况相符合的那些空格打√）

    从不漏尿　　　　　　　　　　　　　　　　　□

    未能到达厕所就会有尿液漏出　　　　　　　　□

续表 1 - 3

| | |
|---|---|
| 在咳嗽或打喷嚏时漏尿 | ☐ |
| 在睡着时漏尿 | ☐ |
| 在活动或体育运动时漏尿 | ☐ |
| 在小便完和穿好衣服时漏尿 | ☐ |
| 在没有明显理由的情况下漏尿 | ☐ |
| 在所有时间内漏尿 | ☐ |

非常感谢您回答以上的问题！

（五）结果判定

总分越高表示尿失禁程度越严重，对生活影响也就越大。

（1）高于 14 分记作重度尿失禁。

（2）7 ～ 14 分记作中度尿失禁。

（3）低于 7 分记作轻度尿失禁。

（六）要点与注意事项

（1）测评时间为患者近 4 周来的症状，而不是指某一两次症状。

（2）漏尿频率、漏尿量、对日常生活的影响单项评分不同的患者总分可能相等，但不意味着患者尿失禁严重程度相同。

（七）临床案例

**案例一**

张某，女性，78 岁，已婚，育有 5 个子女。自诉近 1 年来尿失禁情况较前明显加重，患者近 1 月以来症状反馈如下。

（1）每天大约漏尿 1 次，因此漏尿频率得分为 3 分。

（2）通常情况下，有少量漏尿，因此漏尿量得分为 2 分。

（3）患者认为漏尿对她日常生活造成的影响不太大，大概 3 分，因此对日常生活的影响得分为 3 分。

（4）患者一般在打喷嚏时才漏尿，因此漏尿发生时机为咳嗽或者打喷嚏时。

此患者 ICI-Q-SF 总分为 8 分，属于中度尿失禁。

**案例二**

李某，男性，68 岁，前列腺癌根治术后 2 月余，自诉近 1 个月来尿失禁症状情况如下。

（1）1 天漏尿数次，因此漏尿频率得分为 4 分。

（2）通常情况下，有中等量漏尿，因此漏尿量得分为 4 分。

（3）患者认为漏尿对他日常生活造成的影响较大，大概 6 分，因此对日常生活的影响得分为 6 分。

（4）患者一般在睡着时才漏尿，因此漏尿发生时机为在睡着时。

此患者 ICI-Q-SF 总分为 14 分，属于中度尿失禁。

（刘双）

**参考文献**

[1] 郭应禄，那彦群，叶章群，等. 中国泌尿外科和男科疾病诊断治疗指南（2019版）［M］. 北京：科学出版社，2019.

[2] 李琳，吴燕萍，江平. 多维度协同护理干预对前列腺切除术后尿失禁患者的I-QOL、ICI-Q-SF评分及排尿频次的影响［J］. 中外医学研究，2022，20（20）：101－104.

[3] 廖利民，付光. 尿失禁诊断治疗学［M］. 北京：人民军医出版社，2016.

[4] 沈丽琼，金晓燕，王攀峰，等. 尿失禁症状评估工具的研究进展［J］. 护理学杂志，2017，32（1）：107－110.

[5] 王莎，邓琛. 女性尿失禁生活质量测评量表的研究进展［J］. 中国全科医学，2017，20（23）：2934－2938.

[6] AVERY K，DONOVAN J，PETERS T J，et al. ICIQ：a brief and robust measure for evaluating the symptoms and impact of urinary incontinence［J］. Neurourology and urodynamics，2004，23（4）：322－330.

# 三、膀胱过度活动症评分

## （一）概述

膀胱过度活动症评分（overactive bladder syndrome score，OABSS）是2014年公布的泌尿外科科学名词，是记录膀胱过度活动症的4个相关指标，即白天排尿次数、夜间排尿次数、尿急发生频次、急迫性尿失禁发生频次的一种问卷表。

## （二）目的

根据总评分可评估膀胱过度活动症（overactive bladder，OAB）的严重程度。

## （三）适用范围

膀胱功能障碍性疾病患者。

## （四）评估方法

OABSS内容见表1－4。

表1－4　膀胱过度活动症评分（OABSS）

| 问题 | 症状 | 频率/次数 | 得分（请打✓） |
|---|---|---|---|
| 1. 白天排尿次数 | 从早上起床到晚上入睡的时间内，小便的次数是多少？ | ≤7 | 0 |
| | | 8～14 | 1 |
| | | ≥15 | 2 |
| 2. 夜间排尿次数 | 从晚上入睡到早晨起床的时间内，因为小便起床的次数是多少？ | 0 | 0 |
| | | 1 | 1 |
| | | 2 | 2 |
| | | ≥3 | 3 |

续表 1-4

| 问题 | 症状 | 频率/次数 | 得分<br>（请打√） |
|---|---|---|---|
| 3. 尿急 | 是否有突然想要小便，同时难以忍受的现象发生？ | 无 | 0 |
| | | 每周 <1 | 1 |
| | | 每周 >1 | 2 |
| | | 每日 =1 | 3 |
| | | 每日 2～4 | 4 |
| | | 每日 ≥5 | 5 |
| 4. 急迫性尿失禁 | 是否有突然想要小便，同时无法忍受，出现尿失禁的现象？ | 无 | 0 |
| | | 每周 <1 | 1 |
| | | 每周 >1 | 2 |
| | | 每日 =1 | 3 |
| | | 每日 2～4 | 4 |
| | | 每日 ≥5 | 5 |
| 总分： | | | |

（五）结果判定

OAB 的诊断标准：问题 3（尿急）的得分 ≥2，且总分 ≥3 分。

（1）3 ≤ 得分 ≤5：轻度 OAB。

（2）6 ≤ 得分 ≤11：中度 OAB。

（3）得分 ≥12：重度 OAB。

（六）要点与注意事项

（1）患者根据自己在 1 周内的排尿情况填写得分，并计算出总分。

（2）得 3～5 分为轻度膀胱过度活动症，6～11 分为中度，≥12 分为重度。

（3）当问题 3（尿急）的得分在 2 分以上，且整个 OABSS 得分在 3 分以上，就可诊断为膀胱过度活动症。

（4）需要特别注意的是，尿急是诊断该病的核心症状。也就是说，尿急问题的得分小于 2 分时，不能诊断为膀胱过度活动症。

（七）临床案例

**案例一**

某患者检查时 OABSS 的得分情况如下：

（1）白天排尿次数 8～14 次，得分为 1 分。

（2）夜间排尿次数 2 次，得分为 2 分。

（3）尿急次数每日 1 次，得分为 3 分。

（4）急迫性尿失禁次数每日 1 次，得分为 3 分。

此患者问题 3（尿急）的得分为 3 分，且总分为 9 分，属于中度 OAB。

**案例二**

某患者检查时 OABSS 的得分情况如下：

（1）白天排尿次数 8 ~ 14 次，得分为 1 分。

（2）夜间排尿次数 1 次，得分为 1 分。

（3）尿急次数每周小于 1 次，得分为 1 分。

（4）急迫性尿失禁次数每周小于 1 次，得分为 1 分。

此患者问题 3（尿急）的得分为 1 分，虽总分为 4 分，但不能诊断为膀胱过度活动症。

（王滨）

**参考文献**

[1] 刘丽，李悦临. 膀胱过度活动症评分量表在 TUVP 术后效果评价中的应用 [J]. 现代医药卫生，2016，32（19）：3021 – 3022.

[2] 李孟喜，郑瑾. 膀胱过度活动症评估工具的研究进展 [J]. 护理研究，2014，28（21）：2572 – 2574.

[3] 膀胱过度活动症评分量表 [J]. 江苏卫生保健，2019（6）：9.

[4] 杨尚琪，来永庆，陈月英，等. 膀胱过度活动症症状评分表评估膀胱过度活动症的临床研究 [J]. 中华临床医师杂志（电子版），2012，6（16）：4675 – 4678.

# 四、盆腔疼痛和尿频、尿急症状问卷

## （一）概述

盆腔疼痛和尿频、尿急症状问卷（pelvic pain and urgency frequency questionnaire，PUF）由 Parsons 等所编制，是一种评估盆腔疼痛综合征/间质性膀胱炎（bladder pain syndrome/interstitial cystitis，BPS/IC）症状的工具。PUF 评分分别从尿频/尿急频率、盆腔疼痛、性交相关症状等方面进行评分，包括症状评分和困扰评分两部分。症状评分分为 7 个条目，困扰评分分为 4 个条目，共 11 个条目，每个条目有 5 级评分（0 ~ 4 分），分值越高表明患者的症状或困扰越严重。PUF 评分主要用于对 IC 患者的筛查，也可用于对治疗效果进行评价，并且该手段具备较高的敏感性，其效果优于其他评分表，被广泛应用和认可。该表作为对 BPS/IC 症状评估的手段，具有较高的可靠性。

## （二）目的

（1）盆腔疼痛综合征/间质性膀胱炎的筛查及对治疗效果的评价。

（2）了解患者的症状或困扰的严重程度。

## （三）适用范围

（1）间质性膀胱炎。

（2）盆腔疼痛综合征。

（四）评估方法

PUF 内容见表 1-5。

表 1-5　盆腔疼痛和尿频、尿急症状问卷（PUF）

|  | 条目 | 0 | 1 | 2 | 3 | 4 | 症状分数 | 困扰分数 |
|---|---|---|---|---|---|---|---|---|
| 1 | 白天小便次数 | 3～6 | 7～10 | 11～14 | 15～19 | 20+ |  |  |
| 2 | a. 夜间小便次数 | 0 | 1 | 2 | 3 | 4+ |  |  |
|  | b. 夜间小便困扰你吗？ | 否 | 偶尔 | 经常 | 总是 |  |  |  |
| 3 | 是否近来有性生活？<br>是　　　否 |  |  |  |  |  |  |  |
| 4 | a. 是否现在或以前在性生活的过程中或结束后有疼痛？ | 否 | 偶尔 | 经常 | 总是 |  |  |  |
|  | b. 如果有疼痛，疼痛是否会让你避免性生活 | 否 | 偶尔 | 经常 | 总是 |  |  |  |
| 5 | 是否有膀胱或盆腔内疼痛？ | 否 | 偶尔 | 经常 | 总是 |  |  |  |
| 6 | 是否小便后仍有尿急的感觉？ | 否 | 偶尔 | 经常 | 总是 |  |  |  |
| 7 | a. 疼痛时的程度 |  | 轻度 | 中度 | 严重 |  |  |  |
|  | b. 疼痛困扰你吗？ | 否 | 偶尔 | 经常 | 总是 |  |  |  |
| 8 | a. 是否经常尿急 |  | 轻度 | 中度 | 严重 |  |  |  |
|  | b. 尿急困扰你吗？ | 否 | 偶尔 | 经常 | 总是 |  |  |  |

症状分数（1+2a+4a+5+6+7a+8a）

困扰分数（2b+4b+7b+8b）

总分 = 症状分数 + 困扰分数

（五）结果判定

最低分 0 分，最高分 35 分，评分越高，表明患者的症状或困扰越严重。

PUF 评分大于等于 15 分，高度怀疑间质性膀胱炎。

（六）要点与注意事项

（1）测评时间为患者近 6 周来的症状，而不是指某一两次症状。

（2）症状评分与困扰评分单项评分不同的患者总分可能相等，但不意味着患者盆腔疼痛和尿频、尿急症状严重程度相同。

（七）临床案例

患者李某，女性，58 岁，近半年来排尿不适，反复尿频、尿急和膀胱区疼痛，并伴有膀胱充盈逐渐加重，排空尿液后症状稍好转。患者到医院就诊，经检查无泌尿系感染，无其他妇科疾病。一般白天小便次数在 12 次左右，夜间小便次数在 3 次左右，自觉夜间小便给生活造成困扰。患者近 1 年来无性生活，之前性生活过程中无疼痛。患者现每次小便后有尿急感和膀胱区疼痛，诉疼痛和尿急为中度，经常为此感到困扰。患者使用 PUF 评分表，评分情况如下：

症状分数（1+2a+4a+5+6+7a+8a）=2+3+0+2+2+2+2=13 分；

困扰分数（2b+4b+7b+8b）=2+0+2+2=6 分；

总分 = 症状分数 + 困扰分数 =19 分；

根据患者 PUF 评分 19 分，并结合患者临床症状，高度怀疑间质性膀胱炎。而临床上还应结合膀胱镜检查等其他情况作进一步诊断。

（刘双）

**参考文献**

［1］李相奇，南锡浩，李伟博，等. 间质性膀胱炎诊断与治疗的进展［J］. 牡丹江医学院学报，2020，41（4）：125－129.

［2］王宇航. 膀胱疼痛综合征/间质性膀胱炎疗效预测因素的筛查［D］. 天津：天津医科大学，2018.

［3］谢翠. 非溃疡性间质性膀胱炎/膀胱疼痛综合征患者认知行为干预效果的研究［D］. 天津：天津医科大学，2020.

［4］张君俊. 间质性膀胱炎/膀胱疼痛综合征患者症状和问题的系统评估及其在阿米替林治疗中的应用价值［D］. 苏州：苏州大学，2019.

［5］张龙，杨旖欣，闫哲，等. 间质性膀胱炎/膀胱疼痛综合征的诊治进展［J］. 中华疼痛学杂志，2022，18（1）：120－128.

［6］中国中西医结合学会泌尿外科专业委员会，湖北省中西医结合泌尿外科专业委员会. 中西医结合诊疗间质性膀胱炎专家共识［J］. 中国中西医结合外科杂志，2022，28（6）：757－762.

［7］EVANS R J，SANT G R. Current diagnosis of interstitial cystitis：an evolving paradigm［J］. Urology. 2007，69（4 Suppl.）：64－72.

［8］PARSONS C L，DELL J，STANFORD E J，et al. Increased prevalence of interstitial cystitis：previously unrecognized urologic and gynecologic cases identified using a new symptom questionnaire and intravesical potassium sensitivity［J］. Urology，2002，60（4）：573－578.

# 第二节 认知能力评估

## 格拉斯哥昏迷评分

### （一）概述

格拉斯哥昏迷评分（Glasgow coma scale，GCS）于 1974 年由英国格拉斯哥大学的两位神经外科教授 G. Teasdale 和 B. T. Jennet 提出。最初该评分法用于脑外伤昏迷评分，现扩展到所有昏迷评分,并广泛用于描述多种疾病状态下的神经系统状态和预测预后,如中毒、自发性颅内出血、脓毒症相关性脑病、惊厥发作和肝性脑病等。GCS 是目前国际上通用的评价患者意识障碍程度的量表,也是评估意识水平和脑功能状态的常用的测评昏迷的方法。其分别对患者的睁眼反应(eye opening,E)、语言反应(verbal response,V)及运动反应(motor response,M)进行评分,以三者得分相加后的总得分作为判断病情的依据。

(二)目的

判断患者的意识状态,了解患者中枢神经受损的程度。

(三)适用范围

(1)原发性神经系统病变意识状态的评估。

(2)颅脑损伤患者。

(3)颅脑手术患者拔除气管插管时。

(4)意识障碍、昏迷患者。

(5)脑卒中患者。

(6)脓毒血症继发脑功能障碍患者。

(四)评估方法

**1.睁眼反应(E)**

(1)压迫患者眶上神经。

(2)如果患者因眼部肿胀、骨折等致眼睛不能睁开,从而不能准确评价睁眼反应时,本项记分时以"C"(closed)表示。

**2.语言反应(V)**

(1)主要评估患者对时间、地点及人物的定向力。

(2)患者必须能够明确告诉检查者自己的姓名、自己居住的城市名称或所在医院的名称、当时的年份及月份(应避免使用星期几或日期)。

(3)为保证评估的准确性,每次评估语言反应时应以相同的方式提出相同的问题。

(4)若言语困难,本项记分时以"D"(dysphasic)表示;若气管插管或切开,本项记分时以"T"(tube)表示。

**3.运动反应(M)**

(1)让患者根据指令至少完成两个动作(如伸舌头、握拳),不建议让患者完成同一个动作。

(2)两次评判时,以最好反应计分,左侧、右侧肢体肌力不同,选用较高的分数进行评分。

**4.记录方法**

(1)E＿V＿M＿:＿用数字表示,如 $E_2V_3M_5$,GCS = 2＋3＋5＝10 分。

(2)$E_CV_{T/D}M_6$:

C(closed):因眼肿、骨折等不能睁眼。

T(tube):因气管插管或切开而无法正常发声。

D（dysphasic）：平素有言语障碍史。

**5. 评分表**

（1）GCS 内容见表 1-6。

表 1-6　格拉斯哥昏迷评分（GCS）

| 睁眼反应 | 计分 | 语言反应 | 计分 | 运动反应 | 计分 |
|---|---|---|---|---|---|
| 自动睁眼 | 4 | 回答正确 | 5 | 按吩咐动作 | 6 |
| 呼唤睁眼 | 3 | 回答错误 | 4 | 刺痛能定位* | 5 |
| 刺痛睁眼 | 2 | 吐字不清 | 3 | 刺痛时回缩* | 4 |
| 不能睁眼 | 1 | 有音无语 | 2 | 刺痛时屈曲* | 3 |
| — | — | 不能发音 | 1 | 刺痛时过伸* | 2 |
| — | — | — | — | 无动作* | 1 |

*指刺痛时肢体的运动反应。

（2）儿童改良格拉斯哥昏迷评分内容见表 1-7。

表 1-7　儿童改良格拉斯哥昏迷评分

| 睁眼反应 | | 语言反应 | | | | 运动反应 | | |
|---|---|---|---|---|---|---|---|---|
| <1 岁 | ≥1 岁 | 评分 | 0～23 个月 | 2～5 岁 | >5 岁 | 评分 | <1 岁 | ≥1 岁 | 评分 |
| 自发 | 自发 | 4 | 微笑、发声 | 适当的单词，短语 | 能定向说话 | 5 | 自发 | 服从命令而动 | 6 |
| 声音刺激时 | 语言刺激时睁 | 3 | 哭闹，可安慰 | 词语不当 | 不能定向说话 | 4 | 因局部疼痛而动 | 因局部疼痛而动 | 5 |
| 疼痛刺激时 | 疼痛刺激时 | 2 | 持续哭闹，尖叫 | 持续哭闹，尖叫 | 语言不当 | 3 | 因疼痛而屈曲回缩 | 因疼痛而屈曲回缩 | 4 |
| 刺激后无反应 | 刺激后无反应 | 1 | 呻吟，不安 | 呻吟 | 语言难于理解 | 2 | 因疼痛呈屈曲反应 | 因疼痛呈屈曲反应 | 3 |
| — | — | — | 无反应 | 无反应 | 无反应 | 1 | 因疼痛呈伸展反应 | 因疼痛呈伸展反应 | 2 |
| — | — | — | — | — | — | — | 无动作 | 无动作 | 1 |

（五）结果判定

最高分 15 分，最低分 3 分，评分越低，表明意识障碍越重。

（1）15 分：意识清楚。

（2）13～14 分：轻度意识障碍。

（3）9～12 分：中度意识障碍。

（4）≤8 分：昏迷状态。

（六）要点与注意事项

（1）测评时须排除影响记分的因素：①颌面骨折可使患者不能言语。②眼睑损伤或眶周软组织水肿使患者无法睁眼。③肢体骨折导致不能运动。④影响意识障碍的特殊因素：醉酒、使用镇静剂及癫痫持续状态所致的昏迷。

（2）睁眼反应、言语反应、运动反应单项评分不同的患者总分可能相等，但不意味着意识障碍程度相同。

（七）临床案例

**案例一**

某前列腺电切术后并发出血的患者检查时：

（1）睁眼反应：双眼闭着，仅呼唤其姓名时才将双眼睁开，因此其睁眼反应为3分。

（2）言语反应：问患者问题"今年是哪一年"。患者回答"1880年"，则回答错误，因此其言语反应为4分。

（3）运动反应：要求其运动肢体，只有定位动作，不能完全遵从命令运动，因此其运动反应为5分。GCS：$E_3V_4M_5$，GCS = 3 + 4 + 5 = 12分。

此患者GCS总分为12分，属于中度意识障碍。

**案例二**

某经皮肾镜取石术（percutaneous nephrolithotomy，PCNL）术后并发感染性休克的患者检查时：

（1）睁眼反应：刺痛时不睁眼，因此其睁眼反应为1分。

（2）言语反应：给予气管插管接呼吸机，不能发声，因此其言语反应为T。

（3）运动反应：给予疼痛刺激时下肢外展，因此其运动反应为2分。GCS：$E_1V_TM_2$，GCS = 3分 T。

此患者属于重度意识障碍。

（何宇文　周盼盼）

**参考文献**

[1] 陈天喜，姜岱山，王伶俐，等. 不同评分方法对急性创伤性脑损伤患者早期死亡风险的预测价值 [J]. 中华创伤杂志，2022，38（5）：407 - 412.

[2] 陈孝平，汪建平，赵继宗，等. 外科学 [M]. 9版. 北京：人民卫生出版社，2018：184 - 185.

[3] 李法良，陈龙，李静宇. 美国国立卫生研究院卒中量表评分和格拉斯哥昏迷评分对急性脑梗死患者溶栓治疗后出血的预测价值 [J]. 中华老年医学杂志，2022，41（2）：158 - 161.

[4] 李乐之，路潜，等. 外科护理学 [M]. 6版. 北京：人民卫生出版社，2019：219.

[5] 刘振兴，白祥琰，刘显灼，等. 全面无反应性量表评分和格拉斯哥昏迷量表评分对脑创伤患者早期预后预测作用的Meta分析 [J]. 中国全科医学，2018，21（8）：940 - 943.

[6] 季云，卢丽华，姜新娣. 全面无反应性量表和格拉斯哥昏迷评分量表对神经重症监护病房患者意识障碍和短期预后的评估价值比较 [J]. 解放军护理杂志，2019，36（9）：18 - 21.

[7] 蒋绍清，潘宣任，庞宗钦，等. 小儿危重病例评分联合格拉斯哥昏迷量表评分及视频脑电图对小儿重症病毒性脑炎预后的评估价值研究 [J]. 中国全科医学，2020，23（27）：3402 - 3407，3415.

［8］彭丽，李凤，余刚，等. 神经重症昏迷患者不良预后相关因素分析［J］. 重庆医科大学学报，2020，45（1）：95－100. DOI：10. 13406/j. cnki. cyxb. 002332.

［9］宋甜田，杜金阁，孟葳，等. GCS 评分对脑卒中手术患者医院感染的预测效果［J］. 中国感染控制杂志，2019，18（6）：561－565.

［10］王荃，钱素云. 儿童意识水平及脑功能障碍的常用评估方法［J］. 中华实用儿科临床杂志，2013，28（18）：1367－1370.

［11］王盛标，李涛，李云峰，等. 4 种评分系统对脓毒症患者预后的评估价值：附 311 例回顾性分析［J］. 中华危重病急救医学，2017，29（2）：133－138.

［12］尤黎明，吴瑛，等. 内科护理学［M］. 6 版. 北京：人民卫生出版社，2018：800－801.

［13］中英对照 GCS 评分［J］. 中华神经医学杂志，2005，4（5）：497－497.

［14］周卫红，许民辉，周继红. 颅脑创伤严重程度与结局评分的方法：格拉斯哥评分［J］. 伤害医学（电子版），2013（3）：34－39.

［15］BARLOW P. A practical review of the glasgow coma scale and score［J］. The surgeon，2012，10（2）：114－119.

［16］COOK N F. The Glasgow Coma Scale：A European and global perspective on enhancing practice［J］. Critical care nursing clinics of North America. 2021，33（1）：89－99. DOI：10. 1016/j. cnc. 2020. 10. 005. Epub 2020 Dec 23. PMID：33526201.

［17］MATTEI T A，TEASDALE G M. The story of the development and adoption of the glasgow coma scale：Part I，the early years［J］. World Neurosurg，2020，134：311－322. DOI：10. 1016/j. wneu. 2019. 10. 193. Epub 2019 Nov 8. PMID：31712114.

［18］MEHTA R，TRAINEE G P，CHINTHAPALLI K. consultant neurologist. Glasgow coma scale explained［J］. British medical association，2019，365：l1296. DOI：10. 1136/bmj. l1296. PMID：31048343.

# 第三节　生活/生存质量评估

## 一、健康调查简表

### （一）概述

健康调查简表（the medical outcomes study 36-item short from health survey，SF-36）是在 1988 年 Stewartse 研制的医疗结局研究量表（medical outcomes study-short from，MOS SF）的基础上，由美国波士顿健康研究所发展而来。1991 年，浙江大学医学院社会医学教研室翻译出中文版的 SF-36。它从生理机能、生理职能、躯体疼痛、一般健康状况、精力、社会功能、情感职能以及精神健康 8 个方面全面概括了被调查者的生存质量。

（1）生理机能（physical functioning，PF）：测量健康状况是否妨碍了正常的生理活动。

（2）生理职能（role-physical，RP）：测量由于生理健康问题造成的职能限制。

（3）躯体疼痛（bodily pain，BP）：测量疼痛程度以及疼痛对日常活动的影响。

（4）一般健康状况（general health，GH）：用于个体对自身健康状况及其发展趋势的评价。

（5）精力（vitality，VT）：测量个体对自身精力和疲劳程度的主观感受。

（6）社会功能（social functioning，SF）：测量生理和心理问题对社会活动的数量和质量所造成的影响，用于评价健康对社会活动的效应。

（7）情感职能（role-emotional，RE）：测量由于情感问题造成的职能限制。

（8）精神健康（mental health，MH）：测量四类精神健康项目，包括激励、压抑、行为或情感失控、心理主观感受。

（二）适用范围

SF-36 作为简明健康调查问卷，广泛应用于普通人群的生存质量测定、临床试验效果评价以及卫生政策评估。

（三）评估方法

SF-36 内容见表 1－8。

表 1－8　健康调查简表（SF-36）

| |
| --- |
| 1. 总体来讲，您的健康状况是：<br>①非常好　②很好　③好　④一般　⑤差<br>（权重或得分依次为：5、4、3、2、1）<br><br>2. 跟 1 年以前比，您觉得自己的健康状况是：<br>①比 1 年前好多了　②比 1 年前好一些　③跟 1 年前差不多　④比 1 年前差一些　⑤比 1 年前差多了<br>（权重或得分依次为：5、4、3、2、1）<br><br>3. 以下这些问题都和日常活动有关。请您想一想，您的健康状况是否限制了这些活动？如果有限制，程度如何？<br>（权重或得分依次为：1、2、3）<br>（1）重体力活动，如跑步举重、参加剧烈运动等：<br>①限制很大　②有些限制　③毫无限制<br>（2）适度的活动，如移动一张桌子、扫地、打太极拳、做简单体操等：<br>①限制很大　②有些限制　③毫无限制<br>（3）手提日用品，如买菜、购物等：<br>①限制很大　②有些限制　③毫无限制<br>（4）上几层楼梯：<br>①限制很大　②有些限制　③毫无限制<br>（5）上一层楼梯：<br>①限制很大　②有些限制　③毫无限制<br>（6）弯腰、屈膝、下蹲：<br>①限制很大　②有些限制　③毫无限制<br>（7）步行 1 500 米以上的路程：<br>①限制很大　②有些限制　③毫无限制<br>（8）步行 1 000 米的路程：<br>①限制很大　②有些限制　③毫无限制 |

续表1－8

(9) 步行100米的路程：

①限制很大　②有些限制　③毫无限制

(10) 自己洗澡、穿衣：

①限制很大　②有些限制　③毫无限制

4. 在过去4个星期里，您的工作和日常活动有无因为身体健康的原因出现以下这些问题？

(权重或得分依次为：1、2)

(1) 减少了工作或其他活动时间：①是　②不是

(2) 本来想要做的事情只能完成一部分：①是　②不是

(3) 想要干的工作或活动种类受到限制：①是　②不是

(4) 完成工作或其他活动困难增多（比如需要额外的努力）：①是　②不是

5. 在过去4个星期里，您的工作和日常活动有无因为情绪的原因（如压抑或忧虑）而出现以下这些问题？

(权重或得分依次为：1、2)

(1) 减少了工作或活动时间：①是　②不是

(2) 本来想要做的事情只能完成一部分：①是　②不是

(3) 干事情不如平时仔细：①是　②不是

6. 在过去4个星期里，您的健康或情绪不好在多大程度上影响了您与家人、朋友、邻居或集体的正常社会交往？

(权重或得分依次为：5、4、3、2、1)

①完全没有影响　②有一点影响　③中等影响　④影响很大　⑤影响非常大

7. 在过去4个星期里，您有身体疼痛吗？

(权重或得分依次为：6、5.4、4.2、3.1、2.2、1)

①完全没有疼痛　②有一点疼痛　③中等疼痛　④严重疼痛　⑤很严重疼痛

8. 在过去4个星期里，您的身体疼痛影响了您的工作和家务吗？

(如果7无、8无，权重或得分依次为6、4.75、3.5、2.25、1.0；如果为7有、8无，则为5、4、3、2、1)

①完全没有影响　②有一点影响　③中等影响　④影响很大　⑤影响非常大

9. 以下这些问题是关于过去1个月里您自己的感觉，对每一条问题所说的事情，您的情况是什么样的？

(1) 您觉得生活充实：

①所有的时间　②大部分时间　③比较多时间　④一部分时间　⑤小部分时间　⑥没有这种感觉

(权重或得分依次为：6、5、4、3、2、1)

(2) 您是一个敏感的人：

①所有的时间　②大部分时间　③比较多时间　④一部分时间　⑤小部分时间　⑥没有这种感觉

(权重或得分依次为：1、2、3、4、5、6)

(3) 您的情绪非常不好，什么事都不能使您高兴起来：

(权重或得分依次为：1、2、3、4、5、6)

①所有的时间　②大部分时间　③比较多时间　④一部分时间　⑤小部分时间　⑥没有这种感觉

续表 1 - 8

| | |
|---|---|
| （4）您的心里很平静：<br>（权重或得分依次为：6、5、4、3、2、1）<br>①所有的时间　②大部分时间　③比较多时间　④一部分时间　⑤小部分时间　⑥没有这种感觉 | |
| （5）您做事精力充沛：<br>（权重或得分依次为：6、5、4、3、2、1）<br>①所有的时间　②大部分时间　③比较多时间　④一部分时间　⑤小部分时间　⑥没有这种感觉 | |
| （6）您的情绪低落：<br>（权重或得分依次为：1、2、3、4、5、6）<br>①所有的时间　②大部分时间　③比较多时间　④一部分时间　⑤小部分时间　⑥没有这种感觉 | |
| （7）您觉得筋疲力尽：<br>（权重或得分依次为：1、2、3、4、5、6）<br>①所有的时间　②大部分时间　③比较多时间　④一部分时间　⑤小部分时间　⑥没有这种感觉 | |
| （8）您是个快乐的人：<br>（权重或得分依次为：6、5、4、3、2、1）<br>①所有的时间　②大部分时间　③比较多时间　④一部分时间　⑤小部分时间　⑥没有这种感觉 | |
| （9）您感觉疲惫吗：<br>（权重或得分依次为：1、2、3、4、5、6）<br>①所有的时间　②大部分时间　③比较多时间　④一部分时间　⑤小部分时间　⑥没有这种感觉 | |
| （10）不健康影响了您的社会活动（如走亲访友）：<br>（权重或得分依次为：1、2、3、4、5、6）<br>①所有的时间　②大部分时间　③比较多时间　④一部分时间　⑤小部分时间　⑥没有这种感觉 | |
| 10. 请看下列每一条问题，哪一种答案最符合您的情况？<br>（1）我好像比别人容易生病：<br>（权重或得分依次为：1、2、3、4、5）<br>①绝对正确　②大部分正确　③不能肯定　④大部分错误　⑤绝对错误<br>（2）我跟周围人一样健康：<br>（权重或得分依次为：5、4、3、2、1）<br>①绝对正确　②大部分正确　③不能肯定　④大部分错误　⑤绝对错误<br>（3）我认为健康状况在变坏：<br>（权重或得分依次为：1、2、3、4、5）<br>①绝对正确　②大部分正确　③不能肯定　④大部分错误　⑤绝对错误<br>（4）我的健康状况非常好：<br>（权重或得分依次为：5、4、3、2、1）<br>①绝对正确　②大部分正确　③不能肯定　④大部分错误　⑤绝对错误 | |

## （四）评分计算方法

### 1．对应编码换算得分

第一步：对应量表条目编码。

第二步：量表条目计分。

第三步：量表健康状况各个方面得分及换算，基本公式如下：

$$换算得分 = \frac{实际得分 - 该方面的可能的最低得分}{该方面的可能的最高得分与最低得分之差} \times 100\%$$

### 2．关于缺失值的处理

有时应答者没有完全回答量表中所有的问题条目，我们把没有答案的问题条目视为缺失。我们建议在健康状况的各个方面所包含的多个问题条目中，如果应答者回答了至少一半的问题条目，就应该计算该方面的得分。缺失条目的得分用其所属方面的平均分代替。

### 3．各方面对应条目

（1）生理机能（PF）：问题条目3。

（2）生理职能（RP）：问题条目4。

（3）躯体疼痛（BP）：问题条目7、8。

（4）一般健康状况（GH）：问题条目1、10。

（5）精力（VT）：问题条目9（1）、9（5）、9（7）、9（9）。

（6）社会功能（SF）：问题条目6、9（10）。

（7）情感职能（RE）：问题条目5。

（8）精神健康（MH）：问题条目9（2），9（3），9（4），9（6），9（8）。

除以上八个方面外，SF-36还包含另外一项健康指标：健康变化（health transition，HT），其对应条目为问题条目2。

## （五）结果判定

各维度换算得分越高表示该维度状况越好，总分越高表示总体健康状况越好。

（曾以林）

**参考文献**

［1］胡彩平，林毅，李秋萍. SF-36量表与QLQ-C30量表在老年癌症患者生活质量评估中的应用及其相关性研究［J］. 护理研究，2015（24）：2968－2972.

［2］王晓娜，孙卫卫，闫润泽，等. EQ-5D量表与SF-36量表在DKD患者生命质量评价中的应用［J］. 中国中西医结合肾病杂志，2020，21（1）：28－31.

［3］周晓菊，周宏，王安静. 膀胱全切原位回肠新膀胱与回肠膀胱术对患者生活质量影响的Meta分析［J］. 国际泌尿系统杂志，2020，40（1）：8－13.

［4］FINKELSTEIN F O, VANNOOTEN F, WIKLUND I, et al. Measurement properties of the Short Form-36（SF-36）and the Functional Assessment of Cancer Therapy-Anemia（FACT-An）in patients with anemia associated with chronic kidney disease［J］. Health and quality of life outcomes, 2018,

16（1）：111.

［5］LINS L，CARVALHO F M. SF-36 total score as a single measure of health-related quality of life：Scoping review［J］. SAGE open medicine，2016，4：2050312116671725.

## 二、90 项症状清单

### （一）概述

90 项症状清单（symptom checklist-90，SCL-90），又名 90 项症状自评量表（self-reporting inventory），有时也叫作 Hopkin's 症状清单（HSCL，编制年代早于 SCL-90，作者为同一人，HCSL 最早版编于 1954 年），于 1975 年编制，其作者是德若伽提斯（L. R. Derogatis）。该量表共有 90 个项目，包含了较广泛的精神病症状学内容，从感觉、情感、思维、意识、行为直至生活习惯、人际关系、饮食睡眠等均有涉及，并采用 10 个因子分别反映 10 个方面的心理症状。与其他的自评量表（如 SDS、SAS 等）相比，该量表有容量大、反映症状丰富、更能准确刻画受测者的自觉症状特性等优点。SCL-90 作为一种适用面广、包含病理心理症状项目多的自评量表，在临床上具有不可替代的作用，是一种十分有效的评定工具。

该自评量表共有 90 个自我评定项目，测试的 10 个因子分别为：躯体化、强迫症状、人际关系敏感、抑郁、焦虑、敌对、恐怖、偏执及精神病性和其他。量表是为了评定个体在感觉、情绪、思维、行为直至生活习惯、人际关系、饮食睡眠等方面的心理健康症状而设计的。

（1）躯体化：包括 12 项，主要反映主观的身体不适感。

（2）强迫症状：包括 10 项，反映临床上的强迫症状群。

（3）人际关系敏感：包括 9 项，主要指某些个人的不自在感和自卑感，尤其是在与其他人相比较时更突出。

（4）抑郁：包括 13 项，反映与临床上抑郁症状群相联系的广泛的概念。

（5）焦虑：包括 10 项，指在临床上明显与焦虑症状群相联系的精神症状及体验。

（6）敌对：包括 6 项，主要从思维、情感及行为三方面来反映患者的敌对表现。

（7）恐怖：包括 7 项，与传统的恐怖状态或广场恐怖所反映的内容基本一致。

（8）偏执：包括 6 项，主要是指猜疑和关系妄想等。

（9）精神病性：包括 10 项，其中幻听、思维播散、被洞悉感等是反映精神分裂样症状的项目。

（10）其他（饮食及睡眠）：包括 7 项，未能归入上述因子，主要反映睡眠及饮食情况。

### （二）适用范围

该量表的适用对象为成人（16 岁以上）。该量表测试的目的是从感觉、情感、思维、意识、行为到生活习惯、人际关系、饮食睡眠等多种角度，评定一个人是否有某种心理症状及其严重程度。它对有可能处于心理障碍或心理障碍边缘的人有良好的区分能力，适用于测试某人群中哪些人可能有心理障碍及其严重程度，但不适用于躁狂症和精神分裂症。

（三）评估方法

**1. SCL-90 症状自评量表实施步骤**

在开始测试前，先由工作人员把总的评分方法和要求向受检者交代清楚。然后让其做出独立的、不受任何人影响的自我评定，并用铅笔填写。

SCL-90 的每一个项目均采用 5 级评分制，具体如下。

（1）没有：计 1 分，表示自觉无该项问题。

（2）很轻：计 2 分，表示自觉有该项症状，但对被试者并无实际影响，或者影响轻微。

（3）中度：计 3 分，表示自觉有该项症状，对被试者有一定影响。

（4）偏重：计 4 分，表示自觉有该项症状，对被试者有相当程度的影响。

（5）严重：计 5 分，表示自觉该症状的频度和强度都十分严重，对被试者的影响严重。

"轻、中、重"的具体定义，由被试者自己体会，不必做硬性规定。

评定的是"现在"或者是"最近一个星期"的实际感觉。

**2. 量表内容**

SCL-90 内容见表 1-9。

表 1-9　90 项症状清单（SCL-90）

| 没有：计 1 分；很轻：计 2 分；中度：计 3 分；偏重：计 4 分；严重：计 5 分。 |
|---|
| ①头痛。 |
| ②神经过敏，心中不踏实。 |
| ③头脑中有不必要的想法或字句盘旋。 |
| ④头晕或晕倒。 |
| ⑤对异性的兴趣减退。 |
| ⑥对旁人责备求全。 |
| ⑦感到别人能控制您的思想。 |
| ⑧责怪别人制造麻烦。 |
| ⑨忘性大。 |
| ⑩担心自己的衣饰整齐及仪态的端正。 |
| ⑪容易烦恼和激动。 |
| ⑫胸痛。 |
| ⑬害怕空旷的场所或街道。 |
| ⑭感到自己的精力下降，活动减慢。 |
| ⑮想结束自己的生命。 |
| ⑯听到旁人听不到的声音。 |
| ⑰发抖。 |
| ⑱感到大多数人都不可信任。 |
| ⑲胃口不好。 |
| ⑳容易哭泣。 |

续表 1-9

㉑同异性相处时感到害羞不自在。

㉒感到受骗，中了圈套或有人想抓住您。

㉓无缘无故地突然感到害怕。

㉔自己不能控制地大发脾气。

㉕怕单独出门。

㉖经常责怪自己。

㉗腰痛。

㉘感到难以完成任务。

㉙感到孤独。

㉚感到苦闷。

㉛过分担忧。

㉜对事物不感兴趣。

㉝感到害怕。

㉞您的感情容易受到伤害。

㉟旁人能知道您的私下想法。

㊱感到别人不理解您、不同情您。

㊲感到人们对您不友好，不喜欢您。

㊳做事必须做得很慢以保证做得正确。

㊴心跳得很厉害。

㊵恶心或胃部不舒服。

㊶感到比不上他人。

㊷肌肉酸痛。

㊸感到有人在监视您、谈论您。

㊹难以入睡。

㊺做事必须反复检查。

㊻难以作出决定。

㊼怕搭乘电车、公共汽车、地铁或火车。

㊽呼吸有困难。

㊾一阵阵发冷或发热。

㊿因为感到害怕而避开某些东西、场合或活动。

51脑子变空了。

52身体发麻或刺痛。

53喉咙有梗死感。

54感到前途没有希望。

55不能集中注意力。

56感到身体的某一部分软弱无力。

57感到紧张或容易紧张。

58感到手或脚发重。

59想到死亡的事。

60吃得太多。

61当别人看着您或谈论您时感到不自在。

续表 1-9

> 62有一些不属于您自己的想法。
>
> 63有想打人或伤害他人的冲动。
>
> 64醒得太早。
>
> 65必须反复洗手、点数。
>
> 66睡得不稳不深。
>
> 67有想摔坏或破坏东西的想法。
>
> 68有一些别人没有的想法。
>
> 69感到对别人神经过敏。
>
> 70在商店或电影院等人多的地方感到不自在。
>
> 71感到任何事情都很困难。
>
> 72一阵阵恐惧或惊恐。
>
> 73感到公共场合吃东西很不舒服。
>
> 74经常与人争论。
>
> 75单独一人时神经很紧张。
>
> 76别人对您的成绩没有做出恰当的评价。
>
> 77即使和别人在一起也感到孤单。
>
> 78感到坐立不安、心神不定。
>
> 79感到自己没有什么价值。
>
> 80感到熟悉的东西变成陌生或不像是真的。
>
> 81大叫或摔东西。
>
> 82害怕会在公共场合晕倒。
>
> 83感到别人想占您的便宜。
>
> 84为一些有关"性"的想法而很苦恼。
>
> 85您认为应该因为自己的过错而受到惩罚。
>
> 86感到要很快把事情做完。
>
> 87感到自己的身体有严重问题。
>
> 88从未感到和其他人很亲近。
>
> 89感到自己有罪。
>
> 90感到自己的脑子有毛病

（四）结果判定

若总分超过160分，或阳性项目数超过43项，或任一因子分超过2分，请立即前往医院获取专业评估。

**1. 总症状指数**

总症状指数是指总的来看，被试者的自我症状评价介于"没有"（1.0分）到"严重"（5.0分）的哪一个水平。

（1）总症状指数的分数在1.0～1.5分，表明被试者自我感觉没有量表中所列的症状。

（2）总症状指数的分数在1.5～2.5分，表明被试者感觉有点症状，但发生得并不频繁。

（3）总症状指数的分数在 2.5 ～ 3.5 分，表明被试者感觉有症状，其严重程度为轻度至中度。

（4）总症状指数的分数在 3.5 ～ 4.5 分，表明被试者感觉有症状，其程度为中度至严重。

（5）总症状指数的分数在 4.5 ～ 5.0 分，表明被试者感觉有症状，且症状的频度和强度都十分严重。

2. **阳性项目数**

阳性项目数是指被评为 2 ～ 5 分的项目数分别有多少，它表示被试者在多少项目中感到"有症状"。

3. **阴性项目数**

阴性项目数是指被评为 1 分的项目数，它表示被试者"无症状"的项目有多少。

4. **阳性症状均分**

阳性症状均分是指个体自我感觉不佳的项目的程度究竟处于哪个水平。其意义与总症状指数的意义相同。

5. **因子分**

SCL-90 包括 10 个因子，每个因子反映个体某方面的症状情况，通过因子分析可了解症状分布特点。因子分等于组成某一因子的各项总分除以组成某一因子的项目数。当个体在某一因子的得分大于 2 时，即超出正常均分，则个体在该方面就很有可能有心理健康方面的问题，常见有以下几个方面。

（1）躯体化。躯体化主要反映身体不适感，包括心血管、胃肠道、呼吸和其他系统的不适，和头痛、背痛、肌肉酸痛，以及焦虑等躯体不适表现。该分量表的得分在 12 ～ 60 分。得分在 36 分以上，表明个体在身体上有较明显的不适感，并常伴有头痛、肌肉酸痛等症状。得分在 24 分以下，躯体症状表现得不明显。总的来说，得分越高，躯体的不适感越强；得分越低，症状体验越不明显。

（2）强迫症状。强迫症状主要指那些明知没有必要，但又无法摆脱的无意义的思想、冲动和行为，还有一些比较一般的认知障碍的行为征象也在这一因子中反映。该分量表的得分在 10 ～ 50 分。得分在 30 分以上，强迫症状较明显。得分在 20 分以下，强迫症状不明显。总的来说，得分越高，表明个体越无法摆脱一些无意义的行为、思想和冲动，并可能表现出一些认知障碍的行为征兆；得分越低，表明个体在此种症状上表现得越不明显，没有出现强迫行为。

（3）人际关系敏感。人际关系敏感主要是指某些人际的不自在与自卑感，特别是与其他人相比较时更加突出。在人际交往中的自卑感、心神不安、明显的不自在，以及人际交流中的不良自我暗示、消极的期待等是这方面症状的典型原因。该分量表的得分在 9 ～ 45 分。得分在 27 分以上，表明个体在人际关系中较为敏感，人际交往中自卑感较强，并伴有行为症状（如坐立不安、退缩等）。得分在 18 分以下，表明个体在人际关系上较为正常。总的来说，得分越高，个体在人际交往中表现的问题就越多，自卑、以自我为中心越突出，并且已表现出消极的状态。

（4）抑郁。抑郁以苦闷的情感与心境为代表性症状，还以生活兴趣的减退、动力缺乏、活力丧失等为特征，还表现出失望、悲观以及与抑郁相联系的认知和躯体方面的感受，另外，还包括有关死亡的思想和自杀观念。该分量表的得分在 13 ～ 65 分。得分在 39 分以上，表明个体的抑郁程度较强，生活缺乏足够的兴趣，缺乏运动活力，在极端情况下，可能有想死亡和自杀的思想。得分在 26 分以下，表明个体抑郁程度较弱，生活态度乐观积极，充满活力，心境愉快。总的来说，得分越高，抑郁程度越明显；得分越低，抑郁程度越不明显。

（5）焦虑。焦虑一般指那些烦躁、坐立不安、神经过敏、紧张以及由此产生的躯体征象，如震颤等。该分量表的得分在 10 ～ 50 分。得分在 30 分以上，表明个体较易焦虑，易表现出烦躁、不安静和神经过敏，极端时可能导致惊恐发作。得分在 20 分以下，表明个体不易焦虑，易表现出安定的状态。总的说来，得分越高，焦虑表现越明显；得分越低，越不会导致焦虑。

（6）敌对。敌对主要有三个方面的表现：思想、感情及行为。其项目包括厌烦的感觉、摔物、争论直到不可控制的脾气爆发等各方面。该分量表的得分在 6 ～ 30 分。得分在 18 分以上，表明个体易表现出敌对的思想、情感和行为。得分在 12 分以下，表明个体容易表现出友好的思想、情感和行为。总的来说，得分越高，个体越容易敌对，好争论，脾气难以控制；得分越低，个体的脾气越温和，待人友好，不喜欢争论，无破坏行为。

（7）恐怖。恐惧的对象包括出门旅行、空旷场地、人群或公共场所和交通工具。此外，还有社交恐怖。该分量表的得分在 7 ～ 35 分。得分在 21 分以上，表明个体恐怖症状较为明显，常表现出社交、广场和人群恐惧。得分在 14 分以下，表明个体的恐怖症状不明显。总的来说，得分越高，个体越容易对一些场所和物体发生恐惧，并伴有明显的躯体症状；得分越低，个体越不易产生恐怖心理，越能正常的交往和活动。

（8）偏执。偏执主要指投射性思维、敌对、猜疑、妄想、被动体验和夸大等。该分量表的得分在 6 ～ 30 分。得分在 18 分以上，表明个体的偏执症状明显，较易猜疑和敌对。得分在 12 分以下，表明个体的偏执症状不明显。总的来说，得分越高，个体越易偏执，表现出投射性的思维和妄想；得分越低，个体思维越不易走极端。

（9）精神病性。精神病性反映各式各样的急性症状和行为，即限定不严的精神病性过程的症状表现。该分量表的得分在 10 ～ 50 分。得分在 30 分以上，表明个体的精神病性症状较为明显。得分在 20 分以下，表明个体的精神病性症状不明显。总的说来，得分越高，个体越多地表现出精神病性症状和行为；得分越低，个体就越少表现出这些症状和行为。

（10）其他项目。其他项目，如睡眠、饮食等，作为附加项目，作为第 10 个因子来处理，以便使各因子分之和等于总分。

（曾以林）

**参考文献**

[1] 李红，李文涛，韩智培，等. 111 例乳腺癌根治术术后患者 SCL-90 评分现况及其影响因素分析 [J]. 临床研究，2021，(11)：133 - 134.

[2] 刘雅琪. 马斯洛需求层次护理模式对肺癌患者 SCL-90 评分的影响 [J]. 当代护士（中旬刊），2020（10）：53 - 55.

[3] 张红燕，李雅懿，任巧. 老年高血压合并糖尿病患者 SCL-90 评分现况调查及干预措施 [J]. 河南医学研究，2021（35）：6714 - 6716.

[4] PRINZ U，NUTZINGER, D O，SCHULZ H, et al. Comparative psychometric analyses of the SCL-90-R and its short versions in patients with affective disorders [J]. BMC psychiatry, 2013, 13：104.

[5] URBÁN R，KUN B，FARKAS J, et al. Bifactor structural model of symptom checklists：SCL-90-R and Brief Symptom Inventory（BSI）in a non-clinical community sample [J]. Psychiatry research, 2014, 216（1）：146 - 154. DOI：10. 1016/j. psychres. 2014. 01. 027. Epub 2014 Jan 27. PMID：24524946.

## 三、造口患者生活质量量表

（一）概述

造口患者生活质量量表（stoma quality of life，stoma-QOL）由 Prieto、Thorsen 等于 2005 年 10 月发表于 *Health and Quality of Life Outcomes*，是基于 Hunt 等的生命质量基本需求模式发展而来，以造口患者为中心制定的生活质量量表。该量表共包含 4 个维度 20 个条目，维度分别为睡眠、性生活和家庭及亲友的关系、其他社会关系。我国学者吴雪于 2011 年将此量表翻译成中文版，量表的 Cronbach's α 系数为 0.893，重测信度为 0.991，具有较好的信效度。

（二）目的

评估造口患者的生活质量。

（三）适用范围

肠、尿路造口患者。

（四）评估方法

stoma-QOL 内容见表 1 - 10。

表 1 - 10　造口患者生活质量量表（stoma-QOL）

我们很想了解近 1 个月关于您和您的身体状况的一些事情，请亲自回答以下所有问题，并选出适合您的最佳答案。这些答案并无"对"与"错"之分，√ 出适合您自己的选项即可。您所提供的资料将绝对保密。

| 问题 | 总是<br>（1分） | 有时<br>（2分） | 很少<br>（3分） | 从不<br>（4分） |
|---|---|---|---|---|
| 1. 我需要知道最近卫生间的位置 | | | | |
| 2. 当造口袋满了时，我会感到焦虑不安 | | | | |
| 3. 我在日间会感到疲劳 | | | | |

续表 1-10

| 问题 | 总是<br>（1分） | 有时<br>（2分） | 很少<br>（3分） | 从不<br>（4分） |
|---|---|---|---|---|
| 4. 我担心接触初次见面的人 | | | | |
| 5. 对我来说，隐瞒自己佩戴造口袋是很困难的 | | | | |
| 6. 我的造口使我难与人相处 | | | | |
| 7. 我夜间睡眠不好 | | | | |
| 8. 即使与其他人在一起时我也会感到孤单 | | | | |
| 9. 我在白天需要休息一段时间 | | | | |
| 10. 我担心自身情况会成为亲人的负担 | | | | |
| 11. 我避免与朋友发生亲密地身体接触 | | | | |
| 12. 我担心我的家人在我周围会感到尴尬 | | | | |
| 13. 因为造口我对自己的身体感到尴尬 | | | | |
| 14. 离开家过夜对我来说是件困难的事 | | | | |
| 15. 我担心造口袋发出的声音 | | | | |
| 16. 我担心造口袋散发出难闻的气味 | | | | |
| 17. 我的造口使我觉得自己对异性缺乏吸引力 | | | | |
| 18. 我担心造口袋会松开 | | | | |
| 19. 因为有造口袋，我穿衣服的选择受到了限制 | | | | |
| 20. 因为造口，我减少了工作或其他活动安排 | | | | |

（五）结果判定

stoma-QOL 的结果判定见表 1-11。

**表 1-11　stoma-QOL 的原始总分和百分制得分对应**

此量表包括 20 个条目，每条含 4 个选项：总是、有时、很少、从不，分别赋值 1 ～ 4 分。患者根据自身近 1 个月的实际情况进行选择。量表原始得分范围为 20 ～ 80 分，可换算为 0 ～ 100 分，得分越高，表明生活质量越好。

| 原始分数（20 个项目的简<br>单总和，每个项目的分数<br>为 1 ～ 4 分） | 最后得分 | 原始分数（20 个项目的简<br>单总和，每个项目的分数<br>为 1 ～ 4 分） | 最后得分 |
|---|---|---|---|
| 20 | 0.00 | 51 | 53.47 |
| 21 | 11.54 | 52 | 54.13 |
| 22 | 18.48 | 53 | 54.88 |
| 23 | 22.70 | 54 | 55.53 |
| 24 | 25.80 | 55 | 56.19 |

续表 1-11

| 原始分数（20 个项目的简单总和，每个项目的分数为 1 ～ 4 分） | 最后得分 | 原始分数（20 个项目的简单总和，每个项目的分数为 1 ～ 4 分） | 最后得分 |
| --- | --- | --- | --- |
| 25 | 28.24 | 56 | 56.85 |
| 26 | 30.30 | 57 | 57.50 |
| 27 | 32.08 | 58 | 58.16 |
| 28 | 33.58 | 59 | 58.91 |
| 29 | 34.99 | 60 | 59.57 |
| 30 | 36.30 | 61 | 60.32 |
| 31 | 37.52 | 62 | 60.98 |
| 32 | 38.65 | 63 | 61.73 |
| 33 | 39.68 | 64 | 62.48 |
| 34 | 40.62 | 65 | 63.32 |
| 35 | 41.56 | 66 | 64.17 |
| 36 | 42.50 | 67 | 65.01 |
| 37 | 43.34 | 68 | 65.85 |
| 38 | 44.18 | 69 | 66.79 |
| 39 | 45.03 | 70 | 67.82 |
| 40 | 45.78 | 71 | 68.95 |
| 41 | 46.53 | 72 | 70.08 |
| 42 | 47.28 | 73 | 71.39 |
| 43 | 48.03 | 74 | 72.89 |
| 44 | 48.78 | 75 | 74.58 |
| 45 | 49.44 | 76 | 76.55 |
| 46 | 50.19 | 77 | 79.17 |
| 47 | 50.84 | 78 | 82.83 |
| 48 | 51.50 | 79 | 89.02 |
| 49 | 52.16 | 80 | 100.00 |
| 50 | 52.81 | — | — |

（六）要点与注意事项

表 1-11 在验证其有效性时仅纳入了结肠造口和回肠造口术患者，泌尿造口的患者未被纳入。虽然可以推测不同造口患者存在相似的生活质量问题，但未在泌尿造口人群中验证前，应谨慎使用表 1-11。

## （七）临床案例

某根治性膀胱全切＋回肠膀胱造口术后患者，对其给予 stoma-QOL 测试，按照表 1-11 原始得分（20 ～ 80 分）结果为 50 分，将其换算成 0 ～ 100 分，最终得分为 52.81 分。该测试结果分数较低，应尽早为患者提供健康知识指导、自我管理技能、并发症的观察与预防指导等，关注其心理韧性，从而提升肠造口患者的生活质量。

（何宇文　周盼盼）

**参考文献**

[1] 奉琴，刘玲，何其英，等. 互联网＋自我管理模式对膀胱癌行回肠膀胱造口患者延续期生活质量的影响研究 [J]. 临床外科杂志，2021，29（10）：971-975.

[2] 王胜琴，宋江艳. 肠造口患者心理韧性及创伤后成长与其生活质量的相关性研究 [J]. 中国护理管理，2017，17（6）：840-844.

[3] 吴雪，金晓燕，尚少梅，等. 造口患者生活质量量表中文译本的信度、效度分析 [J]. 中国护理管理，2011，11（7）：23-25.

[4] 姜红涛，张宇，杨洋，等. 结肠造口患者生活质量现状及影响因素研究 [J]. 中国护理管理，2018，18（6）：829-834.

[5] 徐芳芳，于卫华，王胜琴. 肠造口患者病耻感与生活质量的相关性 [J]. 中国心理卫生杂志，2016，30（2）：97-101.

[6] 徐悦洋. 肠造口患者自我感受负担现状及影响因素的分析 [D]. 郑州：河南大学，2018.

[7] 周光霞. 肠造口术后患者生活质量量表的研制与评价 [D]. 延安：延安大学，2019.

[8] 周光霞，辛霞，乔莉娜，等. 肠造口患者生活质量量表的编制与应用 [J]. 中华现代护理杂志，2020，26（35）：4924-4929.

[9] 周静，刘华云，王玉花，等. 造口术后患者生活质量及其影响因素研究 [J]. 护理研究，2020，34（8）：1347-1350.

[10] PRIETO L，THORSEN H，JUUL K. Development and validation of a quality of life questionnaire for patients with colostomy or ileostomy [J]. Health and quality of life outcomes，2005，3：62. DOI：10.1186/1477-7525-3-62. PMID：16219109；PMCID：PMC1274339.

[11] SHAO L，LV L，ZHENG M C，et al. Adaptation and psychometric evaluation of the Stoma-QOL questionnaire among Chinese rectal cancer patients with colostomy [J]. International journal of nursing practice，2022，28（4）：e13045.

# 四、尿失禁生活质量问卷

## （一）概述

尿失禁生活质量问卷（incontinence quality of life questionnaire，I-QOL）是由美国华盛顿大学 T. H. Wagner 博士与他的研究小组成员共同研制，可有效地应用于跨国家、跨文化及不同临床类型、不同程度的尿失禁患者生活质量的测量。该量表共 22 个条目，分为 3 个维度：逃避和限制性行为（8 个条目）、心理社会影响（9 个条目）、社交活动受限（5 个条目）。该量表的 Cronbach's $\alpha$ 系数为 0.950，重测信度为 0.930，具有较好的信效度。

（二）目的

（1）评估尿失禁对患者生活质量的影响。

（2）进行尿失禁的流行病学调查。

（3）评价尿失禁的临床治疗效果。

（三）适用范围

不同临床类型、不同程度的尿失禁患者。

（四）评估方法

（1）评分方式：自我评分。

（2）采用 Likert 5 级评分法，每一个问题配有 5 个选项（完全如此、常常如此、有时这样、很少这样、从未如此），分别记 1、2、3、4、5 分，最后累加所有得分。

（3）最后评分 = （合计分数 - 22）/88 × 100。

I-QOL 内容见表 1 - 12。

表 1 - 12 尿失禁生活质量问卷（I-QOL）

| 尿失禁使您有以下困扰吗 | 量化评分 | | | | | 得分 |
| --- | --- | --- | --- | --- | --- | --- |
| | 完全如此（1分） | 常常如此（2分） | 有时如此（3分） | 很少如此（4分） | 从未如此（5分） | |
| 1. 我担心不能及时到卫生间排尿 | | | | | | |
| 2. 我因为尿失禁而顾虑咳嗽或打喷嚏 | | | | | | |
| 3. 我从坐位变为站立时因为担心发生尿失禁而不得不小心 | | | | | | |
| 4. 因尿失禁问题，我需要对每个细节事先做好计划 | | | | | | |
| 5. 我因尿失禁问题而沮丧 | | | | | | |
| 6. 尿失禁问题使我不能外出过久 | | | | | | |
| 7. 我因为尿失禁而不能做自己想做的事而感到失落 | | | | | | |
| 8. 我担心别人闻到我身上尿液的异味 | | | | | | |
| 9. 我总顾虑我的尿失禁问题 | | | | | | |
| 10. 能频繁而快速去卫生间对我很重要 | | | | | | |
| 11. 我为不知陌生环境的卫生间而顾虑 | | | | | | |
| 12. 我担心我的尿失禁问题随着我年龄的增长而日渐严重 | | | | | | |

续表 1 – 12

| 尿失禁使您有以下困扰吗 | 量化评分 | | | | | 得分 |
|---|---|---|---|---|---|---|
| | 完全如此（1分） | 常常如此（2分） | 有时如此（3分） | 很少如此（4分） | 从未如此（5分） | |
| 13. 因为尿失禁问题，我很难睡个好觉 | | | | | | |
| 14. 我因为尿失禁问题感到尴尬和羞辱 | | | | | | |
| 15. 因为尿失禁问题，我觉得我不是个健康的人 | | | | | | |
| 16. 我因为尿失禁问题感到无助 | | | | | | |
| 17. 我因为尿失禁问题感到对生活没兴趣 | | | | | | |
| 18. 我担心尿失禁时弄湿衣物 | | | | | | |
| 19. 我觉得自己没有控制膀胱的能力 | | | | | | |
| 20. 因为尿失禁我必须控制我的饮水量 | | | | | | |
| 21. 我因为尿失禁问题限制了我挑选衣物 | | | | | | |
| 22. 我因为尿失禁问题影响了性生活 | | | | | | |
| 合计：最后评分 ＝ （合计分数 – 22） /88 × 100% | | | | | | |

（五）结果判定

总分按照原作者介绍方法换算为 0 ～ 100 分，得分越高，说明尿失禁患者生活质量越高。

（六）要点与注意事项

在临床实践中，在使用科学测量方法（如排尿日记、1 小时尿垫试验、尿动力学检查等）时，建议与患者主观问卷（如表 1 – 12 等）相结合，从而更准确评价尿失禁的严重程度以及尿失禁对患者生活质量的影响。

（七）临床案例

某前列腺癌根治术后尿失禁患者，对其给予 I-QOL 评分，按照表 1 – 12 原始得分合计为 70 分，将其换算成 0 ～ 100 分，最后得分为 55 分。该测试结果分数较低，提示医务人员在临床工作中应加强对该患者的关注程度。在治疗尿失禁的过程中进行相关指标评价，评估尿失禁的治疗效果，为患者制订下一步的治疗和护理方案提供依据，从而促进患者康复，提高生活质量。

（何宇文　周盼盼）

**参考文献**

［1］蔡舒.老年尿失禁患者生存质量及影响因素的研究［D］.广州：南方医科大学，2007.

［2］高李侠，彭金良，刘琦.简易盆底振动治疗压力性尿失禁的临床观察［J］.中国康复理论与实践，2013，19（2）：177 -179.

［3］蒋清群，周萍，郑琰，等.基于云随访平台的医院 -家庭连续性护理在老年前列腺癌根治术患者中的应用［J］.中华护理杂志，2022，57（11）：1297 -1303.

［4］李凌霄，张阿娜，娄玲娣.综合康复措施在高龄女性压力性尿失禁患者护理中的应用效果［J］.中华现代护理杂志，2018，24（19）：2293 -2296.

［5］陆叶，姚海蓉，杨欣，等.TVT -O治疗女性压力性尿失禁105 例分析［J］.实用妇产科杂志，2010，26（3）：199 -202.

［6］全晓洁，常小霞，沈玮，等.电刺激联合生物反馈疗法对女性压力性尿失禁生活质量影响研究［J］.中国实用妇科与产科志，2021，37（10）：1066 -1069.DOI：10.19538/j.fk2021100120.

［7］司龙妹，丁炎明，黄燕波，等.腹腔镜前列腺癌根治术后患者尿失禁发生状况及与生活质量的相关性分析［J］.中华现代护理杂志，2019（15）：1946 -1950.

［8］孙懿松，许方蕾.前列腺术后尿失禁患者的生活质量调查［J］.护理研究，2017，31（14）：1748 -1750.

［9］邵魁卿，高瞻，沈建武，等.芡实颗粒联合盆底肌训练对女性轻中度压力性尿失禁患者尿失禁问卷表简表评分、尿失禁生活质量量表评分的影响［J］.中国医院用药评价与分析，2019，19（6）：696 -698，701.DOI：10.14009/j.issn.1672 -2124.2019.06.017.

［10］王爱军，张彦虎.女性压力性尿失禁患者生活质量及影响因素的调查［J］.中华现代护理杂志，2008（1）：85 -87.

［11］王晓茜.改良女性自我形象评价量表（MBIS）、尿失禁生活质量问卷（I-QOL）、子宫肌瘤症状及健康相关生活质量问卷（UFS-QOL）中文版本研制与中国人群验证［D］.北京：北京协和医学院，2013.

［12］吴臣，刘妍，管晓萌，等.济南市社区女性尿失禁患者生活质量及影响因素的调查分析［J］.中华护理杂志，2012，47（6）：491 -493.

［13］谢瑶洁，何仲，朱兰.尿失禁患者生活质量测评问卷的研究现状［J］.护理研究，2005（9）：767 -769.

［14］杨浩，吕婷婷，吕笑，等.阴部神经电针刺激疗法治疗前列腺根治术后尿失禁的疗效观察［J］.中华男科学杂志，2020，26（12）：119 -1123.

［15］张迎辉，鲁永鲜.盆底功能障碍研究中的调查问卷［J］.中华妇产科杂志，2009（12）：956 -959.

［16］CUERVO J，CASTEJÓN N，KHALAF K M，et al. Development of the Incontinence Utility Index：estimating population-based utilities associated with urinary problems from the Incontinence Quality of Life Questionnaire and Neurogenic Module［J］. Health and quality of life outcomes，2014，12：147. DOI：10.1186/s12955 -014 -0147 -7. PMID：25288099；PMCID：PMC4196092.

［17］GÜLNAR E，ÖZVEREN H，YUVANÇ E. Correlation between spiritual well-being and quality of life in patients with urinary incontinence：a cross-sectional descriptive study［J］. World management and prevention，2020，66（12）：23 -28. PMID：33290250.

［18］SCHURCH B，DENYS P，KOZMA C M，et al. Reliability and validity of the Incontinence Quality of Life questionnaire in patients with neurogenic urinary incontinence［J］. Archives of physical medicine and rehabilitation，2007，88（5）：646 -52. DOI：10.1016/j.apmr.2007.02.009. PMID：17466735.

[19] ZHENG X C, LUO T T, CAO D D, et al. Effect of precise nursing service mode on postoperative urinary incontinence prevention in patients with prostate disease [J]. World journal of clinical cases, 2022, 10 (5): 1517 - 1526.

# 第四节　体能状态评估

## 一、营养风险筛查 2002

### （一）概述

营养风险筛查 2002（nutrition risk screening 2002，NRS 2002）是基于 128 项随机对照临床研究根据循证医学得出的适用于住院患者的营养风险筛查工具。该评分系统于 2002 年由欧洲肠外肠内营养学会（European Society of Parenteral and Enteral Nutrition，ESPEN）提出，2006 年中华医学会肠外肠内营养学分会（Chinese Society of Parenteral and Enteral Nutrition，CSPEN）推荐其为肠外肠内营养支持适应证的有效工具（A 级证据）。其主要评估内容包括：体重指数、近期体重变化、饮食摄入量变化、疾病严重程度和年龄情况。总分大于等于 3 分者判定为存在营养风险，须进行营养支持。该评分系统具有较好的信度、效度和可操作性，能较好地反映住院患者的营养状况，广泛用于外科手术、血液透析和住院肿瘤患者的营养风险筛查和营养评估。

### （二）目的

快速识别具有营养风险的患者，指导患者临床营养干预治疗。

### （三）适用范围

NRS 2002 适用于 18 ～ 90 岁的住院患者（包括肿瘤患者），住院超过 24 小时、次日 8 时未行手术、神志清醒者。目前有文章报道，NRS 2002 虽可应用于超过 90 岁的患者、门诊患者及养老机构老人，但仍需要进一步的验证性研究。

### （四）评估方法

1. **第一步**

（1）营养风险初步筛查（表 1 - 13）：①BMI 是否小于 18.5 kg/m²。②患者在过去 3 个月内体重是否下降。③患者在过去 1 周内进食是否减少。④患者是否有严重疾病（如 ICU 治疗）。

（2）营养风险筛查结果：①是。如果以上任一问题回答"是"，则直接进入第二步。②否。如果所有的问题回答"否"，应每周重复调查 1 次。

若患者计划接受腹部大手术治疗，可以进行预防性的营养支持计划，能够减少营养风险的发生。

表 1 – 13　营养风险初步筛查（NRS 2002）

| 序号 | 项目 | 是 | 否 |
|---|---|---|---|
| 1 | BMI < 18.5 kg/m$^2$ | | |
| 2 | 患者在过去 3 个月内体重是否下降？ | | |
| 3 | 患者在过去 1 周内进食是否减少？ | | |
| 4 | 患者是否有严重疾病（需要在 ICU 治疗）？ | | |

注：否 = 0 分，是 = 1 分，得分≥1 者继续问卷。

### 2. 第二步

营养风险最终筛查（表 1 – 14）：①营养状态受损评分。②疾病严重程度评分。③年龄评分。

表 1 – 14　营养风险最终筛查（NRS 2002）

| 项目 | 评分标准 | 得分 |
|---|---|---|
| A. 营养状态受损评分（取最高分） | | |
| 　正常营养状态 | 0 | |
| 　近 3 个月内体重下降 > 5% 或近 1 周内进食量减少 > 25% | 1 | |
| 　近 2 个月内体重下降 > 5% 或近 1 周内进食量减少 > 50% | 2 | |
| 　近 1 个月内体重下降 > 5% 或近 1 周内进食量减少 > 75% 或 BMI < 18.5 kg/m$^2$ 及一般情况差 | 3 | |
| B. 疾病严重程度评分（取最高分） | | |
| 　正常营养需要量 | 0 | |
| 　一般恶性肿瘤、髋部骨折、长期血液透析、糖尿病、慢性疾病（如肝硬化、慢性阻塞性肺疾病） | 1 | |
| 　血液恶性肿瘤、重症肺炎、腹部大型手术、脑卒中 | 2 | |
| 　重症颅脑损伤、骨髓移植、重症监护、急性生理与慢性健康评分 > 10 分 | 3 | |
| C. 年龄评分 | | |
| 　年龄为 18 ～ 69 岁 | 0 | |
| 　年龄≥70 岁 | 1 | |

注：营养风险筛查评分：A + B + C；如果患者的评分≥3 分，则提示患者存在营养风险。

### 3. 第三步

评分方法：三项评分取最高分相加，即营养状态受损评分 + 疾病严重程度评分 + 年龄评分。

（五）结果判定

评分结果为 0～7 分。总评分大于等于 3 分者具有营养风险，需要结合临床，制订营养治疗计划。总评分低于 3 分者表示无营养风险，1 周后复查。

（六）要点与注意事项

**1. 适用对象**

（1）营养风险是指因营养有关因素对患者临床结局（如并发症发生率、生存与死亡、住院时间、住院费用、生命质量调整）发生不利影响的风险，而不是指发生营养不良的风险。NRS 2002 得出的"营养风险"与患者的临床结局相关。其他工具如主观整体评估、患者主观整体评估、微型营养评估，所得结论为患者是否存在营养不良及其严重程度。

（2）NRS 2002 适用于大规模人群筛查，只能判断是否存在营养风险，不能判定患者是否存在营养不良及营养不良的程度。其得分高低不能判定营养风险程度的大小。

（3）住院 1 天以上：指预计患者住院时间超过 1 天，非门诊或 24 小时住院患者。住院患者入院 24 小时内应完成 NRS 2002。

**2. 筛查方法**

（1）初步筛查 4 个问题全为"否"，则结束筛查，1 周后复查；初筛有 1 项或以上为"是"，则进入最终筛查。

（2）BMI < 18.5 kg/m$^2$：国外原始数据为 BMI < 20.5 kg/m$^2$。因为中国人的 BMI 正常下限为 18.5 kg/m$^2$，所以对中国患者进行营养风险筛查时，应询问患者 BMI 是否小于 18.5 kg/m$^2$。

**3. 疾病严重程度评分**

（1）当有多种疾病时，取其中最高分，不应累加。

（2）腹部大手术：若为急诊手术，评 2 分；若为择期手术，则根据其他疾病诊断评分。

（3）当患者诊断未列入 NRS 2002 疾病诊断中时，需要由临床医师和护理人员按照其疾病严重程度并结合营养素的需要，尤其是蛋白质需求情况进行疾病种类"挂靠"，即根据 NRS 2002 评分说明进行赋分：

1 分：由于慢性疾病的并发症入院，非卧床，蛋白质需求轻度增加，但可通过强化膳食或口服营养补充满足。

2 分：由于疾病如大手术或感染，患者卧床，蛋白质需求增加，但仍可通过肠外或肠内营养补充满足。

3 分：接受呼吸机支持、血管活性药物等治疗的重症患者，蛋白质需求明显增加，且无法通过肠外或肠内营养补充满足，但通过肠外或肠内营养支持可以减缓蛋白质分解及氮消耗。

**4. 营养状态受损评分**

（1）当患者既有体重减轻又有摄食量减少时，应取其中最高分，不应累加。

（2）体重下降超过 5% 是指体重减少量占过去体重的百分比超过 5%。

（3）过去 1 周内进食量是否减少应与正常营养需要量相比较，而非与 1 周前的进食量相比。

（4）提问时应客观、中立，避免诱导式提问。例如，应询问"近 1 周进食量有无变化"，而非直接询问"近 1 周进食量减少了吗？减少了多少"。

**5. 身高和体重的获得**

（1）早晨 6:00—8:00，患者空腹脱鞋、脱帽、脱去外套，最好是穿统一的病员服。如果患者卧床无法测量体重，建议采用差值法，例如护理员、家属与患者总质量减去护理员、家属体重。若有条件，可应用具有体重测量功能的医疗用床。

（2）不能确切测量身高和体重的少部分患者，如严重胸腔积液、腹水、水肿或卧床者，无法得到可靠的 BMI 值。ESPEN 也考虑应用人血白蛋白水平（小于 30 g/L，无严重肝肾功能障碍）来评估这部分患者是否具有营养不良风险。

（七）临床案例

患者男性，70 岁，以"间断血尿 2 月余"为主诉入住泌尿外科治疗。

诊断：膀胱恶性肿瘤。身高 171 cm，体重 75 kg，BMI 25.6 kg/m$^2$。近 2 月体重减轻 5 kg，近 1 周饮食无明显变化。

解析：

初步筛查：最近两个月内体重有下降，进入最终筛查。体重下降比例为 5÷（75 + 5）×100% = 6.2%。

最终筛查：①营养状态受损。近 2 个月内体重下降 >5%，评 2 分。②疾病严重程度。诊断膀胱恶性肿瘤，评 1 分。③年龄 70 岁，评 1 分。

最终评分：2 + 1 + 1 = 4 分，患者存在营养风险，应进行详细的营养评估，制订营养支持方案。

（张艳红）

**参考文献**

[1] 丁君. NRS2002 和 MUST 量表在胃癌患者营养风险筛查中的应用 [J]. 消化肿瘤杂志（电子版），2017，9（2）：103 – 106.

[2] 王秋梅，陈伟，宋长城，等. MNA 和 NRS2002 对老年住院患者营养评估的比较 [J]. 中华老年多器官疾病杂志，2014，13（7）：528 – 531.

[3] 王英杰，于康，张天，等. NRS2002 评分与体重指数在妇科肿瘤患者营养风险筛查的比较研究 [J]. 现代临床护理，2020，19（3）：37 – 41.

[4] 许静涌，杨剑，康维明，等. 营养风险及营养风险筛查工具营养风险筛查 2002 临床应用专家共识 [J]. 中国临床营养学杂志，2018，26（3）：131 – 135.

[5] 张片红，沈贤，黄晓旭，等. 营养风险筛查疾病严重程度评分专家共识 [J]. 浙江医学，2022，44（13）：1351 – 1361.

[6] KNODRUP J, RASMUSSEN H H, HAMBERG O, et al. Nutritional risk screening（NRS 2002）: a new method based on an analysis of controlled clinical trials [J]. Clinical nutrition, 2003, 22（3）: 321 – 336. DOI: 10. 1016/S0261 – 5614（02）00214 – 5.

[7] LOCHS H, ALISONB S P, MEIERC R. Introductory to the ESPEN guidelines on enteral nutrition: terminology, definitions, and general topics [J]. Clinical nutrition, 2006, 25（2）: 180 – 186.

## 二、徒手肌力检查（Lovett 肌力分级标准）

### （一）概述

徒手肌力检查（manual muscle testing，MMT）是康复医学领域中最常使用的肌力评定方法之一。MMT 最先由美国哈佛大学矫形外科教授 Robert Lovett 于 1912 年提出，并由 Wright 进一步完善得出。进行 MMT 时根据受检肌肉或肌群的功能，让被检者处于不同的受检体位，然后嘱其分别在减重、抗重力或抗阻力的条件下做一定的动作，按照动作的活动范围及抗重力或抗阻力情况，将肌力分为 6 级，即 0～5 级。具体分级标准见表1－15。

表 1－15　Lovett 肌力分级标准

| 分级 | 名称 | 标准 | 正常肌力 |
|---|---|---|---|
| 5 级 | 正常（normal，N） | 能抗重力、抗充分阻力运动 | 100% |
| 4 级 | 良好（good，G） | 能抗重力、抗中等阻力运动 | 75% |
| 3 级 | 可（fair，F） | 能抗重力作关节全范围运动，但不能抗阻力运动 | 50% |
| 2 级 | 差（poor，P） | 在减重状态下能做关节全范围运动 | 25% |
| 1 级 | 微弱（trace，T） | 有轻微收缩，但不能引起关节运动 | 10% |
| 0 级 | 零（zero，0） | 无可测知的肌肉收缩 | 0 |

### （二）目的

（1）判定肌力降低的范围和程度。
（2）协助对某些神经肌肉疾病的损伤进行定位诊断。
（3）提供制订康复治疗、训练计划的依据。
（4）检验康复治疗、训练的效果。

### （三）适用范围

（1）失用性肌肉功能障碍。
（2）肌源性肌肉功能障碍。
（3）神经源性肌肉功能障碍。
（4）关节源性肌肉功能障碍。
（5）其他肌肉功能障碍。
（6）正常人群的肌肉功能评定。

### （四）禁忌证

（1）关节不稳。
（2）骨折未愈合又未做内固定。
（3）严重骨质疏松。
（4）急性渗出性滑膜炎。
（5）局部剧烈疼痛。

（6）关节活动范围极度受限。

（7）急性损伤。

（8）骨关节肿瘤。

（9）严重的高血压及心脏病。

（五）评估方法

上肢主要肌肉手法检查见表1-16至表1-18。

表1-16　上肢主要肌肉的手法检查

| 关节 | 运动 | 主动肌 | 评定方法 |
|---|---|---|---|
| 肩肱 | 前屈 | 三角肌前部、喙肱肌 | 5级、4级：坐位，上肢做前平屈，阻力加于上臂远端向下压。<br>3级：坐位，上肢能抗重力前平屈曲。<br>2级、1级：侧卧，上肢减重下能主动前屈或触及肌肉收缩 |
| | 后伸 | 背阔肌、大圆肌、三角肌后部 | 5级、4级：俯卧，上肢做后伸，阻力加于上臂远端向下压。<br>3级：俯卧，上肢能抗重力后伸。<br>2级、1级：侧卧，上肢减重下能主动后伸或触及肌肉收缩 |
| | 外展 | 三角肌中部、冈上肌 | 5级、4级：坐位，肘屈，上臂外展，阻力加于上臂远端向下压。<br>3级：坐位，上肢能抗重力外展。<br>2级、1级：仰卧，上肢减重下能主动外展或触及肌肉收缩 |
| | 后平伸 | 三角肌后部 | 5级、4级：俯卧，肩外展，肘屈，上臂做后伸，阻力加于上臂远端向下压。<br>3级：俯卧，上臂能抗重力后平伸。<br>2级、1级：坐位，上肢减重下能主动后平伸或触及肌肉收缩 |
| | 前平屈 | 胸大肌 | 5级、4级：仰卧，上肢做前平屈，阻力加于上臂远端向外拉。<br>3级：仰卧，上臂能抗重力前平屈。<br>2级、1级：坐位，上肢减重下能主动前平屈或触及肌肉收缩 |
| | 外旋 | 冈下肌、小圆肌 | 5级、4级：俯卧，肩外展，前臂肘外下垂，做肩内、外旋动作，阻力加于前臂远端。<br>3级：俯卧，无阻力时肩可做全关节的内、外旋动作。<br>2级、1级：俯卧，肩可做部分范围的内、外旋动作或触及肩胛外缘肌收缩 |
| | 内旋 | 肩胛下肌、胸大肌、背阔肌、大圆肌 | 同上 |

续表 1-16

| 关节 | 运动 | 主动肌 | 评定方法 |
|---|---|---|---|
| 肘 | 屈曲 | 肱二头肌、肱肌、肱桡肌 | 5级、4级：坐位，测肱二头肌时前臂旋后，测肱桡肌时前臂旋前，做屈肘动作，阻力加于前臂远端。<br>3级：坐位，上臂下垂，前臂可抗重力屈肘。<br>2级、1级：坐位，肩外展，前臂减重下可屈肘或触及肌肉收缩 |
| | 伸展 | 肱三头肌、肘肌 | 5级、4级：俯卧，肩外展，前臂肘外下垂，做伸肘动作，阻力加于前臂远端。<br>3级：俯卧，可抗重力甚至肘关节。<br>2级、1级：侧卧，坐位，肩外展，前臂减重下可伸肘或触及肌肉收缩 |
| 前臂 | 旋后 | 肱二头肌、旋后肌 | 5级、4级：坐位，屈肘90°，做前臂旋前、旋后动作，握住腕部施加反方向阻力。<br>3级：坐位，外阻力时前臂可做全范围旋前旋后动作。<br>2级、1级：坐位，可做部分范围的旋转动作或触及肌肉收缩 |
| | 旋前 | 旋前圆肌、旋前方肌 | 同上 |
| 腕 | 掌屈 | 尺侧屈腕肌、桡侧屈腕肌 | 5级、4级：坐位，前臂旋后，手放松，固定前臂做屈腕动作，阻力加于手掌侧。<br>3级：坐位，无阻力时能做全范围的屈腕动作。<br>2级、1级：坐位，前臂中立位，固定前臂，能做部分范围的屈腕动作或触及肌肉收缩 |
| | 背伸 | 尺侧伸腕肌、桡侧伸腕肌 | 5级、4级：坐位，前臂旋前，手放松，固定前臂做伸腕动作，阻力加于手背侧。<br>3级：坐位，无阻力时能做全范围的伸腕动作。<br>2级、1级：坐位，前臂中立位，固定前臂，能做部分范围的伸腕动作或触及肌肉收缩 |

表 1-17 下肢主要肌肉的手法检查

| 关节 | 运动 | 主动肌 | 评定方法 |
|---|---|---|---|
| 髋 | 屈 | 髂腰肌 | 5级、4级：仰卧，小腿在桌缘外做屈髋动作，阻力加于膝上。<br>3级：仰卧，可抗阻力做屈髋动作。<br>2级、1级：侧卧，可主动屈髋或于腹股沟上缘可触及肌肉收缩 |
| | 伸 | 臀大肌、腘绳肌 | 5级、4级：俯卧，测臀大肌时屈膝，测腘绳肌时伸膝，做伸髋动作，阻力加于股远端。<br>3级：俯卧，可抗重力做伸髋动作。<br>2级、1级：侧卧，可伸髋或触及肌肉收缩 |

续表 1-17

| 关节 | 运动 | 主动肌 | 评定方法 |
|---|---|---|---|
| 髋 | 内收 | 内收肌群、股薄肌、耻骨肌 | 5级、4级：侧卧，托起上侧下肢，做髋内收动作，阻力加于股下端。<br>3级：侧卧，可抗重力做髋内收动作。<br>2级、1级：仰卧，在滑板上做髋内收或触及肌肉收缩 |
| | 外展 | 臀中肌、臀小肌、阔筋膜张肌 | 5级、4级：向对侧侧卧，做髋外展动作，阻力加于股下段外侧。<br>3级：坐位，可抗重力做髋外展动作。<br>2级、1级：仰卧，可在滑板上做髋外展或触及肌肉收缩 |
| | 外旋 | 股方肌、梨状肌、臀大肌、上下孖肌、闭孔内外肌 | 5级、4级：仰卧，小腿在桌外下垂，做髋内、外旋动作，使小腿向内、外摆，阻力加于小腿下端。<br>3级：仰卧，可做全范围髋内、外旋动作。<br>2级、1级：仰卧伸腿，髋可做部分范围内外旋，或触及大转子上方肌肉收缩 |
| | 内旋 | 臀小肌、阔筋膜张肌 | 同上 |
| 膝 | 屈 | 股二头肌、半腱肌、半膜肌 | 5级、4级：俯卧做屈膝动作，阻力加于小腿下端。<br>3级：俯卧可抗重力做屈膝动作。<br>2级、1级：向同侧侧卧可屈膝或触及肌肉收缩 |
| | 伸 | 股四头肌 | 5级、4级：仰卧，小腿在桌外下垂，做伸膝动作，阻力加于小腿下端。<br>3级：俯卧，可抗重力做屈膝动作；仰卧，可抗重力做伸膝动作。<br>2级、1级：向同侧侧卧可伸膝或触及肌肉收缩 |
| 踝 | 跖屈 | 腓肠肌、比目鱼肌 | 5级、4级：俯卧，测腓肠肌时伸膝，测比目鱼肌时屈膝，做踝跖屈动作，阻力加于足跟。<br>3级：俯卧，可抗重力做踝跖屈动作。<br>2级、1级：侧卧，可跖屈或触及跟腱活动 |
| | 内翻背伸 | 胫前肌 | 5级、4级：坐位，小腿下垂，做足内翻踝背伸，阻力加于足背内缘向下、外方推。<br>3级：坐位，可抗重力做足内翻踝背伸。<br>2级、1级：侧卧可做踝内翻背伸或触及胫前肌收缩 |
| | 内翻跖屈 | 胫后肌 | 5级、4级：向同侧侧卧，做足内翻跖屈，阻力加于足内缘向外上方推。<br>3级：向同侧侧卧，可抗重力做足内翻跖屈动作。<br>2级、1级：仰卧可做足内翻跖屈或触及内踝后肌腱活动 |
| | 外翻跖屈 | 腓骨长短肌 | 5级、4级：向对侧侧卧，做足外翻跖屈，阻力加于足外缘向内上方推。<br>3级：向同侧侧卧，可抗重力做足外翻跖屈动作。<br>2级、1级：仰卧可做足外翻跖屈或触及外踝后肌腱活动 |

表 1-18　躯干主要肌肉的手法检查

| 运动 | 主动肌 | 评定方法 |
|---|---|---|
| 颈屈 | 斜角肌、颈长肌、头长肌、胸锁乳突肌 | 5级：仰卧做抬头动作，能抗较大阻力。<br>4级：仰卧做抬头动作，能抗中等阻力。<br>3级：仰卧做抬头动作，能抬头，不能抗阻力。<br>2级：侧卧托住头部可屈颈。<br>1级：同上，可扪到肌肉活动 |
| 颈伸 | 斜方肌、颈部骶棘肌 | 5级：俯卧做抬头动作，能抗较大阻力。<br>4级：俯卧做抬头动作，能抗中等阻力。<br>3级：俯卧做抬头动作，能抬头，不能抗阻力。<br>2级：侧卧托住头部可仰头。<br>1级：同上，可触及肌肉活动 |
| 躯干屈 | 腹直肌 | 5级：仰卧，髋及膝屈，双手抱头后能坐起。<br>4级：仰卧，双手前平举能坐起。<br>3级：仰卧，能抬起头及肩胛部。<br>2级：仰卧，能抬起头部。<br>1级：仰卧，能触及上腹肌部肌肉活动 |
| 躯干伸 | 骶棘肌、腰方肌 | 5级：俯卧，胸以上在桌缘外，固定下肢，抬起上身时能抗较大阻力。<br>4级：俯卧，抬起上身时能抗中等阻力。<br>3级：俯卧，能抬起上身但不能抗阻。<br>2级：俯卧，能做头后仰动作。<br>1级：俯卧，能触及背肌收缩 |
| 躯干旋转 | 腹内斜肌、腹外斜肌 | 5级：仰卧，下肢屈曲固定，抱头能坐起并向一侧转体。<br>4级：仰卧，双手前平举坐起及转体。<br>3级：仰卧能旋转上体使一侧肩离床。<br>2级：坐位能大幅度转体。<br>1级：坐位能触及腹外斜肌收缩 |
| 骨盆侧向倾斜 | 腰方肌 | 5级：仰卧，向头侧提拉一侧腿能抗较大阻力。<br>4级：同上，能抗中等阻力。<br>3级：同上，能抗较小阻力。<br>2级：同上，能拉动一侧腿不能抗阻。<br>1级：腰部触及腰方肌收缩 |

（六）结果记录

（1）若所测部位被动运动受限，应先准确记录可动范围的角度，再记录该活动范围内的肌力。

（2）若受测肌肉伴有痉挛或挛缩，应做标记。痉挛以 S（spasm）表示，挛缩以 C（contracture）表示，严重者可标记 SS 或 CC。

（七）要点与注意事项

（1）选定合适的测试时机。在疲劳时、运动后或饱餐后不宜进行肌力检查。

（2）检查前应向患者说明检查目的、步骤、方法和感受，消除患者的紧张情绪，以取得最大合作。

（3）采取正确的测试姿势，规定正确的体位，并在固定关节近端的状态下进行检查，仅引起受检肌肉（群）及所在关节的运动。

（4）检查 0～1 级肌力时，须进行触诊。

（5）对 3 级以下不能抗重力者，测试时应将被测肢体置于除重体位。

（6）当肌力 > 3 级时，应与健侧对比确定 4 级或 5 级肌力。首先检查健侧同名肌，以确定施加的阻力。

（7）当肌力 > 4 级时，施加的阻力须与运动方向相反、连续，并保持同一强度。

（8）施加的阻力不能应用于 2 个以上关节，阻力应施加于被测关节的远端。

（9）重复检查同一块肌肉的最大收缩力量时，前后间隔以 2 分钟为宜。

（10）中枢神经系统疾病出现肌肉痉挛时不宜做徒手肌力检查。但当肌肉完全松弛或痉挛消除出现随意运动时，徒手肌力检查仍可应用。

（八）临床案例

患者男性，67 岁，高血压病史 10 余年，1 年前因急性脑梗死急诊入院行溶栓治疗后康复出院，现左侧肢体活动受限，血压控制平稳。

评估方法：患者取平卧位，测试者站于患者右侧，根据表 1－15 内容对患者四肢进行徒手肌力检查。

检查结果：患者右侧上、下肢体可配合完成相应指令，肌力检查结果为 5 级。

左上肢可自行抬离床面 5 cm 维持 3 秒后自行回落，可握住测试者食指但无法握紧，左上肢肌力检查结果 3 级。左下肢不能活动，触摸下肢肌肉未见收缩，左下肢肌力检查结果为 0 级。

（张艳红）

**参考文献**

[1] 胡艳群，李斌，王蛟颜，等．短期虚拟现实康复训练联合认知干预对老年脑卒中偏瘫患者运动功能、Lovett 肌力分级及生存质量的影响分析 [J]．中国医学前沿杂志（电子版），2018，10（8）：97－101．

[2] 孔燕，刘志华，崔应麟．延续综合护理及康复训练联合高压氧治疗对急性缺血性脑卒中患者 Lovett 肌力分级及 NIHSS 评分的影响 [J]．中国老年学杂志，2018，37（4）：793－795．

[3] 孟殿怀. 浅谈手法肌力测试中的"1+"级标准 [C]. 首届全国脑外伤治疗与康复学术大会论文集, 2011: 10.

[4] 王盛, 姜文君. 徒手肌力检查发展史及分级进展 [J]. 中国康复理论与实践, 2015, 21 (6): 666 – 669. DOI: 10. 3969/j. issn. 1006 – 9771. 2015. 06. 008.

[5] LOVETT R W. The treatment of infantile paralysis [M]. Philadelphia: Blakiston's Son, 1917: 1 – 2.

# 第五节 疾病/症状评估

## 一、国际前列腺症状评分

（一）概述

国际前列腺症状评分（international prostate symptom scores，IPSS）由美国泌尿学会制定，是目前国际公认的判断良性前列腺增生（benign prostatic hyperplasia，BPH）患者症状严重程度的最佳手段。该量表由 7 个排尿相关症状条目（尿不尽感、尿频、尿流中断、尿急、尿细弱、排尿费力、夜尿）和 1 个生活质量（quality of life，QoL）条目组成。7 个排尿相关症状条目分为 6 个等级，按程度计 0 ~ 5 分，分越高症状越重，总分 35 分，其中 0 分为无症状，1 ~ 7 分为轻度症状，8 ~ 19 分为中度症状，20 ~ 35 分为重度症状。中、重度症状者（即 IPSS 评分 ≥ 8 分者）视为存在下尿路症状（lower urinary tract symptoms，LUTS）。IPSS 量表中第 2、第 4、第 7 项作为排尿期症状评分，第 1、第 3、第 5、第 6 项作为排尿期症状评分。QoL 评分为 0 ~ 6 分，选项为"高兴"至"很糟"，分值越高，表明其生活质量越差，可与 IPSS 评分相结合，也可作为独立的部分问卷，用于了解研究对象目前排尿症状对其生活质量影响的主观感受。

（二）目的

（1）评估患者的排尿症状。

（2）评估具体治疗的效果。

（3）比较不同的治疗方案，为改进和优化治疗决策提供依据。

（三）适用范围

（1）症状性良性前列腺增生的患者。

（2）有下尿路症状的所有患者。

（四）评估方法

通过患者回顾自己 1 个月内的严重症状和出现次数进行评估（表 1 – 19、表 1 – 20）。

表 1-19　国际前列腺症状评分（IPSS）

| 在最近 1 个月内，您是否有以下症状 | 在 5 次排尿中 | | | | | | 您的得分 |
| --- | --- | --- | --- | --- | --- | --- | --- |
| | 没有 | 少于一次 | 少于半数 | 约半数 | 多于半数 | 几乎每次 | |
| 1. 是否经常有尿不尽的感觉 | 0 | 1 | 2 | 3 | 4 | 5 | |
| 2. 两次排尿间隔是否经常小于 2 小时 | 0 | 1 | 2 | 3 | 4 | 5 | |
| 3. 是否曾经有间断性排尿 | 0 | 1 | 2 | 3 | 4 | 5 | |
| 4. 是否有排尿不能等待现象 | 0 | 1 | 2 | 3 | 4 | 5 | |
| 5. 是否有尿线变细现象 | 0 | 1 | 2 | 3 | 4 | 5 | |
| 6. 是否需要用力及使劲才能开始排尿 | 0 | 1 | 2 | 3 | 4 | 5 | |
| | 没有 | 1 次 | 2 次 | 3 次 | 4 次 | 5 次或以上 | 您的得分 |
| 7. 从入睡到早起一般需要起来排尿几次 | 0 | 1 | 2 | 3 | 4 | 5 | |

请相加以上得分，得出您的症状评分 =

表 1-20　生活质量（QoL）评分

| | 高兴 | 满意 | 大致满意 | 还可以 | 不太满意 | 苦恼 | 很糟 |
| --- | --- | --- | --- | --- | --- | --- | --- |
| 如果在您的后半生始终伴有现在的症状，您认为如何？ | 0 | 1 | 2 | 3 | 4 | 5 | 6 |

生活质量（QoL）评分 =

（五）结果判定

IPSS 总评分 = 症状评分 + 生活质量评分（总分 0 ～ 35 分）。

总评分 0 ～ 7 分：轻度症状。

总评分 8 ～ 19 分：中度症状。

总评分 20 ～ 35 分：重度症状。

（六）要点与注意事项

（1）建议测评时由患者自己填写。

（2）有肢体协调障碍者或文盲患者可由家属或专业人士将问卷的问题念给患者，患者回答后由其家属或专业人士代为填写。

（3）尽管 IPSS 评分不能完全概括下尿路症状对 BPH 患者生活质量的影响，但是它提供了医师和患者之间的交流平台，能够使医师很好地了解患者的疾病状态。

（七）临床案例

**案例一**

某前列腺电切术后患者出院后 3 个月至门诊复查，行 IPSS 问卷调查。患者勾选的条目为：在"两次排尿间隔是否经常小于 2 小时"中选择少于半数，为 2 分；在"从入睡到早起一般需要起来排尿"中选择 2 次，为 2 分；对现存的症状，患者表示生活质量还可以，得分为 3 分。因此 IPSS 总得分为 7 分，属于轻度症状，较术前 22 分（重度症状）症状明显减轻，治疗效果满意。

**案例二**

护士对某良性前列腺增生患者进行个案管理，行 IPSS 问卷调查，得分为 11 分，属中度症状；QoL 得分为 3 分，生活质量尚未受到明显影响。在 IPSS 问卷中，患者在尿频、尿急、夜尿条目得分分别为 2、3、2 分，尿不尽感、尿流中断、尿细弱、排尿费力条目得分分别为 0 分、1 分、0 分、0 分。该患者下尿路症状主要以储尿期症状为主，在医师为患者排除 BPH 相关并发症以后，护士指导患者进行行为疗法，如体育锻炼、盆底功能训练、饮食调整等。3 个月后再次行 IPSS 问卷调查，得分为 7 分，储尿期症状较前改善。

（刘薇）

**参考文献**

［1］黄健. 中国泌尿外科和男科疾病诊断治疗指南［M］. 北京：人民卫生出版社，2019.

［2］胡龙芳，王薇，任奇. 中老年男性下尿路症状调查及危险因素分析［J］. 护理学杂志，2018，33（4）：27 – 30.

［3］邵强，郭宇文，郭宏波，等. BPH 患者对中文版 IPSS 理解能力的评估［J］. 中华泌尿外科杂志，2001（1）：46 – 48.

［4］BARRY M J, FOWLER F J, Jr, O'LEARY M P, et al. The American urological association symptom index for benign prostatic hyperplasia［J］. The journal of urology, 2017, 197 (2S)：S189 – S197.

［5］TERAI A, MATSUI Y, ICHIOKA K, et al. Comparative analysis of lower urinary tract symptoms and bother in both sexes［J］. Urology, 2004, 63 (3)：487 – 491. DOI：10. 1016/j. urology. 2003. 09. 070. PMID：15028443.

# 二、前列腺癌分级标准

（一）概述

前列腺癌 Gleason 分级系统由 Donald F. Gleason 提出，并以他的名字命名。1993 年，该分级系统在 WHO 的一次全体会议上被推荐，并成为国际上应用最普遍的前列腺癌分级系统。2014 年，国际泌尿病理协会（international society of urological pathology，ISUP）专家共识会议对前列腺癌 Gleason 分级标准进行修订，更为详细和明确地界定了前列腺癌 Gleason 分级系统中各级别的形态学标准。一般情况下，前列腺癌的 Gleason 评分 = 肿瘤主要成分 Gleason 分级 + 肿瘤次要成分 Gleason 分级。

（二）目的

（1）预测患者的预后。

（2）是制订前列腺癌治疗方案的重要参考指标。

（三）适用范围

仅适用于组织学类型为腺泡腺癌和导管腺癌的前列腺癌。

（四）评估方法

前列腺腺癌 Gleason 分级标准及 ISUP 前列腺腺癌分级评分见表 1 – 21、表 1 – 22。

表 1 – 21 前列腺癌 Gleason 分级标准

| 分级 | 组织学特征 |
| --- | --- |
| 1 级 | 单个的分化良好的腺体密集排列，形成界限清楚的结节 |
| 2 级 | 单个的分化良好的腺体较疏松排列，形成界限较清楚的结节（可伴微小浸润） |
| 3 级 | 分散、独立的分化良好的腺体 |
| 4 级 | 分化不良、融合的或筛状（包括肾小球样结构）的腺体 |
| 5 级 | 缺乏腺性分化（片状、条索状、线状、实性、单个细胞）和/或坏死（乳头/筛状/实性伴坏死） |

表 1 – 22 ISUP 前列腺腺癌分级评分

| 分级分组 | Gleason 评分 |
| --- | --- |
| 1 | ≤3 + 3 = 6 分 |
| 2 | 3 + 4 = 7 分 |
| 3 | 4 + 3 = 7 分 |
| 4 | 4 + 4 = 8 分；3 + 5 = 8 分；5 + 3 = 8 分 |
| 5 | 5 + 4 = 9 分；4 + 5 = 9 分；5 + 5 = 10 分 |

（五）结果判定

（1）Gleason 评分总分为 2 ~ 10 分，评分越高，代表恶性程度越高，预后越差。

（2）分级分组越高，表明患者的预后越差。

（六）要点与注意事项

当肿瘤存在第三成分的 Gleason 分级，且该分级为 4 级或 5 级时，应该报告第三成分的 Gleason 分级及其在肿瘤体积中所占的大致比例。

（七）临床案例

患者行前列腺癌根治术后病理报告：Gleason 评分为 4 + 3 = 7 分的患者，其肿瘤恶性程度高于 Gleason 评分为 3 + 4 = 7 分的患者。

（刘薇）

**参考文献**

[1] 黄健. 中国泌尿外科和男科疾病诊断治疗指南 [M]. 北京：人民卫生出版社，2019.

[2] MELLINGER G T, GLEASON D, BAILAR J 3RD. The histology and prog-nosis of prostatic cancer [J]. The journal of urology, 1967, 97 (2)：331 – 337. DOI：10. 1016/s0022 – 5347 (17) 63039 – 8.

[3] GLEASON D F, MELLINGER G T. Veterans Administration Cooperative Urological Research Group. Prediction of prognosis for prostatic adenocarcinoma by combined histological grading and clinical staging [J]. The journal of urology, 2017, 197 (2S)：S134 – S139. DOI：10. 1016/j. juro. 2016. 10. 099.

# 三、疼痛评分

（一）概述

目前疼痛已成为继体温、脉搏、呼吸、血压四大生命体征之后的第五生命体征。国际疼痛学会将疼痛定义为一种令人不快的感觉和情绪上的感受，伴随现存的和潜在的组织损害。泌尿外科手术后的患者，疼痛是其最常见的症状之一，是患者最关心和恐惧的问题。多数患者在术前因为害怕疼痛而推迟手术治疗，使病情加重，延误最佳治疗时机；而有效的疼痛治疗不仅可以提高手术的成功率，还可以减少术后并发症，促进术后康复。疼痛评估是进行有效疼痛管理的第一步和关键环节，正确评估疼痛对于了解患者的疼痛程度及是否达到理想的止痛效果具有重要的临床意义。

（二）目的

（1）分析与判断疼痛的原因、特征和程度，选用最恰当的处理和治疗措施帮助患者缓解疼痛。

（2）判定疗效的定量指标，为患者提供个性化护理。

（三）适用范围

所有有疼痛症状的患者。

（四）评估方法

常用评估方法如下。

1. **数字评分法**

数字评分法（numeric rating scale，NRS）是指用数字 0 ～ 10 代替文字来表示疼痛的程度（图 1 – 1）。口述：过去 24 小时内最严重的疼痛可用哪个数字表示，范围从 0（表示无疼痛）到 10（表示疼痛到极点）。书写方式为："在描述过去 24 小时内最严重的疼痛的数字上画圈。"

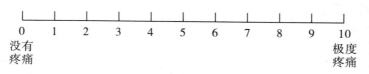

图 1 – 1　数字评分法

### 2. 文字描述评定法

文字描述评定法（verbal descriptor scale，VDS）：把一条直线等分成 5 段，每个点均有相应的描述疼痛程度的文字，从"没有疼痛""轻度疼痛""中度疼痛""重度疼痛""非常严重的疼痛"到"无法忍受的疼痛"（图 1 – 2）。

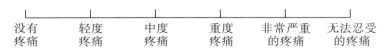

没有　　　轻度　　　中度　　　重度　　非常严重　无法忍受
疼痛　　　疼痛　　　疼痛　　　疼痛　　的疼痛　　的疼痛

**图 1 – 2　文字描述评定法**

### 3. 视觉模拟评分法

视觉模拟评分法（visual analogue scale，VAS）：用一条直线，不作任何划分，仅在直线的两端分别注明"无痛"和"能够想象最痛的程度"。请患者根据自己对疼痛的实际感觉在直线上标记疼痛的程度（图 1 – 3）。

无痛　　　　　　　　　　　　　　　能够想象最痛的程度

**图 1 – 3　视觉模拟评分法**

### 4. 面部表情疼痛评定法

面部表情疼痛评定法（face pain scale，FPS）是指采用面部表情来表达疼痛程度，从左到右六张面部表情，最左边的脸表示无疼痛，从左至右依次表示疼痛越来越重，直至最右边的脸表示极度疼痛。请患者立即指出能反映他/她疼痛程度的那张面部表情图（图 1 – 4）。

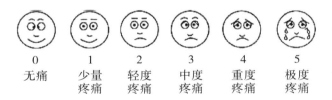

　0　　　　1　　　　2　　　　3　　　　4　　　　5
　无痛　　少量　　轻度　　中度　　重度　　极度
　　　　　疼痛　　疼痛　　疼痛　　疼痛　　疼痛

**图 1 – 4　面部表情疼痛评定法**

### （五）结果判定

以数字评分法（NRS）为例，见表 1 – 23。

**表 1 – 23　数字评分法（NRS）**

| 疼痛等级 | 评分/分 | 临床表现 | |
| --- | --- | --- | --- |
| 无痛 | 0 | 无痛 | |
| 轻度疼痛 | 1～3 | 安静平卧时偶尔痛，翻身、咳嗽、深呼吸时疼痛 | 1分：安静平卧不痛，翻身咳嗽时疼痛 |
| | | | 2分：咳嗽疼痛，深呼吸不痛 |
| | | | 3分：安静平卧不痛，咳嗽、深呼吸疼痛 |

续表 1-23

| 疼痛等级 | 评分/分 | 临床表现 | |
|---|---|---|---|
| 中度疼痛 | 4～7 | 安静平卧时有疼痛，影响睡眠 | 4分：安静平卧时间隙疼痛 |
| | | | 5分：安静平卧时持续疼痛 |
| | | | 6分：静卧时疼痛较重 |
| | | | 7分：疼痛较重，翻转不安，疲乏，无法入睡 |
| 重度疼痛 | 8～10 | 全身大汗，无法忍受 | 8分：持续疼痛难忍，全身大汗 |
| | | | 9分：剧烈疼痛无法忍受 |
| | | | 10分：最疼痛 |

注：分值范围 0～10 分，其中 0 分表示无疼痛，1～3 分表示轻度疼痛，4～7 分表示中度疼痛，8～10 分表示重度疼痛。对于癌性疼痛的药物治疗，目前临床上普遍采用 WHO 所推荐的三阶梯镇痛疗法：第一阶梯，使用非阿片类镇痛药物，酌情加用辅助药，主要适用于轻度疼痛的患者；第二阶梯，选用弱阿片类镇痛药物，酌情加用辅助药，主要适用于中度疼痛的患者；第三阶梯，选用强阿片类镇痛药物，酌情加用辅助药，主要用于重度和剧烈疼痛的患者。此外，还应当注意口服给药、按时给药、按阶梯给药、个体化给药、密切观察药物不良反应及宣教等三阶梯镇痛疗法的基本原则。

### （六）要点与注意事项

**1. 数字评分法（NRS）**

（1）宜用于疼痛治疗前后效果测定的对比。

（2）最好以小时为单位间歇进行评定。

（3）周期性动态评分，不宜过度频繁使用，避免患者产生焦虑而不合作。

（4）患者自控丧失和焦虑可加重疼痛感觉，影响评分结果。

**2. 文字描述评定法（VDS）**

不适合语言表达障碍的患者。

**3. 视觉模拟评分法（VAS）**

（1）适合于任何年龄的疼痛患者，且没有特定的文化背景或性别要求。

（2）对于急性疼痛的患者、儿童、老年人及表达能力丧失者尤为适用。

（3）不适用于对感知直线和准确标定能力差的患者。

**4. 面部表情疼痛评定法（FPS）**

适用于交流困难，如儿童（3～6岁）、老年人、意识不清或不能用语言表达的患者。

### （七）临床案例

**案例一**

对某前列腺电切术后并发尿道口疼痛的患者评估时，护士问："是否感觉有疼痛啊？"患者回答："有，躺着不痛，但是动一下就痛。"护士继续问："翻身、咳嗽时痛吗？"患者回答："不痛。"护士继续问："那深呼吸时痛吗？"患者回答："有点痛。"因此对患者的疼痛程度评分为 3 分，属于轻度疼痛。

**案例二**

对某 PCNL 术后并发感染的患者评估时，护士问："伤口是否感觉有疼痛啊？"患者回答："有，躺着都痛。"护士继续问："那影响睡眠吗？"患者回答："痛得睡不着了。"护士继续问："一般痛多久呢？"患者回答："一直都有点痛。"护士继续问："还能忍受吗？"患者回答："还能忍着。"因此患者的疼痛程度评分为 5 分，属于中度疼痛。

（刘薇）

**参考文献**

[1] 戴玉容，邓明辉，郭立仪，等. 三阶梯镇痛疗法在重度癌痛患者中的应用 [J]. 中国实用医药，2019，14 (18)：90 - 91.

[2] 党慧慧. 疼痛专项管理对肾结石患者疼痛症状及负性情绪的影响 [J]. 临床医学研究与实践，2019，4 (9)：180 - 181.

[3] 伏永艳. 疼痛评分表的制作与临床应用 [J]. 护理实践与研究，2016，13 (12)：137 - 138.

[4] 刘军霞. 疼痛护理在泌尿外科后腹腔镜手术患者康复中的应用 [J]. 实用中西医结合临床，2020，20 (14)：144 - 145.

[5] 潘玉琴. 舒适护理在肿瘤患者疼痛控制及心理情绪改善的作用分析 [J]. 中国社区医师，2022，38 (21)：99 - 101.

[6] 覃健英，林月双，顾建瑶. 系统化疼痛管理模式对泌尿外科疼痛患者的镇痛效果评价 [J]. 当代护士，2020，27 (30)：60 - 62.

[7] 司晓娜，陈鹏，彭玉华，等. 加速康复外科理念在泌尿外科腹腔镜围术期护理中的应用 [J]. 临床研究，2019，27 (1)：154 - 155.

[8] 吴凤琼，蔡雪梅，林少莲. 综合护理干预在泌尿外科后疼痛患者中的应用效果探讨 [J]. 中国实用医药，2019，14 (27)：154 - 155.

[9] 吴崇娟，汪玲英，程巧平. 规范化疼痛评估在腹部手术患者中的应用 [J]. 当代护士，2017 (7)：148 - 150.

[10] 王双. 综合护理干预对泌尿外科术后疼痛的缓解效果 [J]. 临床合理用药，2021，14 (3)：163 - 165.

[11] 杨林芹. 精细护理干预对泌尿外科术后疼痛的影响探讨 [J]. 护理实践与研究，2017，14 (22)：145 - 146.

[12] 杨宝珠，张秀丽，佟冬梅. 泌尿外科后腹腔镜手术后患者疼痛的护理对策 [J]. 中国医药指南，2017，15 (1)：263 - 264.

[13] 张金枝，郭骏. 精细护理干预对泌尿外科术后疼痛的影响及预后效果观察 [J]. 中外医学研究，2019，17 (20)：75 - 76.

[14] 周莎. 三阶梯止痛疗法治疗中重度癌痛的效果探讨 [J]. 当代医药论丛，2018，16 (11)：91 - 93.

[15] 周丽群，蔡惠凤，谢淑君，等. 辨证施护联合三阶梯止痛疗法对重度癌性疼痛的应用效果分析 [J]. 中华全科医学，2018，16 (7)：174 - 177.

## 四、早泄诊断量表

（一）概述

早泄（premature ejaculation，PE）是最常见的男性性功能障碍之一，发病率为20% ～ 30%。早泄诊断量表（premature ejaculation diagnostic tool，PEDT）是于2007年由Symonds教授制定的一个快捷方便早泄患者自我评估的问卷，主要包括射精控制力、性生活频率、最小刺激性、沮丧情绪、性生活满意度和夫妻感情等问题条目。PEDT目前已广泛用于临床早泄诊断和治疗。

（二）目的

（1）提高早泄诊断率，进而提高PE的就诊率。

（2）提高和早泄患者沟通的效率和有效性。

（三）适用范围

早泄患者。

（四）评估方法

PEDT内容见表1-24。

表1-24　早泄诊断量表（PEDT）

| 问题 | 评分 | | | | |
|---|---|---|---|---|---|
| | 0 | 1 | 2 | 3 | 4 |
| 性交时想推迟射精有多大困难？ | 没有困难 | 有点困难 | 中等困难 | 非常困难 | 完全无法延迟 |
| 射精发生在想射精之前的概率 | （几乎）没有 | 不经常 | 约五成 | 多数时候 | 几乎/总是 |
| 是否受到很小的性刺激就会射精？ | （几乎）没有 | 不经常 | 约五成 | 多数时候 | 几乎/总是 |
| 是否对过早射精感到沮丧？ | 完全没有 | 有点 | 一般 | 很 | 非常 |
| 射精时间造成伴侣不满意，你对此担心吗？ | 完全没有 | 有点 | 一般 | 很 | 非常 |

（五）结果判定

总评分≥11分，属于早泄。

总评分9 ～ 10分，怀疑早泄，建议医院确诊。

总评分≤8分，正常。

（六）要点与注意事项

根据过去6个月内的情况评估。

（七）临床案例

**案例一**

患者男，已婚，49 岁。主诉：早泄 10 余年，阳痿 5～6 年。患者行 PEDT 量表测得："性交时想推迟射精有多大困难？"评分为 3 分；"射精发生在想射精之前的概率"评分为 3 分；"是否受到很小的性刺激就会射精？"评分为 3 分；"是否对过早射精感到沮丧？"评分为 4 分；"射精时间造成伴侣不满意，你对此担心吗？"评分为 3 分。患者 PEDT 总分 16 分，属于早泄。

**案例二**

某患者与妻子平时分居两地 1 年多，每月回家 1 次，每次住家 2～3 天，性生活 2 次。患者性功能正常，但感觉敏感，没进入或者进入半分钟左右射精。患者行 PEDT 量表测得："性交时想推迟射精有多大困难？"4 分；"射精发生在想射精之前的概率"评分为 3 分；"是否受到很小的性刺激就会射精？"评分为 4 分；"是否对过早射精感到沮丧？"评分为 2 分；"射精时间造成伴侣不满意，你对此担心吗？"评分为 3 分。患者 PEDT 总分 16 分，属于早泄。

（王滨）

**参考文献**

[1] 姜辉，刘德风，邓春华，等. 早泄诊断量表的汉化研究和信效度评价［J］. 中华男科学杂志，2015，21（7）：598－603.

[2] 北京中医药学会男科疾病专家共识组. 早泄中西医融合药物治疗专家共识［J］. 中国男科学杂志，2021，35（6）：93－96.

[3] 张敏建，张春影，金保方，等. 早泄中西医结合诊疗指南（试行版）［J］. 中华男科学杂志，2018，24（2）：176－181.

# 五、国际勃起功能评分及分度

（一）概述

国际勃起功能评分及分度（international index of erectile function-5，IIEF-5）是目前最经典的诊断勃起功能障碍（erectile dysfunction，ED）及评估病情严重程度的有效量表之一。该量表可以作为简单有效的 ED 筛选工具和流行病学研究工具，其中很多指标的界定范围使用了模糊术语，反映一段时间内（6 个月）的勃起功能。其简便有效，在初步筛选和评估 ED 时有明显的优越性，加上其高度的内在稳定性，广为医生和患者接受。IIEF-5 包含了 5 个问题：对勃起功能的自信程度、勃起后插入成功率、维持勃起状态、性交成功率、性交后满足感。IIEF-5 对 ED 的诊断具有很高的敏感度和特异度，还被用于评估药物治疗 ED 的效果。

（二）目的

（1）诊断 ED 的重要工具之一。

（2）判断 ED 的严重程度。

（3）评估药物治疗 ED 的效果。

## （三）适用范围

（1）各种疾病导致的勃起功能障碍的评估。

（2）心理问题导致的勃起功能障碍的评估。

（3）神经病变导致的勃起功能障碍的评估。

（4）药物因素导致的勃起功能障碍的评估。

## （四）评估方法

IIEF-5 内容见表 1－25。

表 1－25　国际勃起功能评分及分度（IIEF-5）

请根据您过去 6 个月的性生活实际情况回答以下问题，选择适当评分。

| 问题 | 评分 | | | | | | 得分 |
|---|---|---|---|---|---|---|---|
| | 0 | 1 | 2 | 3 | 4 | 5 | |
| 1. 对阴茎勃起及维持勃起有多少信心？ | | 很低 | 低 | 中等 | 高 | 很高 | |
| 2. 受到性刺激后有多少次阴茎能够坚挺地插入阴道？ | 无性活动 | 几乎没有或完全没有 | 只有几次 | 有时或大约一半时候 | 大多数时候 | 几乎每次或每次 | |
| 3. 性交时有多少次能在进入阴道后维持阴茎勃起？ | 没有尝试性交 | 几乎没有或完全没有 | 只有几次 | 有时或大约一半时候 | 大多数时候 | 几乎每次或每次 | |
| 4. 性交时保持勃起至性交完毕有多大的困难？ | 没有尝试性交 | 非常困难 | 很困难 | 有困难 | 有点困难 | 不困难 | |
| 5. 尝试性交时是否感到满足？ | 没有尝试性交 | 几乎没有或完全没有 | 只有几次 | 有时或大约一半时候 | 大多数时候 | 几乎每次或每次 | |

IIEF-5 评分：

注：（1）第 1 项"对阴茎勃起及维持勃起有多少信心？"，其实反映的是频率，即勃起和维持勃起的成功率高了，患者的自信程度自然也就高了。

（2）2、3、5 项都是反映勃起功能某项内容出现的次数、频率，也就是性交成功的次数占全部性生活次数的比例。既然是频率，就需要统计一段时间即过去 6 个月中，整体性生活的总体评价。

（3）只有第 4 项"性交时保持勃起至性交完毕有多大的困难？"反映了患者完成性交困难的大小，实为困难的程度。而有关程度的问题不需要较长时间的评估，应该是即时性的问题。

## （五）结果判定

按 IIEF-5 评分标准，评分越低，表示勃起功能障碍越严重。

评分≤7 分：重度 ED。

评分 8 ～ 11 分：中度 ED。

评分 12 ～ 16 分：轻中度 ED。

评分 17 ～ 21 分：轻度 ED。

评分 22 ～ 25 分：无 ED。

（六）要点与注意事项

IIEF-5 量表在临床上应用于某些疾病的诊断（如尿道外伤后 ED）时有一定的局限性。

（1）若需要鉴别心理性 ED 与器质性 ED，还需要合并其他评分表［如夜间阴茎胀大试验（nocturnal penile tumescence，NPT）］和其他检查［如阴茎血流彩色多普勒超声（penile color-duplex ultrasound，PCDU）］，共同诊断。

（2）评分时要根据实际情况评估。

（七）临床案例

**案例一**

某前列腺增生的患者评估：①对阴茎勃起及维持勃起有低的信心。②受到性刺激后几乎没有或完全没有阴茎能够坚挺地插入阴道。③性交时几乎没有或完全没有进入阴道后维持阴茎勃起。④性交时保持勃起至性交完毕非常困难。⑤尝试性交时几乎没有或完全没有感到满足。

IIEF-5 评分 = 2 + 1 + 1 + 1 + 1 = 6 分。因此，此患者属于重度 ED。

**案例二**

某早泄的患者检查：①对阴茎勃起及维持勃起有很高的信心。②受到性刺激后几乎每次或每次阴茎能够坚挺地插入阴道。③性交时有时或大约一半时候进入阴道后维持阴茎勃起。④性交时保持勃起至性交完毕很困难。⑤尝试性交时只有几次感到满足。

IIEF-5 评分 = 5 + 5 + 3 + 2 + 2 = 17 分。因此，此患者属于轻度 ED。

（王滨）

**参考文献**

[1] 陈超豪，李春梅，陈映鹤，等. 勃起功能障碍患者勃起硬度评分与夜间勃起功能的关系研究 [J]. 浙江医学，2019，41（18）：1994 - 1996.

[2] 李波，江立军，杨德华. 勃起程度评分标准临床观察 [J]. 中华男科学杂志，2006，12（6）：564，569.

[3] 刘凤霞，阿卜杜热伊木江·如则，刘文娟，等. 勃起功能障碍患者肝功能变化及其与 IIEF-5、MSF - 4 评分关系分析 [J]. 中国现代医学杂志，2020，30（17）：47 - 51.

[4] 青成言. 用国际勃起功能指数 - 5 调查表分析 78 例患者 [J]. 贵阳医学院学报，2001，26（5）：406 - 407.

[5] 薛竞东，谢弘，傅强，等. 后尿道损伤后勃起功能障碍患者的 IIEF-5 评分与客观诊断指标的比较研究 [J]. 中国男科学杂志，2014（10）：37 - 40.

[6] 徐泽坤，徐姜南，盖年鑫，等. 结合倾向性评分探究血清叶酸、维生素 B12 及同型半胱氨酸与勃起功能障碍的关系 [J]. 中国男科学杂志，2022，36（1）：48 - 53.

［7］ 中华医学会男科学分会. 中国男科疾病诊断治疗指南与专家共识 2016 版［M］. 北京：人民卫生出版社，2017.

［8］ 张连栋，高明，李和程，等. 青年男性勃起功能障碍患者精神心理状态特点分析［J］. 现代泌尿外科杂志，2016，21（3）：187－189.

# 第六节　造口评估

## 一、肠造口周围皮肤评估工具

肠造口周围皮肤评估工具（ostomy skin tool，OST）由国际造口护士小组通过临床实践编制而成，是新开发的一种用来评估和护理造口周围皮肤的工具，解决了国内外对于造口周围皮肤异常的处理都只是凭借临床经验而无确切标准的实际问题。该工具重测信度为 0.84，评定者间信度为 0.54 ～ 0.70，聚合效度（$DET < 7$，$r = 1$），评定者间一致性 $K = 0.54$，证明其有良好的信效度。OST 是目前临床评估造口周围皮肤状况最广泛的量表。该工具弥补了以往评估工具的不足，其内容综合了造口护理的长期经验，同时还接受了皮肤科医生的建议。它为造口护士及患者对造口周围皮肤的护理提供了直接的帮助，并提供了统一的语言来描述造口周围皮肤状况；无须考虑护士、临床环境的不同等，使造口护士可以更客观地评价患者造口周围的皮肤情况，方便对患者进行延续护理。研究者认为，临床工作者可以利用该工具更迅速地判断损伤的严重程度，并根据不同等级开展治疗和护理，一定程度上简化了临床工作。但是该工具评估内容较多，需要对使用者进行培训及指导使之可正确使用。该工具由 DET 评分和 AIM 造口周围皮肤护理指南构成。

（一）DET 评分

1. 概述

DET 评分是对造口周围皮肤出现的 3 个症状进行的标准化描述：变色（discolouration，D）、侵蚀（erosion，E）、组织增生（tissue-overgrowth，T），因此简称 DET。每种症状表现均考虑了造口周围皮肤受影响的面积（被造口底盘所覆盖的造口周围皮肤）和严重程度两个方面。面积评分为 0 ～ 3 分，严重程度评分为 0 ～ 2 分。

2. 目的

对造口周围皮肤出现的 3 个症状的标准化描述，即变色、侵蚀、组织增生，以及各症状的面积和严重程度。

3. 适用范围

肠/尿路造口。

4. 评估方法

第一步：检查造口周围的皮肤（不是黏膜）及根据以下 DET（D - 变色、E - 侵蚀、

T－组织增生）三个症状的描述，评估该部位皮肤的情况。每个症状的最高分值：受影响面积的大小最高分是 3 分；严重程度的最高分是 2 分。

第二步：根据评估标准计算 3 个症状中每个症状受影响的大小和分数，以定义和照片作为指引，来分别评估 3 个症状的严重程度。面积评分等级为 0 ～ 3 分，严重程度评分为 0 ～ 2 分。

（1）面积计分。造口周围皮肤未受影响为 0 分，受影响面积 <25% 为 1 分，受影响面积在 25% ～ 50% 为 2 分，受影响面积 >50% 为 3 分。

（2）严重程度计分。

A．变色（D）方面：造口周围皮肤没有颜色改变计为 0 分，有颜色改变时计为 1 分（图 1－5），当造口周围皮肤有颜色改变并伴有并发症（如疼痛、发光、硬结感、发热、发痒或烧灼感等）时计为 2 分（图 1－6）。

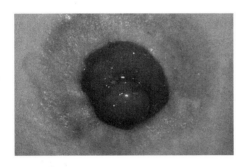
图 1－5　有颜色改变

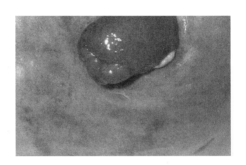
图 1－6　有颜色改变并伴有并发症

B．侵蚀（E）方面：没有浸渍或溃疡时计为 0 分，损伤累及表皮时计为 1 分（图 1－7），当损伤累及真皮层并伴有并发症（潮湿、渗血或溃疡）时计为 2 分（图 1－8）。

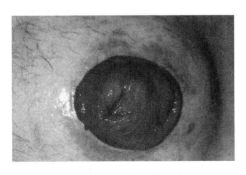
图 1－7　损伤累及表皮

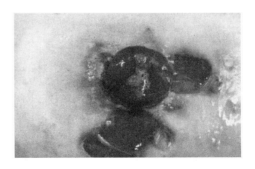
图 1－8　损伤累及真皮层并伴有并发症

C．组织增生（T）方面：没有组织增生计为 0 分，皮肤表面有高出的组织时计为 1 分（图 1－9），当皮肤表面有高出的组织并伴有并发症（如出血、疼痛、潮湿）时计为 2 分（图 1－10）。

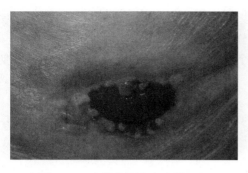

图 1-9　皮肤表面有高出的组织

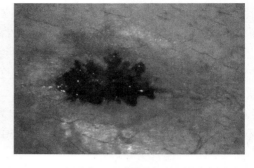

图 1-10　皮肤表面有高出的组织并伴有并发症

第三步：计算 DET。将每个症状所得的单项分相加，计算出 DET 总分（最高分 15 分）。

每次评估时都要应用评估系统中对每个症状的描述。DET 总分提供总体的严重程度信息，同时每个症状的单项分帮助界定皮肤问题。

DET 评分内容及标准见表 1-26。

表 1-26　DET 评分内容及标准

| 症状 1：变色（D） | 分值 | 内容 |
| --- | --- | --- |
| 皮肤变色的面积（包括受侵蚀及组织增生部分） | 0 分 | 造口周围皮肤正常（凭肉眼观察，没有发现任何表皮上的改变或损伤） |
| | 1 分 | 底盘覆盖下的造口周围皮肤变色的面积 <25%，并评估其严重程度 |
| | 2 分 | 底盘覆盖下的造口周围皮肤变色的面积在 25% ～ 50%，并评估其严重程度 |
| | 3 分 | 底盘覆盖下的造口周围皮肤变色的面积 >50%，并评估其严重程度 |
| 皮肤变色的严重程度 | 1 分 | 造口周围皮肤有颜色改变 |
| | 2 分 | 造口周围皮肤颜色改变并伴有并发症（如疼痛、发光、硬结感、发热、发痒或烧灼感等） |
| 症状 2：侵蚀（E） | 分值 | 内容 |
| 侵蚀/溃疡的面积 | 0 分 | 没有侵蚀 |
| | 1 分 | 底盘覆盖下的造口周围皮肤被侵蚀的面积 <25%，并评估其严重程度 |
| | 2 分 | 底盘覆盖下的造口周围皮肤被侵蚀的面积在 25% ～ 50%，并评估其严重程度 |
| | 3 分 | 底盘覆盖下的造口周围皮肤被侵蚀的面积 >50%，并评估其严重程度 |

续表 1 - 26

| 症状2：侵蚀（E） | 分值 | 内容 |
|---|---|---|
| 侵蚀/溃疡的严重程度 | 1 分 | 损伤累及表皮 |
| | 2 分 | 损伤累及真皮层并伴有并发症（如潮湿、渗血或溃疡） |
| 症状3：组织增生（T） | 分值 | 内容 |
| 组织增生的面积 | 0 分 | 没有组织增生 |
| | 1 分 | 底盘覆盖下的造口周围皮肤组织增生的面积 < 25%，并评估其严重程度 |
| | 2 分 | 底盘覆盖下的造口周围皮肤组织增生的面积在 25% ~ 50%，并评估其严重程度 |
| | 3 分 | 底盘覆盖下的造口周围皮肤组织增生的面积 > 50%，并评估其严重程度 |
| 组织增生的严重程度 | 1 分 | 皮肤表面有高出的组织 |
| | 2 分 | 皮肤表面有高出的组织并伴有并发症（如出血、疼痛、潮湿） |

**5. 结果判定**

0 分表示造口周围皮肤是健康的，随着评分增加，说明造口周围皮肤存在问题的严重程度增加。每次就诊均给予评分，通过分数的变化可以反映造口周围皮肤问题是改善或是恶化。

DET = 0 分：正常。

DET = 1 ~ 3 分：轻度。

DET = 4 ~ 6 分：中度。

DET = 7 ~ 15 分：重度。

**6. 要点与注意事项**

（1）只评估造口底盘覆盖的皮肤，受影响的面积等于造口底盘下覆盖的造口周围皮肤。

（2）若受访者的皮肤没有变色，说明皮肤是健康的，则面积分数等于0，DET总分也一定等于0。

（3）如受访者的皮肤有变色，需要评估比症状和另外两个症状的受累面积和严重程度。

（4）如果面积评分是0，不管是侵蚀还是组织增生症状，其严重程度得分将同样自动计为0。

（5）若大面积轻度损伤的范围内有一小部分是严重损伤，按照严重损伤的程度计分。

（6）DET 只针对皮肤问题进行评估，不包括其他并发症。

（7）面积的评估可使用测量尺进行测量。

### 7. 临床案例

患者，男，45岁，右下腹回肠袢式造口，造口周围皮肤情况如图1-11所示。请利用DET进行评估。

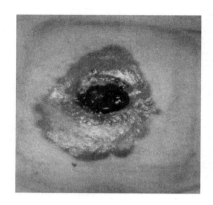

图1-11 患者造口皮肤情况

评估结果见表1-27。

表1-27 患者DET得分计算

| 项目 | 受影响的面积 | 得分 | 严重程度 | 得分 | 总分 |
|---|---|---|---|---|---|
| D-变色 | 25%～50% | 2 | 有颜色改变，并伴有并发症（如疼痛、发亮、皮肤硬化、发热、痒、烧灼感） | 2 | 4 |
| E-侵蚀/溃疡 | 25%～50% | 2 | 损伤只到表皮层 | 1 | 3 |
| T-组织增生 | <25% | 1 | 皮肤表皮有高出的组织 | 1 | 2 |

总分：4+3+2=9分

### （二）AIM造口周围皮肤护理指南

#### 1. 概述

AIM造口周围皮肤护理指南包括评估（assessment，A）、干预（intervention，I）、监控（monitoring，M）三个部分（表1-28）。其分类包括化学性刺激（如刺激性接触性皮炎、过敏性皮炎）、机械性损伤、相关性疾病、相关感染。当DET得分为0分时，给予患者常规护理。当DET得分大于0分时，说明患者造口周围皮肤出现不健康的情况，此时应观察皮肤变化对应的可视症状，确定最合适的诊断并要求患者回答相关诊断类别中的所有问题，最后确定最可能的原因，结合临床的实际情况，为患者提供具有针对性的护理指导，造口改善患者的皮肤情况，提高患者的自我护理水平。

#### 2. 目的

根据导致问题的原因对造口周围皮肤问题进行分类，针对不同的诊断和治疗或干预措施提供一个容易跟进的方法。

**3. 适用范围**

肠/尿路造口。

**4. 评估方法**

第一步：使用 DET 评估步骤图评估造口周围皮肤（详见图 1 - 12）。

第二步：如果皮肤是健康的（DET = 0 分），继续常规护理和例行监测。必要时定期评估皮肤。

第三步：

（1）如果皮肤出现不健康状况，将 DET 评估中观察到的皮肤变化与 AIM 造口周围皮肤护理指南中最上层部分（症状）的描述进行对比。

（2）由于可能存在一个以上的问题，通过上一步可确定最合适的诊断类别，皮肤问题分为 5 个诊断类别：刺激性接触性皮炎（这是最常见的）、过敏性皮炎、机械性损伤、与感染有关的皮肤问题、与疾病有关的皮肤问题。

（3）一旦选定一个或多个诊断类别，即可根据本指南中不同类别中列出的问题逐一询问患者，从而确定产生皮肤并发症的最可能原因。因为有可能若干因素都与同一患者相关，所以要询问所有问题。本护理指南部分的信息可与造口皮肤工具手册里的实用护理技巧中的产品列表合用。

（4）继续监测和重新评估，以检查造口周围皮肤改善情况。

DET 评估步骤见图 1 - 12。

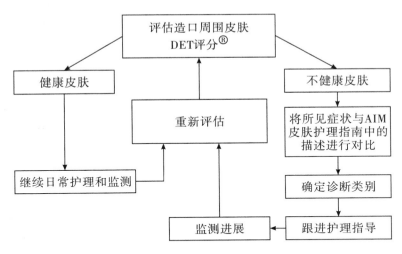

**图 1 - 12　DET 评估示意**

**5. 结果判定**

（1）造口周围皮肤是健康的（DET = 0），继续对皮肤进行常规护理和例行监测。

（2）造口周围皮肤是不健康的（DET > 0），观察皮肤变化对应的可视症状，确定最合适的诊断，结合临床的实际情况，参考以下《AIM 造口周围皮肤护理指南》（表 1 - 28），为患者提供具有针对性的干预与护理指导。

表 1 - 28　AIM 造口周围皮肤护理指南

| 皮肤问题诊断 | 可视症状 | 评估（A） | 干预（I） |
| --- | --- | --- | --- |
| 机械性损伤 | 变色和/或失去表皮，皮肤表皮潮湿和/或皮肤不平出血和/或疼痛，病变有不规则边界 | 是否有摩擦或压迫风险（来自凸面底盘、腰带、衣服或肥胖）？有无摩擦引起的周围皮肤出血、侵蚀、撕裂？粘胶消除或清洗技术是否太粗糙？粘胶更换是否过于频繁？过于频繁地刮皮肤 | 使用黏性较低的底盘；选择使用不同附件产品；使用防漏膏、皮肤保护膜等能延长粘胶性能的附件产品 |
| 刺激性接触性皮肤炎 | 有发红或变色的皮肤和/或表皮脱落和/或皮肤表面湿润和/或皮肤表面出血和/或溃疡/伤口涉及所有3种皮肤层 | （1）造口结构是否使造口周围皮肤接触粪便？造口底盘中心剪孔和造口尺寸是否不符，使造口皮肤接触到粪便？移除底盘，粘胶是否被粪便、尿液或其他分泌物侵蚀？造口袋粘贴是否不正确，使皮肤接触到粪便、尿液或其他分泌物？（2）造口者是否使用肥皂、溶剂、黏胶清洁液或其他含有化学物质的产品去处理造口周围皮肤？造口者是否诉说局部皮肤有疼痛、发痒和/或烧灼感 | 检查造口底盘中心剪孔是否合适；考虑使用模板或者预先开口的底盘，以保证底盘中心钻孔与造口合适；如造口外形不规则，可使用防漏膏或模板 |
| 相关感染 | 变色、肿块/水肿 | 毛囊附近有无红色丘疹，继而发展成脓包？皮肤是否发红、增生（局部或全身）、瘙痒、皮疹和浸渍？皮肤是否肿胀、发红和疼痛 | 伴有发热、血白细胞升高则报告医生，遵医嘱使用抗生素；复诊者联系医生安排输液或住院治疗等处理 |
| 过敏性皮炎 | 红色，受刺激皮肤是否与粘胶接触的皮肤形状一致 | 底盘下皮肤是否患有过敏症、丘疹、斑块、水肿和/或脱皮？造口周围皮肤病变是否与造口用品、皮肤护理产品或药物的更换有关？患者身上的其他地方是否有可见的皮疹 | 避免使用含有过敏材料的进口产品或附件；产品使用前进行测敏试验，如果过敏原不确定，考虑实验室测试；使用皮肤保护膜等保护皮肤的产品；根据地方性法规或指南使用类固醇（非油配方产品） |

续表 1 - 28

| 皮肤问题诊断 | 可视症状 | 评估（A） | 干预（I） |
| --- | --- | --- | --- |
| 相关性疾病 | 单发或多发病灶，变色，从红到紫，红斑、增厚、银白色鳞斑，结节（隆凸）现象（牛皮癣）等 | 造口周围皮肤是又红又痒、有液体流出，还是呈干燥的片状皮肤？皮肤是否不规则、增生、变厚？是否有银白色鳞片状斑块或牛癣病史？是否有紫色的皮肤和/或静脉明显扩张？皮肤溃烂是否不规则，疼痛、紫色区域扩大和/或患者是否有克罗恩病、溃疡性结肠炎或类风湿关节炎的病史？皮肤是否变红、水肿、有明显结节或菜花状病变 | 评估结肠造口清洗技术；选择使用更柔软、灵活的造口袋和附件用品；根据地方性法规或指南使用类固醇（非油配方产品） |

## 6. 要点与注意事项

上述为一般护理建议，如果有分歧，应该遵循自己国家或机构制定的准则和法规。

所有资料是根据现有的最佳证据和可能性整理而成，如需要引用列表和证据的级别，参考造口皮肤工具手册。

（刘芬）

**参考文献**

[1] 陈劫，赵锦. 肠造口患儿造口周围皮肤损伤现状及影响因素调查 [J]. 护理学杂志，2017，20（32）：36 - 39.

[2] 董珊，袁玲，陈秋菊，等. 肠造口周围潮湿相关性皮肤损伤预防与管理的最佳证据总结 [J]. 中华护理杂志，2022，2（57）：223 - 229.

[3] 李加敏，庞冬，张剑锋. 造口周围皮肤评估工具的研究进展 [J]. 护理研究，2019，24（33）：4267 - 4270.

[4] 刘春娥，王毅利，张洁. 肠造口周围皮肤评估工具 DET/AIM 在临床应用的效果研究进展 [J]. 中国实用护理杂志，2015，29（31）：2256 - 2257.

[5] 祁阳. 结直肠癌患者造口周围皮肤状况调查及相关因素分析 [D]. 沈阳：辽宁中医药大学，2020.

[6] 王蒙蒙，冯尘尘，程静霞. 造口周围皮肤评估工具的研究进展 [J]. 护士进修杂志，2018，33（18）：1656 - 658.

[7] 韦秀利. DET/AIM 在肠造口术后周围皮肤护理中的应用 [J]. 护士进修杂志，2015，15（30）：1386 - 1388.

[8] 朱夏雪. 肠造口周围潮湿相关性皮肤损伤风险预测模型的构建与验证 [D]. 广州：南方医科大学，2021.

[9] Coloplast. 造口皮肤工具 [EB/OL]. [2018 - 09 - 22]. https://www.coloplast.cn/stoma/professional/helping-your-patients/#section = _245074，9.

[10] GRAY M, COLWELL J C, DOUGHTY D, et al. Peristomal moisture-associated skin damage in adults with fecal ostomies: a comprehensive review and consensus [J]. Journal of wound, ostomy, and continence nursing: official publication of The Wound, Ostomy and Continence Nurses Society, 2013, 40 (4): 389 – 399.

[11] JEMEC G B, MARTINS L, CLAESSENS I, et al. Assessing peristomal skin changes in ostomy patients: validation of the Ostomy Skin Tool [J]. British journal of dermatology, 2011, 164 (2): 330 – 335.

[12] MARTINS L, AYELLO E A, CLAESSENS I, et al. The ostomy skin tool: tracking peristomal skin changes [J]. British journal of nursing, 2010, 19 (15): 960, 932 – 964.

[13] World Council of Enterostomal Therapists. 2020 international ostomy guideline [EB/OL]. (2020 – 12 – 30) [2021 – 05 – 31]. https://wcetn. org/store/viewproduct. aspx? id = 18085461&hhSearchTerms = %22guideline%22.

[14] Wound, Ostomy and Continence Nurses Society, Guideline Development Task Force. WOCN Society clinical guideline: Management of the adult patient with a fecal or urinary ostomy-an executive summary [J]. Journal of wound, ostomy, and continence nursing: official publication of The Wound, Ostomy and Continence Nurses Society, 2018, 45 (1): 50 – 58.

## 二、造口周围皮肤问题研究工具

（一）概述

SACS 工具（studio alterazoni cutanee stomale, SACS）是意大利造口周围皮肤并发症（peristomal skin complications, PSCs）的研究团队于 2007 年开发的量表，研究团队以该团队的名字命名了该工具。研究团队对 625 例造口患者随访 24 周，获得了 800 张照片，发现 339 例患者发生 PSCs，经过 6 轮专家会议和外部评审制定了该工具。SACS 工具也被称为造口周围皮肤问题研究工具（study on peristomal skin disorders）或造口周围皮肤损伤评估工具（peristomal skin lesions assessment instrument）。SACS 量表内容效度为 0.94，评定者间一致性 $K$ 为 0.84 ~ 1.00，具有对造口周围皮肤问题的分类进行细化且运用图片使受损部位形象具体化的优势，但不足的是，该工具只是客观地描述了皮肤问题情况，缺乏以量化的形式来直接表现造口周围皮肤损伤的严重程度。

（二）目的

对造口周围皮肤问题进行评估和分级。内容包括造口周围皮肤损伤类型和具体位置。

（三）适用范围

肠/尿路造口。

（四）评估方法

第一步：评估损伤程度分级（L1 ~ LX）。

皮肤损伤深度分级如图 1 – 13 所示：

（1）L1：红斑病变（无皮损的造口周围红斑）。

（2）L2：侵蚀性病变，皮损不超过基底膜（未达真皮层）。

（3）L3：超过基底膜（达真皮层）的溃疡性病变。

（4）L4：溃疡性纤维蛋白/坏死性病变。

（5）L5：累及超过肌筋膜平面的溃疡性病变（有或无纤维蛋白、坏死脓液或瘘管）。

（6）LX：增生性病变（肿瘤、肉芽肿、草酸盐沉积）瘘管。

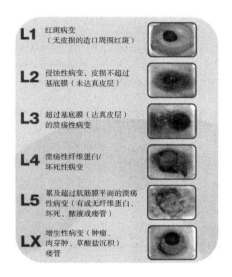

图1-13 皮肤损伤深度分级

第二步：识别损伤位置（TⅠ～TⅤ）。

造口周围皮肤损伤的范围及位置的确定（T）：①TⅠ：造口左上象限周围皮肤，造口方向12～3点；②TⅡ：造口左下象限周围皮肤，造口方向3～6点；③TⅢ：造口右下象限周围皮肤，造口方向6～9点；④TⅣ：造口右上象限周围皮肤，造口方向9～12点；⑤TⅤ：所有象限。

具体如图1-14所示。

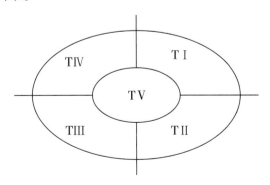

图1-14 造口周围皮肤损伤的位置

第三步：记录结果。

（五）结果判定

综合皮肤损伤的深度和具体位置，记录形式如下：

例如：造口左下象限周围皮肤有糜烂性损伤，TⅡ区域有 L2 损伤，可记录为 TⅡ，L2。

（六）要点与注意事项

（1）分级应参考最严重的分级类型。

（2）12 点钟方向为患者的头部，6 点钟方向为患者脚部。

（3）皮肤损伤的深度逐渐递增，L3 与 L4 之间的唯一差别在于是否存在坏死组织。

（七）临床案例

患者，女，43 岁，右下腹回肠祥式造口，造口周围皮肤情况如图 1 - 15 所示。通过 SACS 对其进行评估，评估重点见图 1 - 16。

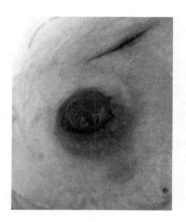 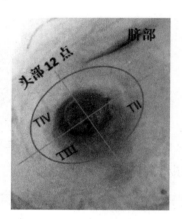

图 1 - 15　患者造口情况　　　　图 1 - 16　患者造口评估

图 1 - 16 中右上为患者脐部，患者为右下腹回肠造口，故可判断出损伤位置在 3 点钟至 12 点钟方向；开放性损伤病变未累及皮下组织，为糜烂性损伤 L2。SACS 结果记录为：TⅡ—TⅣ，L2。

（刘芬）

**参考文献**

[1] 董珊，袁玲，陈秋菊，等. 肠造口周围潮湿相关性皮肤损伤预防与管理的最佳证据总结 [J]. 中华护理杂志，2022，2（57）：223 - 229.

[2] 李加敏，庞冬，张剑锋. 造口周围皮肤评估工具的研究进展 [J]. 护理研究，2019，24（33）：4267 - 4270.

[3] 王蒙蒙，冯尘尘，程静霞. 造口周围皮肤评估工具的研究进展 [J]. 护士进修杂志，2018，33（18）：1656 - 658.

[4] 朱夏雪. 肠造口周围潮湿相关性皮肤损伤风险预测模型的构建与验证 [D]. 广州：南方医科大学，2021.

［5］ AY A, BULUT H. Assessing the validity and reliability of the Peristomal Skin Lesion Assessment Instrument adapted for use in Turkey ［J］. Ostomy wound management, 2015, 61 （8）: 26 - 34.

［6］ BOSIO G, PISANI F, LUCIBELLO L, et al. A proposal for classifying peristomal skin disorders: results of a multicenter observational study ［J］. Ostomy wound management, 2007, 53 （9）: 38 - 43.

［7］ GRAY M, COLWELL J C, DOUGHTY D, et al. Peristomal moisture-associated skin damage in adults with fecal ostomies: a comprehensive review and consensus ［J］. Journal of wound ostomy and continence nursing: official publication of The Wound, Ostomy and Continence Nurses Society, 2013, 40 （4）: 389 - 399.

［8］ SZEWCZYK M T, MAJEWSKA G, CABRAL M V, et al. The effects of using a moldable skin barrier on peristomal skin condition in persons with an ostomy: results of a prospective, observational, multinational study ［J］. Ostomy wound management, 2014, 60 （12）: 16 - 26.

［9］ World Council of Enterostomal Therapists. 2020 international ostomy guideline ［EB/OL］. （2020 - 12 - 30） ［2021 - 05 - 31］. https://wcetn. org/store/viewproduct. aspx? id = 18085461&hhSearchTerms = %22guideline%22.

# 第七节　风险评估

## 一、静脉血栓形成风险评估

### （一）概述

静脉血栓形成风险评估使用 Caprini 血栓风险评估量表。Caprini 血栓风险评估量表由美国西北大学学者 Caprini 等研发，作为风险评估工具，是一种有效、简单方便、经济实用的静脉血栓栓塞症（venous thromboembolism, VTE）风险预测评估工具，适用于所有的住院患者。其能有效帮助临床医生鉴别 VTE 高危患者，并帮助临床医生选择预防方案；减少 VTE 发生率；改善患者预后及生活质量；减少医疗费用。它包含患者的一般情况、体重指数、VTE 病史等内容，基本涵盖了住院患者可能发生深静脉血栓形成（deep vein thrombosis, DVT）的所有危险因素。按各因素对患者发生风险的影响不同分别赋值，每个危险因素的评分在 1 ～ 5 分，最后根据累计分数分为低危（0 ～ 1 分）、中危（2 分）、高危（3 ～ 4 分）、极高危（≥5 分）4 个等级。

### （二）目的

（1）减少 VTE 发生率。

（2）改善患者预后及生活质量。

（3）缩短住院时间，减少医疗费用。

### （三）适用范围

适用于所有住院患者。

（四）评估方法

Caprini 血栓风险评估见表 1 - 29，危险因素评分见表 1 - 30。

表 1 - 29　Caprini 血栓风险评估

| 评分 | 内容 | 评估方法 |
|---|---|---|
| 1 分 | 年龄为 41 ~ 60 岁 | 根据实际情况填写 |
| | 小手术 | 指患者手术时间≤60 分钟，患者术后立即评估时填写 |
| | 卧床休息或活动受限 <72 小时 | 根据实际情况填写 |
| | 下肢静脉曲张 | 已经做过手术治愈的不再勾选 |
| | 严重感染 | 根据实际情况填写 |
| | 肺动脉高压 | |
| | 肺结节病 | |
| | 急性心肌梗死 | |
| | 异常妊娠 | 原因不明死胎复发性自然流产≥3 次，由于毒血症或发育受限早产 |
| | 超重或肥胖（BMI > 25 kg/m²） | $BMI = 体重（kg）/身高^2（m^2）$ |
| | 既往大手术史（1 个月内） | 指患者在近 1 个月内进行过手术，手术时间 >45 分钟 |
| | 下肢水肿 | 测量患者腿围的方法：大腿在髌骨上缘向上 10 cm，小腿在胫骨结节即髌骨下最明显骨凸处下 10 cm，看有无皮纹，按压有无凹陷，以及测量腿围 |
| | 肠炎病史 | 指一种病因不明的慢性肠道炎症性疾病，主要包括溃疡性结肠炎和克罗恩病 |
| | COPD 或肺气肿 | 查阅病历或询问患者进行评估 |
| | 支气管扩张 | |
| | 肺纤维化 | |
| | 充血性心力衰竭（1 个月内） | |
| | 女性妊娠期或产后（1 个月内） | |

续表 1 - 29

| 评分 | 内容 | 评估方法 |
|---|---|---|
| 2 分 | 年龄为 61 ~ 74 岁 | 根据实际情况填写 |
| | 腹腔镜手术 | 患者术后立即评估时勾选，手术时间 >45 分钟 |
| | 石膏固定（1 个月内） | 指患者的下肢有石膏固定 |
| | 恶性肿瘤 | 既往或现患 |
| | 中央静脉置管术（1 个月内） | 包括 CVC、PICC、输液港 |
| | 开放手术 | 手术时间 >45 分钟 |
| | 卧床休息或活动受限 ≥72 小时（1 个月内） | 根据实际情况填写 |
| 3 分 | 年龄 ≥75 岁 | 根据实际情况填写 |
| | 血栓家族史 | 家族病史指患者的父母、兄弟姐妹是否有深静脉血栓疾病史 |
| | 凝血酶原基因 20210A 突变 | 可查阅病历及检查结果，根据医生诊断进行勾选 |
| | 狼疮抗凝物阳性 | |
| | 抗凝血酶Ⅲ缺乏 | |
| | 纤维蛋白原异常 | |
| | VTE 病史 | |
| | 抗心磷脂抗体阳性 | |
| | 凝血因子 V Leiden 突变或活化蛋白 C 抵抗 | |
| | 血清同型半胱氨酸升高 | |
| | 蛋白 C 和蛋白 S 缺乏 | |
| | 骨髓增生性疾病（包括血小板增多症） | |
| | 纤溶酶原或纤溶酶激活障碍 | |
| | 高黏滞综合征 | |
| | 肝素诱导的血小板减少 | |
| | HIV 感染 | |

续表 1 – 29

| 评分 | 内容 | 评估方法 |
|---|---|---|
| 5分 | 选择性髋关节或膝关节置换术 | 患者在 1 个月之内行髋关节或膝关节置换手术，患者行髋关节或膝关节置换术，术后当班评估时，需要勾选 |
| | 髋骨、骨盆或下肢骨折（1 个月内） | 查阅病历或询问患者 |
| | 急性脊髓损伤（1 个月内） | |
| | 脑卒中（1 个月内） | 由急性脑循环障碍所致的局限或全面脑功能缺损综合征，如脑血栓形成、脑栓塞、脑出血、蛛网膜下腔出血 |
| | 多发性创伤（1 个月内） | 在同一致病因素作用下，人体同时或相继有 2 个以上的解剖部位或器官受到创伤，且其中至少有 1 处是危及生命的严重创伤，或并发创伤性休克者 |

表 1 – 30 危险因素评分

| 评分 | 内容 | 评估方法 |
|---|---|---|
| 1分 | 年龄为 41 ～ 60 岁 | 超重或肥胖（BMI > 25 kg/m$^2$） |
| | 小手术 | 既往大手术史（1 个月内） |
| | 卧床休息或活动受限 < 72 小时 | 下肢水肿 |
| | 下肢静脉曲张 | 肠炎病史 |
| | 严重感染 | COPD 或肺气肿 |
| | 肺动脉高压 | 支气管扩张 |
| | 肺结节病 | 肺纤维化 |
| | 急性心肌梗死 | 充血性心力衰竭（1 个月内） |
| | 异常妊娠 | 妊娠期或产后（1 个月内） |
| 2分 | 年龄为 61 ～ 74 岁 | 中央静脉置管术（1 个月内） |
| | 大手术 | 计划大手术 |
| | 石膏固定（1 个月内） | 卧床休息或活动受限 ≥ 72 小时（1 个月内） |
| | 恶性肿瘤 | |
| 3分 | 年龄 ≥ 75 岁 | VTE 病史 |
| | 血栓家族史 | 抗心磷脂抗体阳性 |
| | 凝血酶原 20210A 突变 | 凝血因子 V Leiden 突变或活化蛋白 C 抵抗 |
| | 狼疮抗凝物阳性 | 血清同型半胱氨酸升高 |
| | 抗凝血酶Ⅲ缺乏 | 蛋白 C 和蛋白 S 缺乏 |
| | 纤维蛋白原异常 | 骨髓增生性疾病（包括血小板增多症） |
| | 纤溶酶原或纤溶酶激活障碍 | 肝素诱导的血小板减少症 |
| | 高黏滞综合征 | HIV 感染 |

续表 1-30

| 评分 | 内容 | 评估方法 |
|---|---|---|
| 5分 | 选择性髋关节或膝关节置换术 | 脑卒中（1个月内） |
| | 髋骨、骨盆或下肢骨折（1个月内） | 多发性创伤（1个月内） |
| | 急性脊髓损伤（1个月内） | |

（五）结果判定

0～1分：低危。

2分：中危。

3～4分：高危。

≥5分：极高危。

（六）要点与注意事项

（1）根据患者实际情况评估，对新入院患者，要在本班内完成评估与记录，入院急诊手术患者返回后完成评估，遇抢救可延长至6小时内评估。

（2）低风险患者：每周评估1次。

（3）中度风险患者：每周至少评估2次。

（4）高风险、极高风险患者：每日评估。

（5）患者出现病情变化（如手术、分娩、病情恶化等）随时评估。

（七）临床案例

患者，男，70岁，膀胱癌根治术后第1天，有静脉曲张病史，留置尿管及中心静脉导管。此患者Caprini评分：①年龄评分为2分；②大手术评分为2分；③静脉曲张病史评分为1分；④中心静脉置管评分为2分。

因此Caprini评分：2+2+1+2=7分，为极高危险。

（田燕媚）

**参考文献**

[1] 谢开红，金孔军. Caprini血栓风险评估模型应用研究进展 [J]. 护理研究，2020，34（11）：1979-1982.

[2] 《中国血栓性疾病防治指南》专家委员会. 中国血栓性疾病防治指南 [J]. 中华医学杂志，2018，98（36）：2861-2888.

[3] 中华医学会外科学分会血管外科学组. 深静脉血栓形成的诊断和治疗指南（第三版）[J]. 中国血管外科杂志，2017（4）：250-257.

[4] 赵静. Caprini静脉血栓风险评估表在呼吸科住院患者中的使用价值 [J]. 中国实验诊断学，2021，25（1）：19-22.

[5] 张俊丽，蔡卫新，梁建姝，等. Caprini风险评估模型预测不同科室住院患者深静脉血栓形成的价值研究 [J]. 护士进修杂志，2019，34（4）：359-362.

[6] LI Q，BA T，WANG L F，et al. Stratification of venous thromboembolism risk in burn patients by

Caprini score［J］. Burns，2018，45（1）：140 – 145.

［7］AL-OGAILI A，QUINTERO L D，ADUM J P S，et al. Venous thromboembolism risk stratification：the missing link in hospitalized patients［J］. Journal of atherosclerosis and thrombosis，2018，25（11）：1087 – 1088.

# 二、压力性损伤风险评估

## （一）概述

压力性损伤风险评估使用 Braden 量表。Braden 量表是目前在国内临床护理中应用最广的量表，其从病因学的角度对压疮发病风险予以评估，更有利于对压疮的早发现、早诊断、早干预和早治疗。该量表广泛适用于成年患者，同时也是 Braden Q 量表的基础。Braden 量表主要评估项目包括感知、潮湿、活动能力、移动能力、营养以及摩擦力与剪切力。前 5 项量表的评分范围是 1 ～ 4 分，最后 1 项的评分范围是 1 ～ 3 分，分数低提示患者在该项目存在显著异常，压疮风险增加。Braden 量表的基本评分标准为：18分以上提示没有危险，15 ～ 18 分提示轻度危险，13 ～ 14 分提示中度危险，10 ～ 12分提示高度危险，9 分以下提示极度危险。上述评分是综合患者的感觉、活动力、移动力、环境潮湿状况、外界所施加摩擦力和剪切力后做出的整体判断。

## （二）目的

（1）对压疮早发现、早诊断、早干预和早治疗。

（2）评估患者压疮患病风险。

## （三）适用范围

所有成年住院患者。

## （四）评估方法

### 1. 感知

（1）完全受限。对疼痛刺激没有反应（没有呻吟、退缩或紧握）或者绝大部分机体对疼痛的感觉受限。

（2）非常受限。只对疼痛刺激有反应，只能通过呻吟和烦躁的方式表达机体不适，或者机体一半以上的部位对疼痛或不适感有感觉障碍。

（3）轻度受限。对其讲话有反应，但不是所有时间都能用语言表达不适感或者需要翻身，或者机体的一到两个肢体的部位对疼痛或不适感有感觉障碍。

（4）没有改变。对其讲话有反应，机体对疼痛或不适的感觉没有缺失。

### 2. 潮湿

（1）持久潮湿。由于出汗、小便等原因皮肤一直处于潮湿状态，每当移动患者或给患者翻身时就可发现患者的皮肤是湿的。

（2）非常潮湿。皮肤经常但不是总是处于潮湿状态，床单每班至少换 1 次。

（3）偶尔潮湿。每天大概需要额外换床单 1 次。

（4）很少潮湿。通常皮肤是干的，只需要按常规换床单即可。

3．**活动能力**

（1）完全卧床。限制在床上。

（2）局限于椅。行走能力严重受限或没有行走能力。不能承受自身的重量和/或在帮助下使用座椅或轮椅。

（3）偶尔步行。白天在帮助或无须帮助的情况下偶尔可以走很短的一段路。每班中大部分的时间在床上或椅子上度过。

（4）经常步行。每天室外行走至少 2 次，白天醒着的时候至少每 2 小时行走 1 次。

4．**移动能力**

（1）完全受限：没有帮助的情况下躯体或四肢不能做哪怕是轻微的移动（肌力 0 ～ 1 级）。

（2）严重受限：偶尔能轻微地移动躯体或四肢，但不能独立完成经常的或显著的躯体位置变动（肌力 2 级）。

（3）轻度受限：能独立、经常轻微地改变躯体或四肢的位置（3 级）。

（4）不受限：可独立完成经常性的自行体位改变（4 级以上）。

5．**营养**

（1）重度摄入不足：从来不能吃完一餐饭，摄入量不足所给食物量的 1/3。每天摄入 2 份或以下的蛋白量（肉或者乳制品），很少摄入液体，没有摄入流质饮食，或者禁食和/或静脉输入大于 5 天。

（2）可能摄入不足：很少吃完一餐饭，通常只能摄入所给食物量的 1/2。每天蛋白摄入量是 3 份肉或者乳制品。偶尔能摄入规定食物量，或者可摄入略低于理想量的流质或者是管饲。

（3）摄入适当：可摄入供给量的一半以上。每天摄入 4 份蛋白（肉、乳制品）。偶尔会拒绝肉类。供给食品通常会吃掉，或者管饲或 TPN 的量达到绝大部分的营养所需。

（4）摄入良好：每餐能摄入绝大部分食物，从来不拒绝食物。通常吃 4 份或更多的肉类和乳制品。两餐间偶尔进食，不需要补充其他食物。

6．**摩擦力与剪切力**

（1）存在问题：移动时需要得到大量的帮助。不可能做到完全抬空而不碰到床单。在床上或者椅子上时经常滑落，需要在大力帮助下重新摆体位。痉挛、挛缩或躁动不安通常导致摩擦。

（2）有潜在问题：躯体移动乏力，或者需要一些帮助。在移动过程中，皮肤在一定程度上会碰到床单、椅子、约束带或其他设施。在床上或椅子上可保持相对好的位置，偶尔会滑落下来。

（3）无明显问题：能独立在床上和椅子上移动，并具有足够的肌肉力量在移动时完全抬空躯体。在床上和椅子上总能保持良好的位置。

Braden 量表内容见表 1–31。

表 1-31　压力性损伤风险评估 Braden 量表

| 评分内容 | 评估计分标准 | | | |
| --- | --- | --- | --- | --- |
| | 1 分 | 2 分 | 3 分 | 4 分 |
| 感知 | 完全受限 | 非常受限 | 轻度受限 | 未受损 |
| 潮湿 | 持久潮湿 | 非常潮湿 | 偶尔潮湿 | 很少潮湿 |
| 活动能力 | 完全卧床 | 局限于椅 | 偶尔步行 | 经常步行 |
| 移动能力 | 完全受限 | 严重受限 | 轻度受限 | 不受限 |
| 营养 | 重度摄入不足 | 可能摄入不足 | 摄入适当 | 摄入良好 |
| 摩擦力和剪切力 | 存在问题 | 有潜在问题 | 无明显问题 | — |

（五）要点与注意事项

（1）评分力求客观、准确。

（2）对于高危人群，及时告知患者及家属，对预防措施进行合理分工，随时对预防措施进行指导检查，不正确的及时给予纠正。

（3）如果患者病情发生变化，随时进行评估；若病情平稳，根据要求按时进行评估。

（4）当患者转科时，需要写交接记录，包括 Braden 评分结果和皮肤完好状态。

（5）Braden 评分是为了充分利用有限的护理资源达到更好的预防效果，因此需要动态观察计分结果，以修正措施。

（六）临床案例

患者，男，75 岁，有前列腺增生伴脑卒中史，感知受限，对疼痛有反应，只能呻吟表示，翻身移位需要护士帮助，每日在椅子上坐 4 小时，不能行走，有糖尿病、呼吸疾病，食欲差，每日进食所给食物的 1/3，留置尿管，偶有尿液漏出，每日更换床单 3 次。此患者 Braden 评分：①对疼痛有反应，但只能用呻吟、烦躁不安表示，不能用语言，感觉评分为 2 分；②皮肤频繁受潮，床单至少每周更换 1 次，潮湿程度评分为 2 分；③必须借助椅子或轮椅活动，活动能力评分为 2 分；④翻身移位需要护士帮助，在没有人帮助的情况下，患者完全不能改变身体或四肢的位置，移动能力评分为 1 分；⑤食欲差，每日进食所给食物的 1/3，营养评分为 1 分；⑥摩擦力和剪切力评分为 1 分。

此患者 Braden 评分：2+2+2+1+1+1=9 分。该患者为极度危险患者。

（田燕媚）

**参考文献**

[1] 陈丽娟，孙林利，刘丽，等. 2019 版《压疮/压力性损伤的预防和治疗：临床实践指南》解读 [J]. 护理学杂志，2020，35（13）：41-43.

[2] 李小寒，尚小梅. 基础护理学 [M]. 6 版. 北京：人民卫生出版社，2017：170～171.

[3] 任家驹，王艳，魏中原，等. COMHON 量表和 Braden 量表在 ICU 纵隔术后患者压力性损伤风险

评估中的比较 [J]. 护理学杂志, 2020, 35 (15): 49 - 52.

[4] 张宇, 王欣然. Braden 量表、营养风险筛查 2002 预测 ICU 患者医用粘胶相关性皮肤损伤的研究 [J]. 中华现代护理杂志, 2021, 27 (32): 4357 - 4362.

[5] 张宁, 李晓刚, 商之涵, 等. 改良早期预警评分联合 Braden 评分对 ICU 老年患者压力性损伤的预测研究 [J]. 中华急危重症护理杂志, 2020, 1 (5): 394 - 397.

[6] 张玲, 程方雄. 人血白蛋白联合 Braden 评分量表在脊髓损伤后压疮患者中的应用价值 [J]. 护士进修杂志, 2018, 33 (6): 529 - 531.

## 三、住院患者跌倒风险评估

### (一) 概述

住院患者跌倒风险评估使用 Morse 跌倒评估量表。

Morse 跌倒评估量表 (Morse fall scale, MFS) 由美国宾夕法尼亚大学 Janice Morse 教授于 1989 年研制, 是专门用于测量住院患者跌倒风险的量表。目前 MFS 在我国已有作者进行信效度研究, 且已列入《临床护理文书规范》。该量表由 6 个条目组成: 患者跌倒史、医学诊断、行走辅助、静脉输液、步态、认知状态。每个条目有不同的分类及相应的分值, 0 ～ 24 分为低危险, 25 ～ 44 分为中危险, ≥45 分为高风险, 总分范围为 0 ～ 125 分。得分越高, 表示患者跌倒风险越大。

### (二) 目的

(1) 评估住院患者是否为跌倒高危人群。

(2) 降低住院患者跌倒发生率。

### (三) 适用范围

所有住院患者。

### (四) 评估方法

**1. 跌倒史**

近 3 个月有无跌倒史。

**2. 医学诊断**

(1) 第二诊断是指存在 2 个及以上不同系统的医疗诊断。

(2) 通过询问和查阅病史获取信息。

**3. 行走辅助**

(1) 患者活动自如, 步态自然, 不需要使用辅助用具。

(2) 患者卧床休息, 由护士协助翻身及床上活动等。

(3) 患者入院时带入行走辅助用具。

(4) 患者在家中使用拐杖等辅助用具, 只是未带入医院。

(5) 护士观察, 患者有活动及平衡能力的缺失, 需要使用助行器。

(6) 患者行走及活动困难, 需扶墙面或扶桌、床、椅、柜子等行走。

(7) 患者需要在护理人员或家人的搀扶下行走。

**4. 静脉输液**

静脉输液疗法，使用肝素及含有肝素液的药物。

**5. 步态**

（1）步态正常、自然，肢体协调。

（2）患者步态虚弱，发力可自行站立，但走时呈小步态，或弯腰，或拖着脚走的情况。

（3）患者功能障碍或残疾，能借助物体勉强站立，眼睛看地板，下肢颤抖，难以移步。

**6. 认知状态**

（1）患者神志清楚，遵医行为好，重视跌倒风险，量力而行。

（2）患者存在认知障碍、躁动、沟通障碍、认知障碍（记忆力、判断力下降）的情况。

MFS 内容见表 1－32。

表 1－32　Morse 跌倒评估量表（MFS）

| 项目 | 评价标准 | | 得分 |
|---|---|---|---|
| 跌倒史 | 近 3 个月内无跌倒史 | 0 | |
| | 近 3 个月内有跌倒史 | 25 | |
| 超过 1 个医学诊断 | 没有 | 0 | |
| | 有 | 15 | |
| 行走辅助 | 不需要/完全卧床/有专人扶持 | 0 | |
| | 拐杖/手杖/助行器 | 15 | |
| | 依扶家居行走 | 30 | |
| 静脉输液/置管/使用特殊药物 | 没有 | 0 | |
| | 有 | 20 | |
| 步态 | 正常/卧床休息/轮椅代步 | 0 | |
| | 虚弱、乏力 | 10 | |
| | 平衡失调/不平衡 | 20 | |
| 认知状态 | 了解自己能力，量力而行 | 0 | |
| | 高估自己能力/忘记自己受限制/意识障碍/躁动不安/沟通障碍/睡眠障碍 | 15 | |

（五）结果判定

评分 0～24 分：低危险。

评分 25～44 分：中危险。

评分 ≥45 分：高风险。

总分范围为 0～125 分，得分越高，表示患者跌倒风险越大。

（六）要点与注意事项

（1）新入院或新入科患者进行首次评估，并记录于护理记录单上。

（2）高风险患者每周评估1次并记录。

（3）凡需要进行性跌倒风险动态评估的患者，护理记录及评估量表均须登记。

（4）当患者发生病情变化或跌倒，或者跌倒条目发生变化时，应及时再评估并记录。

（七）临床案例

患者，男，72岁，诊断：前列腺增生，2型糖尿病，脑梗死。既往有跌倒病史，行走需要使用助行器；日常口服降糖药物。此患者跌倒评分：①有跌倒病史，评分为25分；②有2个以上医学诊断，评分为15分；③行走使用助行器，评分为15分；④使用降糖药物，评分为20分。

因此，跌倒评分：25 + 15 + 15 + 20 = 75分，为高危患者。

（田燕媚）

**参考文献**

[1] 黄惠根，刘智利，魏丽君，等. 老年住院患者跌倒风险评估量表的构建及验证 [J]. 护理学杂志，2014，29（19）：30 – 34.

[2] 林嘉琪，吴桂丽. Morse跌倒风险评估量表的临床应用研究进展 [J]. 护理学报，2018，25（13）：42 – 45.

[3] 林哲欣，陈妙虹，路明霞，等. 广东省36家医院跌倒护理质量现状调研分析 [J]. 全科护理，2017，15（6）：751 – 753.

[4] 刘墩秀，丁福，朱跃平，等. 汉化版Morse跌倒评估量表和HendrichⅡ跌倒因素模型量表在老年住院患者跌倒风险评估中的适用性比较 [J]. 中国护理管理，2020，20（8）：1168 – 1172.

[5] 刘彩霞，江婉明，陈碧贤，等. 四种跌倒风险评估量表在老年患者中的应用研究 [J]. 中医临床研究，2021，13（3）：137 – 139.

[6] 周晓美，冯璇. 跌倒风险评估工具的研究进展 [J]. 护理学杂志，2018，33（21）：109 – 112.

# 四、国家早期预警评分

（一）概述

国家早期预警评分（national early warning score，NEWS）是2012年由英国皇家医学院提出并开始在英国各级医院推广使用。NEWS是一种生理评分，是早期标准化评估患者病情的工具，医护人员可根据NEWS来评估患者病情恶化情况并识别潜在的危重患者，及时采取规定的恰当的应答程序。NEWS包含脉搏、体温（腋下体温）、呼吸频率、经皮血氧饱和度、收缩压、意识水平（AVPU评分系统）、是否吸氧这7项评分指标。NEWS评分指标简单易测，短时间内在床旁即可获取，有利于护士及时评估并记录患者病情。

（二）目的

（1）连续监测患者病情，评估患者病情恶化程度，识别潜在的危重患者。

（2）预警医护人员采取及时、准确的干预措施，有利于患者病情转归及预防严重不良事件的发生。

（3）有助于新护士对患者病情严重程度有初步认知，促进临床护理质量的提高，有利于临床资源和人力的合理分配。

（三）适用范围

（1）初步评估急症患者病情，可在院前、入院、急诊分诊时应用。

（2）预测急诊入院患者转归。

（3）对住院患者健康状况进行持续监测。

（4）适用于脓毒症患者的病情及预后评估。

（四）评估方法

（1）NEWS 的评分指标有 7 项：脉搏、体温（腋下体温）、呼吸频率、经皮血氧饱和度、收缩压、意识水平（AVPU 评分系统）、是否吸氧。

（2）在 7 项评分指标中，若需要吸氧计 2 分，不吸氧则不计分；其余每项指标分值为 0～3 分，共 20 分。

（3）AVPU 评分系统包括意识清醒（awake，A）、对声音有反应（verbalresponse，V）、对疼痛有反应（painfulresponse，P）、无反应（unresponsive，U）。

NEWS 内容见表 1-33。

表 1-33　早期预警评分（NEWS）

| 生理评分参数 | 评分 | | | | | | |
|---|---|---|---|---|---|---|---|
| | 3 | 2 | 1 | 0 | 1 | 2 | 3 |
| 呼吸频率/（次/分） | <8 | — | 9～11 | 12～20 | — | 21～24 | >25 |
| SPO$_2$ | <91% | 92%～93% | 94%～95% | >96% | — | — | — |
| 是否吸氧 | — | 是 | | 否 | — | — | — |
| 心率/（次/分） | <40 | — | 41～50 | 51～90 | 91～110 | 111～130 | >131 |
| 收缩压/mmHg | <90 | 91～100 | 101～110 | 111～219 | — | — | — |
| 体温/℃ | <35.0 | — | 35.1～36.0 | 36.1～38.0 | >39.1 | >39.1 | . |
| 意识 | — | — | — | A | — | — | V、P、U |

注：A 意识清醒；V 对声音有反应；P 对疼痛有反应；U 无反应。

（五）结果判定

最高分 20 分，最低分 0 分，评分越高，表明患者病情越严重。根据患者 NEWS 分值可分为低危组、中危组和高危组，并决定监测频率及临床应答程序。

（1）低危组（0～4 分）：0 分，监测频率为每 12 小时 1 次，继续对患者进行NEWS 监测；1～4 分，监测频率为每 4～6 小时 1 次，通知责任护士对患者进行病情评估并决定是否提高监测频率及护理等级。

（2）中危组（5～6分或任一项评分为3分）：监测频率为每小时1次，护士应紧急通知医生对患者进行病情评估，可根据评估情况决定是否增加监护设备。

（3）高危组（≥7分）：对患者进行持续监测，护士应立即通知高年资医生进行紧急评估，评估后可考虑提升护理级别或转入ICU。

（六）要点与注意事项

（1）NEWS总分达到5分可作为触发临床检查的临界值。

（2）一般用于年龄≥16岁的患者。

（3）不建议用于儿童、妊娠期妇女、长期患有慢性生理疾病的患者（如慢性阻塞性肺疾病者）。

（七）临床案例

患者，男，56岁，诊断：输尿管结石伴肾积水。入院时，患者出现寒战、高热。生理指标：①呼吸频率32次/分，为3分；②低流量吸氧后血氧饱和度98%，为0分；③吸氧，为2分；④体温41.9 ℃，为2分；⑤血压142/82 mmHg，为0分；⑥脉率122次/分，为2分；⑦意识清晰，对答切题，为0分。

因此，此患者NEWS总分：3＋0＋2＋2＋0＋2＋0＝9分。护士采取的应答程序为立即通知高年资医生进行紧急评估，评估后可考虑提升护理级别或转入ICU。

（王芳　何宇文）

**参考文献**

［1］陈冬梅，翟玉翠，皮红英．基于英国早期预警评分对急诊护理工作量的研究［J］．护理管理杂志，2016，16（5）：311－313．

［2］曹美芹．院外急救中改良早期预警评分系统在急诊内科中的应用价值［J］．中国急救复苏与灾害医学杂志，2016，11（4）：341－344．

［3］黄文婷，崔妙玲，蒋云，等．英国国家早期预警评分及其临床应用研究进展［J］．护理学杂志，2016，31（6）：101－104．

［4］黄璐，宋瑰琦，张小红，等．国家早期预警评分在急诊抢救室患者中的应用效果［J］．安徽医学，2017，38（2）：240－241．

［5］洪含霞，刘梅．英国国家早期预警评分在上尿路结石腔内碎石术后患者中的应用［J］．重庆医学，2020，49（5）：773－776．

［6］刘芳艳，李春盛，何庆，等．英国国家早期预警评分对不同疾病老年急诊患者死亡预测的研究［J］．中华急诊医学杂志，2015，24（11）：1248－1252．

［7］卢生芳，郭玉刚，李长风，等．改良早期预警评分和生理评分系统及危险患者评分对急诊科抢救室患者预后评估的应用价值研究［J］．中国全科医学，2016，19（12）：1414－1419．

［8］贾海娟，汤道雄，黄可．改良早期预警评分及危险患者评分对比诊科抢救室患者预后的评估价值［J］．蚌埠医学院学报，2018，43（9）：42－44．

［9］王保平，李秋松，黄知果，等．国家早期预警评分法在急诊急救中的应用［J］．武警后勤学院学报（医学版），2015（11）：865－868．

［10］王子琪，刘志强，祝亭亭，等．NEWS评分、qSOFA评分、SIRS评分对急诊感染性疾病患者预

后评估价值的对比研究 [J]. 临床荟萃, 2018, 33 (6): 482 – 485.

[11] 钟丽霞, 王欣然. 英国国家早期预警评分对住院患者病情变化预测的研究进展 [J]. 中华现代护理杂志, 2020, 26 (21): 2950 – 2954.

[12] MATTHEW M M, SNYDER A, XUAN H, et al. Quick sepsis-related organ failure assessment; systemic inflammatory response syndrome, and early warning scores for detecting clinical deterioration in infected patients outside the intensive care unit [J]. American journal of respiratory and critical care medicine, 2017, 195 (7): 906 – 911.

[13] ZHOU H J, LAN T F, GUO S B. Outcome prediction value of National Early Warning Score in septic patients with community-acquired pneumonia in emergency department: A single-center retrospective cohort study [J]. World journal of emergency medicine. 2020, 11 (4): 206 – 215.

# 五、序贯器官衰竭评估

## (一) 概述

序贯器官衰竭评估 (sequential organ failure assessment, SOFA) 也称为感染相关性器官衰竭评估, 是通过测定主要器官功能损害程度对患者进行预后判断的评分系统。SOFA 最初由欧洲重症监护医学协会感染相关问题工作组于 1994 年 12 月提出, 是 2016 年美国危重病学会、欧洲危重病学会专家共同探讨和修改的关于脓毒症的诊断标准 [《第三版脓毒症与感染性休克定义的国际共识》 (简称 "脓毒症 3.0", Sepsis 3.0)] 之一, 即满足感染或可疑感染患者, 其 SOFA 评分≥2 分或快速序贯器官衰竭评估 (quick sequential organ failure assessment, qSOFA) 评分≥2 分, 可诊断脓毒症。SOFA 通过对呼吸、神经、循环、消化、血液、泌尿六大系统的关键指标进行评分进而评估器官情况。

## (二) 目的

(1) 指导临床工作者更好地识别早期脓毒症, 给予准确、恰当的干预措施, 为患者创造更多生存机会。

(2) 通过客观的数据描述器官功能障碍/衰竭, 动态监测器官功能障碍/衰竭的过程。

(3) 对脓毒症患者多器官功能不全的识别。

(4) 为脓毒症的临床诊断及预后评估提供依据。

## (三) 适用范围

(1) 协助对肺部、腹部、血液、肾脏、泌尿生殖系感染等发生脓毒症患者的诊断。

(2) 评估急危重症患者的病情严重程度及预后。

(3) 评估脓毒症患者器官功能障碍或衰竭的严重程度。

(4) 识别死亡风险较高的感染患者。

## (四) 评估方法

(1) SOFA 分别从呼吸系统、血液系统、消化系统、心血管系统、中枢神经系统、泌尿系统进行评估, 包括了呼吸 (氧合指数、是否机械通气)、凝血 (血小板计数)、肝脏 (胆红素水平)、循环 (平均动脉压及多巴胺、肾上腺素、去甲肾上腺素、多巴酚丁胺等药物的应用）、神经（Glasgow 评分）、肾脏（肌酐、尿量）等方面。

（2）6 大系统相关器官评估得分为 0～4 分，得分越高，表明每个系统的器官功能障碍越严重。

（3）相关检测项目如下。①$PaO_2/FiO_2$：$PaO_2$ 指氧气分压，$FiO_2$ 指吸入氧气的分数。血氧饱和度低，表明机体组织供氧不足或用氧障碍，缺氧会导致肺、脑、心脏等重要器官直接衰竭。$PaO_2/FiO_2$ 是评估呼吸衰竭的一个很好的指标，氧合指数小于 300 mmHg（40 kPa）则提示肺呼吸功能障碍，患者病死率高。②胆红素：感染导致肝损伤的病理生理包括感染、药物、代谢及一系列炎症介质的释放，它与病死率密切相关。③平均动脉压：感染引起的低血压可能与血管通透性增加、血浆从血管内渗到血管外以及内毒素对心脏有抑制作用有关，低血压对感染患者的死亡率有强烈的预测作用。④血压支持的药物使用时间至少 1 小时。⑤GCS 评分：意识水平的评估是预测脓毒症和感染性休克的关键，GCS 评分范围为 3～15 分，评分越低，说明神经功能越差。⑥肌酐：严重感染容易并发急性肾衰竭，急性肾衰竭是死亡的一个重要独立危险因素。

SOFA 内容见表 1-34。

表 1-34 序贯器官衰竭评估（SOFA）

| 系统 | 检测项目 | 评分 | | | | |
|---|---|---|---|---|---|---|
| | | 0 | 1 | 2 | 3 | 4 |
| 呼吸 | $PaO_2/FiO_2$/[mmHg（kPa）] | ≥400（53.33） | <400（53.3） | <300（40.0） | <200（26.7）且 | <100（13.3）且 |
| | 呼吸支持（是/否） | — | — | — | 是 | 是 |
| 凝血 | 血小板/（$10^9L^{-1}$） | ≥150 | 101～150 | 51～100 | 21～50 | <21 |
| 肝脏 | 胆红素/（μmol·$L^{-1}$） | <20 | 20～32 | 33～101 | 102～204 | >204 |
| 循环 | 平均动脉压/mmHg | ≥70 | <70 | — | — | — |
| | 多巴胺剂量/[μg·(kg·min)$^{-1}$] | — | — | ≤5 或 | >5 或 | >15 或 |
| | 肾上腺素剂量/[μg·(kg·min)$^{-1}$] | — | — | — | ≤0.1 或 | >0.1 或 |
| | 去甲肾上腺素剂量/[μg·(kg·min)$^{-1}$] | — | — | — | ≤0.1 | >0.1 |
| | 多巴酚丁胺（是/否） | — | — | 任何剂量 | — | — |

续表 1-34

| 系统 | 检测项目 | 评分 | | | | |
|---|---|---|---|---|---|---|
| | | 0 | 1 | 2 | 3 | 4 |
| 神经 | GCS 评分 | 15 | 13～14 | 10～12 | 6～9 | <6 |
| 肾脏 | 肌酐/ ($\mu$mol·L$^{-1}$) | <110 | 110～170 | 171～299 | 300～440 或 | >440 或 |
| | 24 小时尿量/ (mL·24h$^{-1}$) | — | — | — | <500 | <200 |

（五）结果判定

（1）假设患者在感染前没有任何已知的器官功能障碍，基线为 0，当 SOFA 评分≥2 分，存在器官功能障碍，可诊断为脓毒症。

（2）SOFA 分值越高，器官功能不全的发生率和病死率越高。

（六）要点与注意事项

（1）没有任何已知器官功能障碍的患者，假设基线为 0。

（2）器官功能衰竭/功能障碍是一个过程，SOFA 应该是连续的。

（七）临床案例

患者，女，44 岁，患左肾结石。在全麻下行经皮肾镜取石术（percutaneous nephrolithotomy，PCNL）。术后出现寒战，自觉口干，气促，稍烦躁，对答切题，自动睁眼，嘱安静卧床休息可听从，判定：GCS 为 15 分；生理指标为体温 39.3 ℃，心率 97 次/分，呼吸频率 30 次/分，血压为 90/44 mmHg，低流量给氧后血氧饱和度为 98%。qSOFA = 0 + 1 + 1 = 2 分，结合其血常规指标，白细胞为 $1.6 \times 10^9$/L，考虑脓毒症可能。随后患者出现呼吸急促，低流量给氧后血氧饱和度 76%，立即转入 ICU：①氧合指数为 190 mmHg，予机械通气，SOFA 3 分；②患者生理指标为体温 39.2 ℃，心率 97 次/分，呼吸频率 30 次/分，血氧饱和度 98%，血压 77/33 mmHg，予去甲肾上腺素 0.1 $\mu$g/（kg·min）中心静脉微泵入，SOFA 评分为 3 分；③查血小板 $191 \times 10^9$/L，SOFA 评分为 0 分；④胆红素：16 $\mu$mol/L，SOFA 评分为 0 分；⑤肌酐 76 $\mu$mol/L，SOFA 评分为 0 分；⑥患者神志清楚，对答切题，GCS 为 15 分，SOFA 评分为 0 分。

总 SOFA 评分为 6 分，该患者被诊断为脓毒症。

（王芳　何宇文）

**参考文献**

[1] 陈晓燕，李元海，汪正光，等. 中文版的简化 SOFA 评分与 qSOFA 评分在脓毒症患者筛查中的价值比较研究 [J]. 中国急救医学，2019，39（6）：555-558.

[2] 金林梅，齐霁，李玉梅. 脓毒症 3.0 在儿童脓毒症诊断的运用：我们还有很多工作要做 [J]. 中

国小儿急救医学，2017，24（7）：486－490.

［3］叶志澄，李敏，江慧琳，等. SOFA qSOFA MEWS 和 SIRS 四种危险评分对急诊监护室疑似感染患者 28d 死亡的评估价值比较研究［J］. 中国急救医学，2019，39（11）：1084－1088.

［4］中国医疗保健国际交流促进会急诊医学分会，中华医学会急诊医学分会，中国医师协会急诊医师分会，等. 中国脓毒症早期预防与阻断急诊专家共识［J］. 中国急救医学，2020，40（7）：577－588.

［5］ANGUS D C，VAN DER Poll T. Severe sepsis and septic shock［J］. The new England journal of medicine，2013，369（9）：840－851.

［6］VINCENT J L，MORENO R，TAKALA J，et al. The SOFA（Sepsis-related Organ Failure Assessment）score to describe organ dysfunction/failure［J］. Intensive care medicine，1996，22（7）：707－710.

［7］PENG Y，ZHANG W，XU Y，et al. Performance of SOFA，qSOFA and SIRS to predict septic shock after percutaneous nephrolithotomy［J］. World journal of urology，2020，39（2）：501－510.

［8］SINGER，MERVYN，DEUTSCHMAN，et al. The third international consensus definitions for sepsis and septic shock（sepsis-3）［J］. The journal of the American medical association，2016，315（8）：801－810.

## 六、快速序贯器官衰竭评分

（一）概述

快速序贯器官衰竭评估（qSOFA）是脓毒症 3.0（Sepsis 3.0）推荐的用于可疑脓毒症筛查的工具，是 2016 年美国危重病学会、欧洲危重病学会专家共同探讨和修改的关于疑似脓毒症的诊断标准之一，即满足感染或可疑感染的患者，qSOFA 评分≥2 分，考虑脓毒症的可能。qSOFA 是一种简单的床边风险分层工具，可用于识别有脓毒症风险的患者，其包含患者血压、呼吸、意识形态 3 项评分指标。此评分指标可床旁快速获得，短时间内可对患者病情进行早期评估，以便早期干预和治疗，改善患者预后。

（二）目的

（1）快速评估重症监护室（intensive care unit，ICU）外的脓毒症高危患者。

（2）早期筛查脓毒症，进行早干预、早治疗，改善患者预后。

（3）快速获得评分，预测脓毒症发生不良预后的概率。

（三）适用范围

（1）非 ICU 患者脓毒症的早期识别和诊断。

（2）脓毒症患者的预后评估。

（四）评估方法

（1）qSOFA 的评分指标有 3 项：意识形态改变、收缩压、呼吸频率。

（2）意识形态改变、收缩压≤100 mmHg、呼吸频率≥22 次/分，满足其中 1 项计 1 分，总分 3 分。

qSOFA 内容见表 1－35。

表 1 - 35　快速序贯器官衰竭评估（qSOFA）

| 表现 | 评分 | |
|---|---|---|
| | 1 | 0 |
| 意识形态改变 | 是 | 否 |
| 收缩压≤100 mmHg | 是 | 否 |
| 呼吸频率≥22 次/分 | 是 | 否 |

（五）结果判定

（1）qSOFA 分值越高，提示患者病情越危重。

（2）qSOFA 评分总分为 0 ～ 3 分。收缩压≤100 mmHg、呼吸频率≥22 次/分、意识形态改变分别记 1 分。意识形态改变可通过格拉斯哥昏迷评分（GCS）得到，GCS≤13（院外或者急诊情况下 GCS ＜15 分），记为 1 分。

（3）感染或可疑感染患者，qSOFA 评分≥2 分，提示脓毒症可能，说明患者的情况需要即刻处理，入住抢救室给予监护，而且需要重新进行 SOFA。

（六）要点与注意事项

（1）用于非 ICU 患者脓毒的诊断，如门急诊、院外及普通病房的患者等。

（2）qSOFA 评分不能取代其他的早期预警评分。

（3）除 qSOFA 评分外，应关注其他有助于临床判断的指标。

（4）术后抗生素的使用可能会影响结果的判定。

（七）临床案例

患者，女，44 岁，患左肾结石。在全麻下行经皮肾镜取石术（PCNL）。术后，患者出现寒战，自觉口干，气促，稍烦躁。检查：①对答切题，自动睁眼，嘱安静卧床休息可听从，判定 GCS 15 分，评 0 分。生理指标：低流量给氧后血氧饱和度 98%，体温 39.3 ℃，心率 97 次/分。②呼吸频率 30 次/分，评 1 分。③血压 90/44 mmHg，评 1 分。

qSOFA 评分为 0 + 1 + 1 = 2 分，结合血常规指标，白细胞 $1.6 \times 10^9/L$，考虑脓毒症可能。

（王芳　何宇文）

参考文献

[1] 顾晓蕾, 邵杰, 张碧波, 等. qSOFA 评分对不同年龄脓毒症患者早期诊断准确性的研究 [J]. 中华危重病急救医学, 2021, 33 (7): 798 - 802.

[2] 宋麦芬, 张羽, 郭玉红, 等. Sepsis 3.0 对 ICU 脓毒症患者诊断及预后评估的验证 [J]. 中国中西医结合急救杂志, 2017, 24 (1): 6 - 9.

[3] 谭国家. 快速序贯器官衰竭评分和英国早期预警评分对 ICU 脓毒症患者预后评估价值的比较 [J]. 中国现代医学杂志, 2019, 29 (17): 88 - 91.

[4] 王子琪, 刘志强, 祝亭亭, 等. NEWS 评分、qSOFA 评分、SIRS 评分对急诊感染性疾病患者预后

评估价值的对比研究［J］. 临床荟萃，2018，33（6）：482-485.

［5］ 徐宏博，魏雪栋，胡林昆，等. 快速序贯器官衰竭评分对经皮肾镜取石术后脓毒症休克的预测价值［J］. 中华泌尿外科杂志，2021，42（5）：332-338.

［6］ 叶志澄，李敏，江慧琳，等. SOFA qSOFA MEWS 和 SIRS 四种危险评分对急诊监护室疑似感染患者 28d 死亡的评估价值比较研究［J］. 中国急救医学，2019，39（11）：1084-1088.

［7］ ANGUS D C, VAN DER POLL T. Severe sepsis and septic shock［J］. The new England journal of medicine, 2013, 369（9）：840-851.

［8］ CHURPEK M M, SNYDER A, XUAN H, et al. Quick sepsis-related organ failure assessment；systemic inflammatory response syndrome, and early warning scores for detecting clinical deterioration in Infected patients outside the Intensive care unit［J］. American journal of respiratory and critical care medicine, 2017, 195（7）：906-911.

［9］ LO R S L, LEUNG L Y, BRABRAND M, et al. qSOFA is a poor predictor of short-term mortality in all patients：a systematic review of 410,000 patients［J］. Journal of clinical medicine, 2019, 8（1）：61.

［10］ SINGER M, DEUTSCHMAN C S, SEYMOUR C W, et al. The third international consensus definitions for sepsis and septic shock（sepsis-3）［J］. The journal of the American medical association, 2016, 315（8）：801-810.

# 第二章

## 专科护理核心操作类技术（含操作并发症）

## 第一节　中段尿培养留取技术

### 一、概述

尿培养标本是指通过中段尿、导尿术等采集的清洁尿标本。

### 二、目的

尿培养标本用于病原微生物学培养、鉴定和药物敏感试验，协助临床诊断和治疗。

### 三、目标

（1）严格执行无菌操作，防止标本受到污染，标本符合检验要求。

（2）留取标本过程中未发生尿道损伤，也未发生或加重尿路感染等并发症。

（3）护士根据检验结果为患者制订个性化健康教育方案并实施。

### 四、适用范围

考虑泌尿系统感染可能，需要尿培养协助诊断的患者。

### 五、禁忌证

无特殊禁忌证。

## 六、操作流程

中段尿培养留取操作流程见图2-1。

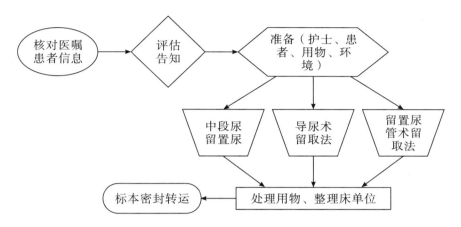

图2-1 中段尿培养留取操作流程

## 七、操作关注点与难点

（一）关注点

（1）注意为患者保暖并尊重患者隐私。

（2）掌握正确消毒方法，降低污染概率。

（3）标本送检确保及时。

（二）难点

无论使用哪种方法留取尿培养标本，都应防止标本污染，以免影响检验结果。

## 八、管理规程

（一）准入与资质

具有执业资质的注册护士。

（二）环境管理

宽敞、安静、安全、隐蔽。

（三）物品管理

（1）用物准备：无菌标本容器、无菌棉球、消毒液、0.5%安多福、便器或尿壶、无菌圆碗、注射器、无菌导尿包、手套。

（2）根据不同留取方法选择合适用物。

（3）严格无菌操作，留取过程一旦污染，立即更换无菌物品重新留取。

（四）患者教育与配合

（1）留取标本前向患者介绍标本留取的目的、方法及注意事项。

（2）留取中段尿时应向患者说明正确留取尿标本的重要性，教会患者留取方法，确保检验结果的准确性。

（3）对于危重、昏迷或尿潴留患者，可通过导尿术留取尿培养标本。

（五）注意事项

（1）把握采集尿培养标本的时机。宜在抗生素药物使用之前，若已使用抗生素，需要在停药 3 天后再采集，确需采集时要在检验单上注明用药名称、使用时间。

（2）尿液中勿混入消毒液，以免产生抑菌作用而出现假阴性结果。

（3）尿液标本必须新鲜，标本需要马上送检，放置时间不宜超过 2 小时，否则细菌数量大增，出现假阳性结果。

（4）不可从尿袋中采集尿培养标本。

# 九、评价指标

中段尿培养留取评价指标见表 2 - 1。

表 2 - 1　中段尿培养留取评价指标

| 一级指标 | 二级指标 | 三级指标 | 评价方式 |
|---|---|---|---|
| 准备 | 护士准备 | 仪容整洁，举止大方，做好自身防护，态度和蔼 | 现场查检 |
| | 患者准备 | 了解操作目的、操作过程及配合要点 | |
| | 用物准备 | 用物齐全，在有效期内 | |
| | 环境准备 | 保证操作有效进行并最大限度保护患者隐私、保暖 | |
| 操作技术 | 查对制度执行情况 | 核对患者床号、姓名，正确执行查对制度 | 技术操作考核 |
| | 无菌观念掌握情况 | 严格按照无菌操作技术原则进行操作 | |
| | 操作流程顺序 | 操作用物摆放正确，操作顺序不影响操作结果 | |
| | 操作方法及熟练程度 | 操作技术熟练，方法正确，能顺利完成操作 | |
| | 操作中与患者沟通 | 操作中及时与患者交流，了解患者感受，解除顾虑 | |
| | 用物处理 | 垃圾分类处置及时、准确 | |
| | 手卫生意识 | 操作过程中按照要求洗手 | |
| | 操作结果记录 | 操作后及时、准确做好记录 | |

续表2-1

| 一级指标 | 二级指标 | 三级指标 | 评价方式 |
|---|---|---|---|
| 人文素质 | 意识人文素质 | 具有良好的基础知识，熟练掌握操作注意事项 | |
| | 技能人文素质 | 操作过程中动作轻柔，提高操作质量，在与患者的交流中进行操作，最大可能减轻患者痛苦 | |
| | 情感人文素质 | 能够理解患者痛苦，用友善和蔼的态度面对患者 | |
| 整体质量 | 过程质量 | 留取标本方法正确，送检及时 | 现场查检 |
| | 结局质量 | 采取导尿方法留取尿培养标本的患者，无发生因操作所致的尿道损伤、发生或加重尿路感染 | |

# 十、不良反应

尿道损伤（导尿术留取法）

（1）预防：插尿管时充分润滑、动作轻柔，选择合适的导尿管型号及材质。

（2）观察：排尿时是否出现尿道疼痛、血尿等症状。

（3）处理：尿道挫伤者无须特殊治疗，可止血、镇痛、应用抗生素预防感染。

（黄玲　陈卫红）

**参考文献**

[1] 李小寒，尚少梅. 基础护理学 [M]. 6版. 北京：人民卫生出版社，2017：457-459.

[2] 彭刚艺，刘雪琴. 临床护理技术规范 [M]. 2版. 广州：广东科技出版社，2013：127-129.

[3] 李乐之，路潜. 外科护理学 [M]. 6版. 北京：人民卫生出版社，2017：621-624.

[4] 袁启明，张宏杰，张任. 尿沉渣细菌定量分析与细菌培养在尿路感染诊断中的应用 [J]. 中华医院感染学杂志，2015，25（14）：3141-3142.

[5] 熊敏，罗建宏，孙学娇，等. 规范尿培养标本留取流程对标本污染率的影响 [J]. 现代医药卫生，2021，37（20）：3523-3526.

[6] 伍惠凤，余燕芳，刘嘉茜. 集束化护理策略对经尿道前列腺电切术后膀胱痉挛的影响 [J]. 护理实践与研究，2021，18（5）：722-725.

[7] 金婕，钟美容，银星凤，等. 中段尿培养标本收集装置的研制 [J]. 护理学报，2020，27（7）：77-78.

[8] 罗立旷，湛海伦，廖伟强，等. 术前尿白细胞计数及中段尿培养与输尿管镜术后全身炎症反应综合征的关系 [J]. 中华腔镜泌尿外科杂志（电子版），2016，10（2）：117-120.

[9] 蔡辉，张肖，陆峰泉，等. 1151例中段尿培养病原菌构成与耐药性分析 [J]. 中国感染与化疗杂志，2015，15（1）：38-42. DOI：10.16718/j.1009-7708.2015.01.009.

[10] 范宏佳，汤瑾，王坚镪，等. 尿常规检测在尿路感染诊断中的价值 [J]. 检验医学，2014，29（12）：1207-1211.

[11] 李声宏，张军晖，牛亦农，等. PCNL 术前中段尿与术中肾盂尿和结石培养的相关性及术后 SIRS 的相关影响因素 [J]. 临床泌尿外科杂志，2013，28（12）：912 –914，917.

[12] 朱洁，高国昀，许家珠. 护理部统筹绩效分配中护理操作技术综合评价指标体系的构建研究 [J]. 实用临床护理学电子杂志，2018，3（14）：197 –198.

[13] 王丽，马玉萍. 构建护理实践技能操作评价体系的初步研究 [J]. 中华护理教育，2012，9（9）：401 –403.

# 第二节　持续膀胱冲洗技术

## 一、概述

持续膀胱冲洗是指通过三腔尿管将冲洗液或药物灌入膀胱，利用虹吸原理将液体引流出来的过程。

## 二、目的

（1）预防及治疗膀胱出血。
（2）预防及治疗膀胱感染。
（3）预防尿管堵塞。
（4）辅助膀胱肿瘤的治疗。

## 三、目标

（1）患者了解膀胱冲洗目的，可配合治疗。
（2）冲洗过程顺利，达到治疗要求。

## 四、适用范围

（1）前列腺及膀胱手术后，避免血块堵塞导管。
（2）各种原因引起的血尿。

## 五、禁忌证

急性尿道炎、急性前列腺炎。

## 六、操作流程

持续膀胱冲洗操作流程见图 2 –2。

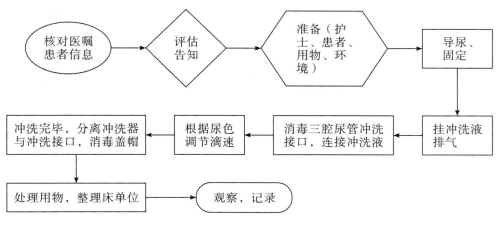

图 2 - 2　持续膀胱冲洗操作流程

# 七、操作关注点与难点

（一）关注点

（1）注意为患者保暖并尊重患者隐私。

（2）及时为患者更换膀胱冲洗液，避免冲洗间断。

（3）膀胱冲洗过程中指导患者进行床上活动。

（二）难点

统一膀胱冲洗速度调控标准，预防并发症。

# 八、管理规程

（一）准入与资质

具有执业资质的注册护士。

（二）环境管理

宽敞、安静、安全、隐蔽。

（三）物品管理

用物准备：治疗盘、冲洗液、冲洗管、储液瓶、别针、血管钳、输液架、治疗巾、膀胱冲洗标志牌、弯盘等。

（四）患者教育与配合

（1）告知患者持续膀胱冲洗的目的、方法及注意事项。

（2）指导患者进行自我病情观察，尿色是否由深变浅，冲洗速度与引流速度是否一致。

（3）病情允许的情况下鼓励患者多饮水，可以起到内冲洗的作用。

（五）知识链接

（1）准确记录冲洗液种类、冲洗量和排出量，以及冲出液的颜色、冲洗速度等，计算并记录尿量（排出量减去冲洗量）。

（2）研究指出，在膀胱肿瘤完全切除的情况下，可以利用膀胱冲洗减少游离肿瘤细胞种植和黏附于膀胱壁上，从而防止肿瘤复发。

（3）目前，膀胱冲洗速度尚无具体范围，要求护士根据颜色及时调整，色深则快、色浅则慢，近年来越来越多的护理同行开始研究自制比色卡，探讨不同引流液颜色匹配的最佳冲洗速度及出血量估算等，以期为临床护士提供工作指导。

（4）患者在膀胱冲洗期间由于长时间卧床会增加 VTE 发生风险，相关指南指出：对于接受经尿道前列腺切除术（transurethral resection of prostate，TURP）和根治性前列腺切除术治疗的患者，预防 VTE 的发生，建议使用机械预防，不建议药物预防。机械预防包括踝泵运动、穿具有压力梯度的弹力袜或使用间歇充气加压泵等。

## 九、评价指标

持续膀胱冲洗评价指标见表 2 - 2。

表 2 - 2　持续膀胱冲洗评价指标

| 一级指标 | 二级指标 | 三级指标 | 评价方式 |
| --- | --- | --- | --- |
| 准备 | 护士准备 | 仪容整洁，举止大方，做好自身防护，态度和蔼 | 现场查检 |
| | 患者准备 | 了解操作目的、操作过程及配合要点 | |
| | 用物准备 | 用物齐全，在有效期内 | |
| | 环境准备 | 保证操作有效进行并最大限度保护患者隐私、保暖 | |
| 操作技术 | 查对制度执行情况 | 核对患者床号、姓名，正确执行查对制度 | 技术操作考核 |
| | 无菌观念掌握情况 | 严格按照无菌操作技术原则进行操作 | |
| | 操作流程顺序 | 操作用物摆放正确，操作顺序不影响操作结果 | |
| | 操作方法及熟练程度 | 操作技术熟练，方法正确，能顺利完成操作 | |
| | 操作中与患者沟通 | 操作中及时与患者交流，了解患者感受，解除顾虑 | |
| | 用物处理 | 垃圾分类处置及时、准确 | |
| | 手卫生意识 | 操作过程中按照要求洗手 | |
| | 操作结果记录 | 操作后及时、准确做好记录 | |

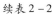

续表 2-2

| 一级指标 | 二级指标 | 三级指标 | 评价方式 |
|---|---|---|---|
| 人文素质 | 意识人文素质 | 具有良好的基础知识，熟练掌握操作注意事项 | |
| | 技能人文素质 | 操作过程中动作轻柔，提高操作质量，在与患者的交流中进行操作，最大可能减轻患者痛苦 | |
| | 情感人文素质 | 能够理解患者痛苦，用友善和蔼的态度面对患者 | |
| 整体质量 | 过程质量 | 膀胱冲洗过程中未发生堵管、膀胱痉挛等并发症，冲洗速度符合比色卡要求 | 现场查检 |
| | 结局质量 | 膀胱冲洗过程顺利，冲出液颜色由深变浅直至清亮，达到治疗效果，患者及家属满意 | |

# 十、不良反应

（一）膀胱痉挛

（1）预防：术中留置自控镇痛泵，选择组织相容性好的硅胶导尿管，尿管气囊注水量建议 30～40 mL，保持大便通畅。

（2）观察：患者是否出现尿道及膀胱阵发性痉挛性疼痛、强烈的尿意和便意、尿液不自主从尿道口溢出、膀胱冲洗液引流不畅甚至冲洗液反流等症状。

（3）处理：①缓解患者紧张情绪，做好心理护理及健康教育。②数字评分法（NRS）评估疼痛程度，将 PDCA 循环疼痛管理模式（将质量管理分为 plan，计划；do，执行；check，检查；act，处理）应用到膀胱痉挛疼痛管理中。③保持引流通畅，及时处理血凝块，预防堵塞尿管，以免诱发膀胱痉挛。④调节冲洗速度适宜，保证引流通畅的情况下避免速度过快而诱发膀胱痉挛。⑤术后 2～3 天仍未通便可予以缓泻剂治疗。⑥必要时遵医嘱使用解痉止痛药物以缓解不适。

（二）稀释性低钠血症

（1）预防：术中注意手术时间、持续膀胱冲洗压力及冲洗液的选择。

（2）观察：患者是否出现烦躁不安、血压下降、脉搏缓慢等症状，严重者出现肺水肿、脑水肿、心力衰竭等症状，血清钠低于正常水平。

（3）处理：①密切监测生命体征及神志意识变化，重点关注血常规、电解质情况。②一旦出现低钠血症表现，立即给予吸氧，遵医嘱给予利尿药、减慢输液速度。③静脉滴注 3%氯化钠溶液纠正低钠。④注意保护患者安全，避免患者坠床或意外拔管等。⑤有脑水肿征象者，遵医嘱给予降低颅内压治疗。

（黄玲 陈卫红）

## 参考文献

[1] 戴婷婷, 胡林, 叶倩, 等. 外科住院患者静脉血栓预防: 美国血液学会 2019 年静脉血栓管理指南介绍 [J]. 中国血管外科杂志 (电子版), 2020, 12 (4): 341 – 344.

[2] 盖琼艳, 李萍, 傅巧美, 等. 良性前列腺增生术后膀胱痉挛护理的证据总结 [J]. 护理学杂志, 2021, 36 (3): 46 – 49.

[3] 蒋学文, 雷金娣, 苏金英, 等. 经尿道前列腺电切术后患者膀胱痉挛的危险因素分析及护理对策 [J]. 护理实践与研究, 2020, 17 (16): 18 – 20.

[4] 金静, 任菁. 自制膀胱冲洗比色卡在经尿道前列腺切除术后患者持续膀胱冲洗中的应用 [J]. 中华腔镜泌尿外科杂志 (电子版), 2022, 16 (1): 24 – 27.

[5] 李海燕, 植艳茹, 王金萍, 等. 基于循证的静脉血栓栓塞症护理预防方案的构建 [J]. 解放军护理杂志, 2020, 37 (9): 39 – 43.

[6] 李杰, 李建芳, 孙聪北. 老年前列腺增生术后膀胱痉挛危险因素分析及护理对策 [J]. 齐鲁护理杂志, 2021, 27 (1): 96 – 98.

[7] 李乐之, 路潜. 外科护理学 [M]. 6 版. 北京: 人民卫生出版社, 2017: 621 – 624.

[8] 李小寒, 尚少梅. 基础护理学 [M]. 6 版. 北京: 人民卫生出版社, 2017: 457 – 459.

[9] 林倩雯. 经尿道前列腺电切术后持续膀胱冲洗的护理进展 [J]. 实用临床护理学电子杂志, 2019, 4 (42): 196 – 197.

[10] 马铮铮, 钮美娥, 王卫珍, 等. 持续膀胱冲洗引流液颜色评估工具的构建及初步临床应用 [J]. 中华现代护理杂志, 2021, 27 (1): 47 – 51.

[11] 马铮铮, 钮美娥. 经尿道前列腺电切术后持续膀胱冲洗的研究进展 [J]. 护理学杂志, 2020, 35 (6): 98 – 100.

[12] 彭刚艺, 刘雪琴. 临床护理技术规范 [M]. 2 版. 广州: 广东科技出版社, 2013: 127 – 129.

[13] 孙婷, 陈庆丽, 袁慧, 等. 持续膀胱冲洗的最佳冲洗速度研究 [J]. 实用临床医药杂志, 2021, 25 (14): 90 – 93.

[14] 汪鑫, 刘志宇. 泌尿外科围手术期静脉血栓栓塞症预防相关指南介绍及解读 [J]. 中华外科杂志, 2018, 56 (1): 18 – 23.

[15] 王丽, 马玉萍. 构建护理实践技能操作评价体系的初步研究 [J]. 中华护理教育, 2012, 9 (9): 401 – 403.

[16] 伍惠凤, 余燕芳, 刘嘉茜. 集束化护理策略对经尿道前列腺电切术后膀胱痉挛的影响 [J]. 护理实践与研究, 2021, 18 (5): 722 – 725.

[17] 张凯, 翟梦瑶. 中国泌尿外科围手术期血栓预防与管理专家共识 [J]. 现代泌尿外科杂志, 2020, 25 (12): 1048 – 1051.

[18] 朱洁, 高国昀, 许家珠. 护理部统筹绩效分配中护理操作技术综合评价指标体系的构建研究 [J]. 实用临床护理学电子杂志, 2018, 3 (14): 197 – 198.

[19] LATIF A, THIRUMALAREDDY J, SOOD A, et al. First reported case of hyperchloremic non-anion gap metabolic acidosis in a patient undergoing continuous bladder irrigation for hemorrhagic cystitis [J]. Cureus, 2020, 12 (12): e12132.

[20] LUCAS A, WARD C W. Manual and continuous bladder irrigation: best practices [J]. Nursing, 2022, 52 (7): 31 – 36.

[21] LI M, TONIOLO J, NANDURKAR R, et al. Continuous bladder irrigation after transurethral resection of non-muscle invasive bladder cancer for prevention of tumour recurrence: a systematic review [J]. ANZ journal of surgery, 2021 (12): 2592 – 2598.

［22］RAMEZANI F, KHATIBAN M, RAHIMBASHAR F, et al. Efficacy of bladder irrigation in preventing urinary tract infections associated with short-term catheterization in comatose patients: a randomized controlled clinical trial ［J］. American journal of infection control, 2018, 46 （10）: e45 – e50.

［23］ZHOU Z, ZHAO S, LU Y, et al. Meta-analysis of efficacy and safety of continuous saline bladder irrigation compared with intravesical chemotherapy after transurethral resection of bladder tumors. ［J］. World journal of urology, 2019, 37 （6）: 1075 –1084.

# 第三节　直肠指检技术

## 一、概述

直肠指诊又称"直肠指检""肛诊""肛检"，是指用食指由肛门伸入直肠触摸前列腺进行前列腺检查的方法。该检查方法不需要任何辅助设备，简单易行，是临床中非常重要的检查方法。

## 二、目的

通过手指对前列腺进行触摸检查，以便早期发现前列腺癌。

## 三、目标

（1）掌握直肠指诊的操作技术要点。

（2）正确评估前列腺情况。

## 四、适用范围

40 岁以上男性患者，因疾病需要做泌尿外科评估。适用于筛查前列腺癌、前列腺增生、慢性前列腺炎。

## 五、禁忌证

急性前列腺炎、肛门裂；若怀疑结核、脓肿、肿瘤者，禁忌按摩。

## 六、操作流程

直肠指检操作流程见图 2 – 3。

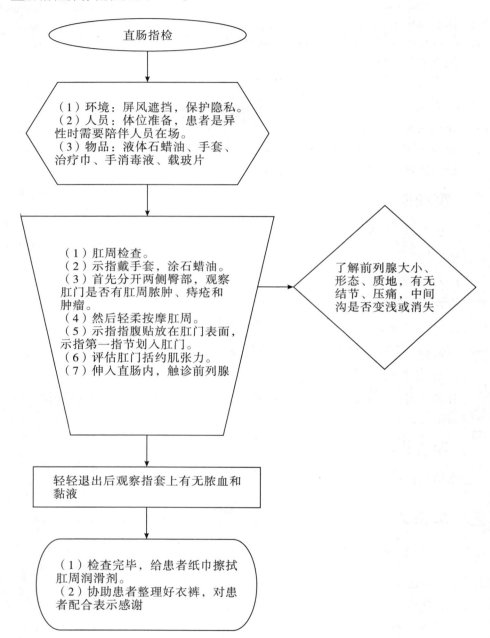

图 2 – 3　直肠指检操作流程

## 七、操作关注点与难点

（一）关注点

（1）注意尊重患者隐私。

（2）根据患者自身情况，协助其摆放正确的体位。

（3）注意肛门局部的润滑。

（4）检查前后给予患者个性化健康宣教。

（二）难点

（1）疾病初始阶段指诊未触及异常组织，可出现漏诊和误诊。

（2）准确掌握直肠指诊操作步骤及要点。

（3）操作者熟练程度与指诊舒适度有关。

## 八、管理规程

（一）准入与资质

经过培训的医务人员。

（二）环境管理

独立检查室或者围好屏风，保护患者隐私。

（三）物品管理

液状石蜡油、手套、治疗巾、手消毒液、载玻片。

（四）患者教育与配合

嘱患者排空膀胱，全身放松，张口呼吸；根据病情采取胸膝位、左侧卧位、截石位或者弯腰前俯位；裤子脱至大腿中部。

## 九、评价指标

直肠指检评价指标见表2－3。

表2－3　直肠指检评价指标

| 一级指标 | 二级指标 | 三级指标 | 评价方式 |
| --- | --- | --- | --- |
| 结构指标 | 操作规范 | 严格按照规范执行操作 | 标准质控检查 |
| | 专业知识与技能 | 掌握直肠指诊的适应证和禁忌证 | |
| | 物品与环境准备 | （1）注意保护患者的隐私。<br>（2）检查润滑剂有效期 | |
| | 人力资源 | 患者是异性时，要求有陪伴者在场 | |

续表2-3

| 一级指标 | 二级指标 | 三级指标 | 评价方式 |
|---|---|---|---|
| 过程指标 | 护理评估 | （1）正确评估患者一般资料及病史。<br>（2）向患者介绍直肠指诊的操作步骤，告知患者可能产生的不适感，并可随时终止 | 技术操作考核 |
|  | 护理操作 | （1）根据患者情况协助采取合适体位。<br>（2）注意保护患者隐私。<br>（3）戴上检查手套，充分润滑示指，轻轻放在肛门口。<br>（4）嘱被检者深呼吸，指腹施加压力缓慢伸入直肠。<br>（5）触诊前列腺，评估大小、质地，是否有结节、肿物、压痛。<br>（6）示指轻轻退出，检查手套上是否有血、粪便、黏液或者脓液。<br>（7）清理擦拭肛门周围 |  |
|  | 健康教育 | （1）检查前后对患者进行健康教育。<br>（2）患者知晓本次操作相关知识及注意事项 |  |
| 结局指标 | 护理质量 | （1）患者能够正确理解及配合的程度。<br>（2）前列腺指诊检查一次性完成率 | 现场查检 |
|  | 护理服务满意度 | 患者对本次检查期间提供的护理服务的满意度 |  |

## 十、不良反应

肛门疼痛

（1）预防：①患者检查前排空大小便。②在检查时需要全身放松，张口呼吸或者深呼吸。③体位尽量选择左侧卧位。④检查时示指充分润滑，轻柔按摩肛周片刻，使患者适应，以免肛门括约肌骤然紧张；然后将手指缓缓插入肛门。

（2）观察：严密观察患者疼痛的性质、部位以及伴随症状。

（3）处理：检查后饮食宜清淡，选择易消化食物，避免刺激性食物。

（陈卫红　郑霞）

## 参考文献

［1］郭季春，于鑫，马珂，等. 直肠指检在健康体检中的应用［J］. 河南外科学杂志，2013，19（6）：92 – 93.

［2］李海松. 良性前列腺增生症中西医融合药物治疗专家共识［J］. 中国男科学杂志，2021，35（5）：75 – 79.

［3］骆金铠，龚文涛，董思鑫，等. 门诊专科护理工作室综合评价指标体系的构建［J］. 中华护理杂志，2023，58（3）：325 – 333.

［4］刘申，吴小侯. 前列腺癌诊断的研究新进展［J］. 重庆医学，2017，46（15）：2150 – 2152.

［5］吴阶平. 吴阶平泌尿外科学［M］. 济南：山东科学技术出版社，2004.

［6］HEETUN M A，ALLIN M，WIJEYEKOON S，et al. Performing a digital rectal examination：considerations and interpretation［J］. British journal of hospital medicine（London，England：2005），2018，79（2）：C22 – C26.

［7］KARAKIEWICZ P I，RAJWA P，SHARIAT S F. Comparing the performance of digital rectal examination and prostate-specific antigen as a screening test for prostate cancer：a systematic review and meta-analysis［J］. European urology oncology，2024，7（4）：697 – 704.

［8］KYLE G. Digital rectal examination［J］. Nursing times，2011，107（12）：18 – 19.

［9］KHADEM T H，ROSENBERG J，ACHIAM M P. Digital rectal examination is a useful clinical procedure in the work-up of patients with colorectal or urogenital symptoms［J］. Ugeskrift for laeger，2013，175（44）：2636 – 2639.

［10］MOROTE J，PICOLA N，MUÑOZ-RODRIGUEZ J，et al. The role of digital rectal examination prostate volume category in the early detection of prostate cancer：its correlation with the magnetic resonance imaging prostate volume［J］. The world journal of men's health，2024，42（2）：441 – 448.

# 第四节　残余尿量测定技术
# （膀胱扫描仪测量法）

## 一、概述

残余尿是指一次正常排尿后仍残留在膀胱内的尿液量。残余尿的测量可在排尿后即刻通过导尿法或使用膀胱扫描仪（即便携式超声波扫描仪）测量膀胱体积计算得出。

残余尿增加合并膀胱高压可能导致上尿路问题。如果残余尿量增多的同时伴随泌尿系统感染，需要治疗残余尿量增多，因为在感染的残余尿存在的情况下，尿路感染不可能被根除。残余尿的显著增多会降低功能性膀胱容量，同时会导致尿急、尿频、急迫性尿失禁及夜尿增多的出现。

目前没有循证医学研究来确认残余尿量正常范围的上限。一般观点是，如果残余尿量小于 50 mL 意味着膀胱排空完全，而残余尿量大于 200 mL 认为膀胱没有完全排空，并需要相应处理。临床中通常采用 50 mL 作为残余尿是否阴性的标准。

测定残余尿的方法有导尿、膀胱扫描仪等。导尿法为侵入性操作，操作较复杂且易致患者痛苦。而使用膀胱扫描仪测定残余尿，操作简单，无创伤，可反复多次测量，数据准确，报告迅速。

## 二、目的

（1）膀胱容量测定。

（2）残余尿测定。

## 三、目标

（1）评估膀胱功能。残余尿量可以反映膀胱排尿功能的状态，评估膀胱是否充分排空、是否存在尿液滞留等问题。

（2）辅助诊断疾病。某些疾病或病理情况可能导致膀胱排尿功能异常，如前列腺肥大、神经性膀胱、脊髓损伤等。

（3）指导治疗。根据残余尿量的多少和排尿情况制订相应的治疗方案，如对于残余尿较多的患者，可能需要采取药物治疗、物理治疗或手术干预等措施来改善排尿功能。

（4）监测疗效。在治疗过程中，定期测定残余尿量可监测治疗效果，有助于及时调整治疗方案。

（5）预防并发症。长期存在残余尿会增加尿路感染、膀胱结石等并发症的发生风险。通过测定残余尿量并及时采取措施改善排尿功能，有助于预防这些并发症的发生。

## 四、适用范围

（1）拔除尿管初期。

（2）排尿困难者或不能自主排尿者。

（3）尿频、尿急者。

（4）排尿量少伴膀胱区膨胀者。

（5）长期未排尿者，了解膀胱容量以评估肾功能。

（6）盆腔或腹部手术前，确保膀胱排空。

## 五、禁忌证

（1）胎儿或怀孕妇女。

（2）耻骨上区域存在开放性伤口。

## 六、操作流程

膀胱残余尿量测定操作流程见图2-4。

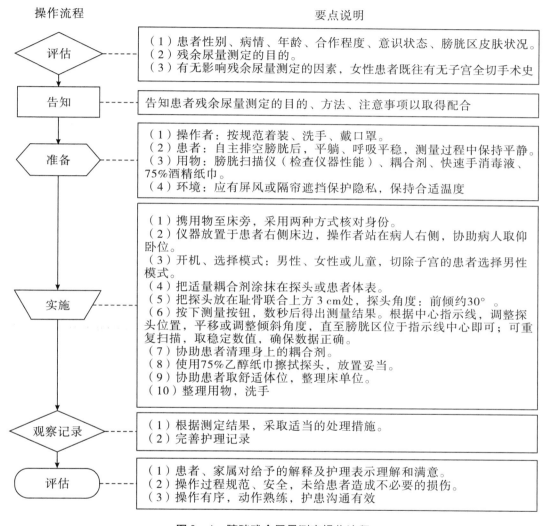

图2-4 膀胱残余尿量测定操作流程

## 七、操作关注点与难点

（一）关注点

（1）患者有尿急感觉及正常排尿后应立即测量，间隔时间不宜过长。

（2）避免瘢痕组织、切口、缝合线、手术用打钉，这可能会影响超声传输和反射，引致误测。

（3）扫描头的圆形穹顶上，应加上适量的超声传导凝胶。

（4）耦合剂或球囊里微气泡可能会影响超声传输与反射，因此扫描前需要将耦合剂凝胶均匀涂抹在皮肤上并去除气泡。

（5）嘱患者放松，取仰卧位，可提高扫描精度。

（6）为女性患者行膀胱容量测量时需要排除子宫图像，因超声波中子宫图像与膀胱类似，会引致误测。

（二）难点

（1）便携式膀胱扫描仪测量容量是基于 12 个平面图像的计算，因此在扫描过程中须保证探头位于膀胱正中位置上方，并保持探头稳定。

（2）可重复扫描以获取一个最佳的和可重复的图像，扫描的准确性会得到改善。

（3）膀胱扫描仪不能区分膀胱残余尿或骨盆/下腹部的液体或其他低密度组织。以下这些情况下可能会被误认为是残余尿：腹膜透析停留在腹腔的液体、腹水、卵巢囊肿、子宫肌瘤、巨大肾囊肿、腹内脓肿、膀胱结石、肥胖等。

（三）导致测量数值不准确的影响因素

（1）病态肥胖。

（2）超声耦合剂不足。

（3）扫描头瞄准不正确，使膀胱部分或全部在测量的范围之外。

（4）在扫描过程中移动探头。

（5）留置导尿管的存在，在膀胱内的乳胶球囊导尿管可能会影响精度，然而仍有测量意义，因为可以检测导尿管是否堵塞。

（6）瘢痕组织、切口、缝线、手术用打钉可影响超声波的传输和反射扫描。

（7）耻骨或盆腔手术的患者，护士应小心避开引致误测的因素。

（8）异常形状的膀胱、膀胱继发于手术的位置改变。

（9）合并膀胱憩室、输尿管反流、巨输尿管症等。

（10）膀胱体积超过膀胱扫描仪的测量上限。

# 八、管理规程

（一）准入与资质

医护准入条件如下：

（1）"医疗机构执业许可证"在有效期内，执业行为在许可范围内，配置有相关科室或部门。

（2）医生具有"医生执业资格证"，护士具有"护士执业资格证"，执业地点在本院且执业证在有效期内。

（3）医护人员接受残余尿测量操作技术及配合培训。

（二）环境管理

应用隔帘或屏风，保持室内温湿度适宜，安静、明亮。

（三）物品管理

保证耦合剂在使用有效期内，操作后将膀胱扫描仪按要求归位。

## 九、评价指标

膀胱残余尿量测定评价指标见表2-4。

表2-4　膀胱残余尿量测定评价指标

| 一级指标 | 二级指标 | 三级指标 | 评价方式 |
|---|---|---|---|
| 结构质量 | 管理规范与工作流程 | （1）熟悉残余尿测定的管理规范及工作流程。<br>（2）严格按照规范执行护理操作 | 标准质控检查 |
| | 专业知识与技能 | （1）掌握操作适应证和禁忌证。<br>（2）掌握操作要点和重、难点 | |
| | 物品与环境准备 | （1）膀胱扫描仪定期清洁消毒。<br>（2）膀胱扫描仪定期检测与校准检查。<br>（3）常用耗材处置方法。<br>（4）评估环境的隐私性，操作环境干净、明亮，定期进行地表、物表和空气消毒 | |
| 环节质量 | 护理评估 | （1）正确评估患者一般资料及病史。<br>（2）评估影响测定准确性的因素。<br>（3）医务人员按清洁操作要求并做好自身准备 | 技术操作考核 |
| | 护理操作 | （1）根据患者自身情况，协助其摆放正确的体位。<br>（2）注意为患者保暖并尊重患者隐私。<br>（3）正确使用探头进行膀胱区扫描。<br>（4）重复测量，确保测量精度。<br>（5）避免影响测量准确性的因素。<br>（6）测量后做出正确的相应处理 | |
| | 健康教育 | （1）患者知晓本次操作相关知识及注意事项。<br>（2）残余尿量的正常值范围 | |
| 终末质量 | 护理质量 | （1）患者能够正确理解及配合的程度。<br>（2）测量结果的准确度 | 现场查检 |
| | 护理服务满意度 | 患者对本次检查期间提供的护理服务的满意度 | |

## 十、不良反应

膀胱扫描仪测定残余尿量是一种非侵入性的检查方法，通常是安全和无创的，不良反应极少发生。可能发生的不良反应是皮肤过敏反应，因部分患者对超声介质或皮肤贴片中的胶水过敏，从而引发皮肤瘙痒、红斑、水疱等过敏反应。

（刘健　邵寒梅　李艳怡　刘颖敏　黄玲）

**参考文献**

[1] 廖利民. 尿失禁诊断与治疗学 [M]. 2 版. 北京：科学出版社，2023：379 – 385.

[2] 谢家兴. 康复护理常规与技术 [M]. 北京：人民卫生出版社，2022：173 – 184.

[3] 陈忠. 间歇性导尿 [M]. 武汉：华中科技大学出版社，2021：73.

[4] 蔡文智，孟玲，李秀云. 神经源性膀胱护理实践指南（2017 版）[J]. 护理学杂志，2017，32（24）：1 – 7.

[5] 张大伟，朱红军，柯俊，等. 依据膀胱安全容量间歇性导尿预防神经源性膀胱相关泌尿道感染 [J]. 中国感染控制杂志，2021，20（10）：903 – 908.

[6] 宋奇翔，廖利民. 中华医学会压力性尿失禁指南（2019 版）要点解读 [J]. 实用妇产科杂志，2022，38（6）：419 – 421.

[7] 刘楠，李卡. 康复护理学 [M]. 北京：人民卫生出版社，2022：118 – 123.

[8] 郑彩，李秀云. 康复护理技术操作规程 [M]. 北京：人民卫生出版社，2018：52 – 55，64 – 74.

[9] 颜梦莎，王锟. 子宫广泛切除术后尿潴留的原因与护理对策 [J]. 局解手术学杂志，2010，19（1）：66.

[10] 马丽娟，徐慧蔚. 便携式膀胱 B 超扫描仪在妇科肿瘤术后残余尿量测量中的应用价值 [J]. 医药卫生科技，2021，27（8）：124 – 125.

[11] 张静，李雪梅. 泌尿外科术后患者应用膀胱扫描仪行残余尿测定的护理 [J]. 护理学杂志，2012，27（12）：36 – 37.

# 第五节　经膀胱腹内压测量技术

## 一、概述

腹内压（intra-abdominal pressure，IAP）为密闭的腹腔内的压力，是临床诊断和治疗疾病的重要生理学参数之一。不同年龄、体型和妊娠状态的人群，其腹内压的数值会有所不同。一般来说，成人的腹内压大多在 0 ～ 5 mmHg，儿童的腹内压则较低。女性在怀孕之后，腹内压可达到 10 ～ 15 mmHg。进行腹内压监测，可以准确预测、动态掌握腹内高压患者病情变化，及早预防腹腔间隔室综合征（abdominal compartment syndrome，ACS）的发生，有效降低危重患者的死亡率。常用的腹内压监测方法有直接穿刺腹腔测压和经胃、结肠、膀胱、子宫、下腔静脉等间接测压。其中，间接膀胱压测定是一种简单且重复性好的方法，因为膀胱是一个腹腔内结构，其壁顺应性较好，膀胱内压力的变化可以反映腹内压的变化。

## 二、目的

动态评估腹内压，①可以用于病情观察，发现引起腹内压增高的疾病及其程度，如腹腔内感染、腹腔内出血、肠梗阻等；②可以用于制订治疗方案，如危重症患者液体复苏、肠内营养等；③改善预后，早期发现腹腔高压（intra-abdominal hypertension，IAH）

和腹腔间隔室综合征（ACS），降低患者的发病率和死亡率。

## 三、目标

（1）掌握经膀胱测腹内压的操作流程、适应证、禁忌证、并发症的预防方法。

（2）掌握经膀胱测腹内压操作流程的注意事项。

## 四、适用范围

适用于外科手术后患者的胃肠功能评估；严重创伤、烧伤、肠梗阻、肠麻痹、脓毒症、急性胰腺炎等临床危重患者。

## 五、禁忌证

（1）绝对禁忌证：患者有膀胱手术或外伤、尿路梗阻、严重泌尿系统感染等。

（2）相对禁忌证：膀胱病变，如小容量膀胱、神经源性膀胱。

## 六、操作流程

经膀胱腹内压测量操作流程见图 2 – 5。

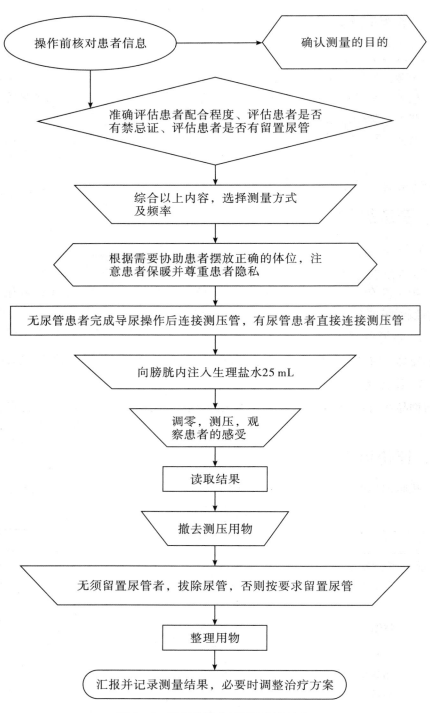

**图 2-5 经膀胱腹内压测量操作流程**

## 七、操作关注点与难点

（一）关注点

（1）无菌：导尿、注水、测量等环节严格按照无菌技术执行。

（2）患者：平卧位、安静、正常呼吸，避免激动、烦躁、咳嗽、深呼吸等。

（3）调零：腋中线水平。

（4）液体：37～40 ℃；注水时间大于30秒；注入膀胱的液体量约25 mL。

（二）难点

测量结果的分析及应用。

## 八、管理规程

（一）准入与资质

医护准入条件如下：

（1）护士具有"护士执业资格证"，执业地点在本院且执业证在有效期内。

（2）接受过膀胱镜操作技术及配合培训并考核合格。

（二）环境管理

病室安静、整洁，光线充足，适宜操作。无关人员需要回避，以保护患者隐私。

（三）物品管理

无菌物品在有限期内，并一次性使用。仪器设备定期监测校准，运作正常，无异常。

## 九、评价指标

经膀胱腹内压测量评价指标见表2-5。

表2-5　经膀胱腹内压测量评价指标

| 一级指标 | 二级指标 | 三级指标 | 评价方式 |
|---|---|---|---|
| 结构质量 | 管理规范与<br>工作流程 | （1）掌握经膀胱测腹内压的管理规范。<br>（2）掌握经膀胱测腹内压的操作流程 | 标准质控<br>检查 |
| | 专业知识与<br>技能 | （1）掌握经膀胱测腹内压的适应证、禁忌证。<br>（2）掌握经膀胱测腹内压的并发症及其预防方法。<br>（3）掌握腹内压测量结果的解读 | |
| | 物品与环境<br>准备 | （1）一次性无菌物品在有效期内。<br>（2）环境安静、光线充足，保护患者隐私。<br>（3）仪器设备定期校准，无异常 | |

续表 2-5

| 一级指标 | 二级指标 | 三级指标 | 评价方式 |
|---------|---------|---------|---------|
| 环节质量 | 护理评估 | （1）了解测量的目的。<br>（2）准确评估患者配合程度。<br>（3）评估患者是否有禁忌证。<br>（4）评估患者是否有留置尿管。<br>（5）综合以上内容，选择测量方式及频率 | 技术操作<br>考核 |
| | 护理操作 | （1）根据需要协助患者摆放正确的体位。<br>（2）注意为患者保暖并尊重患者隐私。<br>（3）无尿管患者完成导尿操作。<br>（4）有尿管患者，连接测压管。<br>（5）向膀胱内注入生理盐水 25 mL。<br>（6）调零，测压，观察患者的感受。<br>（7）读取结果。<br>（8）撤去测压用物。<br>（9）无须留置尿管者，拔除尿管；否则按要求留置。<br>（10）整理用物。<br>（11）汇报并记录测量结果，必要时调整治疗方案 | |
| | 健康教育 | 患者知晓本次操作相关知识及注意事项 | |
| 终末质量 | 护理质量 | （1）患者能够正确理解及配合的程度。<br>（2）准确测量腹内压。<br>（3）经膀胱测量腹内压并发症发生率 | 现场查检 |
| | 护理服务满意度 | 患者对本次操作的满意度 | |

# 十、不良反应

（一）泌尿系感染

（1）预防：严格根据适应证进行操作，严格按照操作流程执行。

（2）观察：患者体温是否正常，是否有尿路刺激征，是否有尿液浑浊，以及尿液检查结果。

（3）处理：①根据病情，保证足够液体入量。②根据检查结果予以抗生素治疗。③必要时更换导尿管。④若是耐药菌感染，按要求予以隔离。⑤对症处理。

（二）膀胱刺激症状

（1）预防：①选择符合的适应证，使用合适大小的导尿管。②注入生理盐水速度大于30 秒。③注入的生理盐水的温度在 37 ~ 40 ℃。④注入生理盐水的量不超过 50 mL。

（2）观察：尿道及膀胱区有无痉挛性疼痛、强烈的尿意，有无尿液从尿道口溢出的现象。

（3）处理：①测量过程中，若出现膀胱痉挛，即刻停止操作，引流出已注入的液体。②缓解患者的紧张情绪，做好心理护理及健康教育。③必要时遵医嘱使用解痉止痛药物以缓解症状。

（栗霞　周盼盼）

**参考文献**

[1] 陈亭，王婷，李清，等. 重症急性胰腺炎患者肠内营养喂养不耐受状况及其影响因素研究 [J]. 中华护理杂志，2017，52（6）：716-720.

[2] 刘志梅，钟琼，仇成秀. 不同体位及体质量指数等因素对经膀胱内途径间接测定腹内压影响研究 [J]. 临床军医杂志，2017，45（4）：425-427.

[3] 白琳，史颜梅，周雅婷，等. 腹内压测量的研究进展 [J]. 护理学杂志，2016，31（11）：109-112.

[4] 韩月红，张雪松，邱卫红. 2种中心静脉压测量方法的比较分析 [J]. 中国实用护理杂志，2009，25（3）：60-61.

[5] 尤小贵，江方正，姚红林，等. 腹腔高压患者不同体位监测腹腔压的效果观察 [J]. 中华现代护理杂志，2020，26（35）：4877-4881.

[6] 王涛，王箴，沈光贵，等. 不同机械通气模式对危重患者腹内压的影响 [J]. 中华急诊医学杂志，2016，25（6）：834-837.

# 第六节　膀胱功能康复训练技术

## 一、盆底肌训练技术

（一）概述

盆底肌训练（pelvic floor muscle training，PFMT），又称为凯格尔训练（Kegel exercise），是指患者有意识地对以耻骨尾骨肌肉群（即肛提肌）为主的盆底肌肉群进行自主性收缩锻炼，以增强尿道的阻力，从而加强控尿能力。

（二）目的

提高盆底核心肌群肌力，以增强尿道阻力，加强控尿能力，改善尿失禁发生情况。妇女进行产后盆底肌康复训练，可提高盆底肌肉核心力量，减少尿失禁发生率，改善盆腔器官脱垂；男性进行训练可用于早发性射精（早泄）、勃起功能障碍、前列腺炎等疾病的治疗或辅助治疗与恢复等。

（三）目标

（1）患者能正确识别并有意识地控制盆底肌肉。

（2）患者能掌握正确的训练方法。

（3）循序渐进、适时适量、持之以恒，改善患者的症状，避免出现症状进一步加重。

（4）在训练过程中未发生不良反应。

（四）适用范围

（1）各种类型的尿失禁患者。

（2）良性前列腺增生，前列腺癌术后康复患者。

（3）尿道、生殖道修补术的辅助治疗。

（4）中晚期妊娠及产后妇女。

（5）膀胱肿瘤根治、原位回肠代膀胱术后康复患者等。

（6）改善性生活质量。

（五）禁忌证

（1）过度肥胖。

（2）老年痴呆症。

（3）严重的糖尿病。

（4）心律失常或心功能不全者。

（5）血尿、尿路感染急性期、肌张力过高者、下尿路梗阻者。

（6）月经期。

（7）重度盆腔器官脱垂及精神障碍者谨慎使用。

（六）操作流程

盆底肌训练操作流程见图2-6。

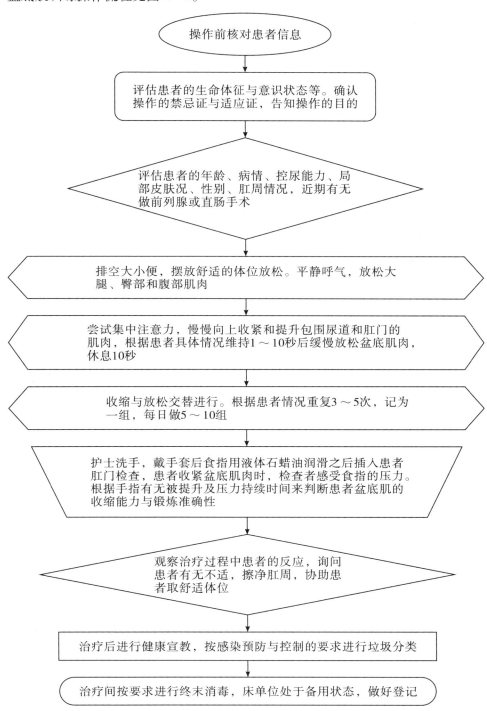

操作前核对患者信息

评估患者的生命体征与意识状态等。确认操作的禁忌证与适应证，告知操作的目的

评估患者的年龄、病情、控尿能力、局部皮肤况、性别、肛周情况，近期有无做前列腺或直肠手术

排空大小便，摆放舒适的体位放松。平静呼气，放松大腿、臀部和腹部肌肉

尝试集中注意力，慢慢向上收紧和提升包围尿道和肛门的肌肉，根据患者具体情况维持1～10秒后缓慢放松盆底肌肉，休息10秒

收缩与放松交替进行。根据患者情况重复3～5次，记为一组，每日做5～10组

护士洗手，戴手套后食指用液体石蜡油润滑之后插入患者肛门检查，患者收紧盆底肌肉时，检查者感受食指的压力。根据手指有无被提升及压力持续时间来判断患者盆底肌的收缩能力与锻炼准确性

观察治疗过程中患者的反应，询问患者有无不适，擦净肛周，协助患者取舒适体位

治疗后进行健康宣教，按感染预防与控制的要求进行垃圾分类

治疗间按要求进行终末消毒，床单位处于备用状态，做好登记

图2-6　盆底肌训练操作流程

## （七）操作关注点与难点

### 1. 关注点

（1）注意为患者保暖并尊重患者隐私。

（2）根据患者自身情况，协助其摆放正确的体位。

（3）检查前后给予患者个性化健康宣教。

### 2. 难点

（1）制订以跟踪评价指标为依据、医护联合管理的标准随访方案。

（2）建立以失禁专科实践研究方向的护理随访小组或团队。

（3）通过随访平台或途径进行有效沟通与干预。

## （八）管理规程

### 1. 准入与资质

医护准入条件如下：

（1）"医疗机构执业许可证"在有效期内，执业行为在许可范围内，配置有相关科室或部门。

（2）医生具有"医生执业资格证"，护士具有"护士执业资格证"，执业地点在本院且执业证在有效期内。

（3）医护人员接受盆底肌训练技术操作及配合培训。

### 2. 环境管理

（1）操作环境保持温湿度适宜（21～25 ℃，40%～60%），使患者感到舒适。

（2）一医（护）一患一诊室，保护患者隐私。

（3）患者使用床单，应一人一换，做到一人一单。

### 3. 物品管理

（1）取用一次性物品时按照有效期先后取用。

（2）操作结束后，物品、仪器都须按要求规整到位。

## （九）评价指标

盆底肌训练评价指标见表2－6。

表2－6　盆底肌训练评价指标

| 一级指标 | 二级指标 | 三级指标 | 评价方式 |
| --- | --- | --- | --- |
| 结构质量 | 管理规范与工作流程 | （1）熟悉盆底检查室的管理规范及工作流程。<br>（2）严格按照规范执行护理操作 | 标准质控检查 |
| | 专业知识与技能 | （1）掌握盆底肌训练的适应证和禁忌证。<br>（2）掌握异常情况的紧急处理措施 | |
| | 物品与环境准备 | （1）检查室定期消毒灭菌，温湿度符合标准。<br>（2）检查常用耗材处置方法。<br>（3）麻醉、急救药品及物品配备齐全。<br>（4）监护仪性能良好，处于备用状态。<br>（5）一医/一护一患一诊室，保持安静 | |

续表 2-6

| 一级指标 | 二级指标 | 三级指标 | 评价方式 |
|---|---|---|---|
| 环节质量 | 护理评估 | （1）正确评估患者的一般资料及病史，完善操作前相关检查。<br>（2）登记患者信息并告知患者签署知情同意书。<br>（3）医务人员按无菌操作要求做好准备 | 技术操作考核 |
| | 护理操作 | （1）根据患者自身情况，协助其摆放正确的体位。<br>（2）注意为患者保暖并尊重患者隐私。<br>（3）指导患者排空大小便。<br>（4）指导患者保持正常呼吸，避免屏气，消除患者紧张情绪，充分信任并配合操作。<br>（5）医务人员洗手后戴手套，使用液体石蜡润滑食指后伸入患者肛门或阴道。<br>（6）给予患者情景模拟，进行正确的盆底肌收缩。<br>（7）患者收紧盆底肌时，医务人员感受食指获得的压力，从而触诊量化盆底肌肉强度。<br>（8）确保患者按指令进行正确动作，根据盆底肌徒手肌力评估分级办法进行盆底肌力评级。<br>（9）操作过程中密切监测患者生命体征。<br>（10）正确对待患者的主诉和反馈并及时调整训练强度和训练办法。<br>（11）告知患者日常行盆底肌训练的操作要点和训练强度，操作完毕，医疗垃圾按相关规定正确处置 | |
| | 健康教育 | （1）操作前与操作后对患者进行健康教育。<br>（2）患者知晓本次操作相关知识及注意事项 | |
| 终末质量 | 护理质量 | （1）患者能够正确理解及配合的程度。<br>（2）盆底肌训练一次性完成率 | 现场查检 |
| | 护理服务满意度 | （1）患者对本次操作指导期间提供的护理服务的满意度。<br>（2）操作者对本次护理配合质量的满意度 | |

## （十）不良反应

**训练过度**

（1）预防：需遵循多组数低强度的锻炼方法与原则。

（2）观察：患者有无尿频、尿急、会阴部酸胀痛，男性是否有勃起无力等。

（3）处理：无须特殊处理。加强病情观察，不适随诊。

（郑喜春　黄小萍　何宇文）

## 参考文献

[1] 陈琦，丁留成，李惠珍，等. 女性压力性尿失禁手术安全共识 [J]. 现代泌尿外科杂志，2019，24（8）：605−613.

[2] 陈捷，赵红佳. 整合盆底学 [M]. 福州：福建科学技术出版社，2020：164−180.

[3] 范国荣，薄海欣. 达标理论在产后尿失禁患者盆底康复训练中的应用研究 [J]. 中华护理杂志，2019，54（4）：506−510.

[4] 郭娜娜，纪淑春. 产后早期行盆底肌功能锻炼治疗产后尿失禁效果分析：联合低频电刺激、生物反馈治疗 [J]. 实用临床护理学杂志，2019，4（3）：17−18.

[5] 黄健，张旭，魏强，等. 中国泌尿外科和男科疾病诊断治疗指南 [M]. 北京：科学出版社，2022：605−606.

[6] 牛晓宇，陈悦悦，魏冬梅，等. 女性盆底康复学 [M]. 成都：四川大学出版社. 2019：126−130.

[7] 屈勤芳，张蓓蓓，张洁. 普拉提联合凯格尔盆底康复训练对产后盆底肌功能及性功能的影响 [J]. 中国性科学，2022，31（1）：121−124.

[8] 司龙妹，张佩英，丁炎明，等. 盆底肌训练防治前列腺癌根治术后尿失禁的最佳证据总结 [J]. 中华护理杂志，2020，55（12）：1859−1864.

[9] 王红燕，冯素文. 孕产妇盆底肌训练研究进展 [J]. 中国实用护理杂志，2018，34（30）：2398−2401.

[10] 王伟娜，姚金含，成曦，等. 2021年波兰妇产科医师协会"女性压力性尿失禁管理指南"解读 [J]. 实用妇产科杂志，2022，38（4）：262−265.

[11] 张迪，孙秀丽. 盆底肌训练在女性尿失禁中的应用现状 [J]. 中华妇产科杂志，2021，56（10）：728−731.

[12] 朱兰，孙智晶. 女性压力性尿失禁诊断和治疗指南（2017）[J]. 中华妇产科杂志，2017，52（5）：289−293.

[13] 张丽华，常晓红，范亚丽，等. 产后早期行盆底肌功能锻炼对治疗产后尿失禁有促进作用 [J]. 基因组学与应用生物学，2017，36（5）：1858−1863.

[14] 宋奇翔，廖利民. 中华医学会压力性尿失禁指南（2019版）要点解读 [J]. 实用妇产科杂志，2022，38（6）：419−421.

[15] 中华医学会妇产科学分会妇科盆底学组. 女性压力性尿失禁诊断和治疗指南（2017）[J]. 中华妇产科杂志，2017，52（5）：289−293.

[16] 张云静. 盆底修复仪联合 Kegel 运动及康复护理干预对女性盆底功能障碍患者盆底肌纤维的影响 [J]. 医疗装备，2022，35（13）：161−163.

[17] DUMOULIN C, CACCIARI L P, HAY-SMITH E J C. Pelvic floor muscle training versus no treatment or inactive control treatments for urinary incontinence in women [J]. Cochrane database of systematic reviews, 2018, 10: CD005654.

[18] HAY-SMITH E J C, HERDERSCHEE R, DOUMOULIN C, et al. Comparisons of approaches to pelvic floor muscle training for urinary incontinence in women [J]. Cochrane database of systematic reviews, 2011 (12): CD009508

[19] HERDERSCHEE R, HAY-SMITH EJ, HERBISON G P, et al. Feedback or biofeedback to augment pelvic floor muscle training for urinary incontinence in women [J]. Cochrane database of systematic reviews, 2011 (7): CD009252.

[20] NUNES E F C, SAMPAIO L M M, BIASOTTO-GONZALEZ D A, et al. Biofeedback for pelvic floor

muscle training in women with stress urinary incontinence: a systematic review with meta-analysis ［J］. Physiotherapy, 2019, 105 (1): 10 – 23.

［21］ WOODLEY S J, BOYLE R, CODY J D, et al. Pelvic floor muscle training for prevention and treatment of urinary and faecal incontinence in antenatal and postnatal women ［J］. Cochrane database of systematic reviews, 2017, 12 (12): CD007471.

## 二、膀胱电刺激治疗技术

（一）概述

低频电子脉冲膀胱治疗仪是以生物波形式，通过皮肤电极刺激人体膀胱投影区进行治疗，其主要作用是刺激膀胱逼尿肌收缩，促进排尿功能恢复。膀胱神经和肌肉电刺激仪是基于膀胱电生理学、病理学等理论，利用膀胱平滑肌对刺激敏感、慢收缩和紧张性等特性，使用微型控制器产生模拟可变的生物波，经皮导入，达到膀胱部位，以低频等方式多方位地刺激膀胱，使其按低频包络节律缓慢的收缩和伸张运动，从而帮助患者恢复膀胱及括约肌机能，促进已损伤神经的修复和再生，增加神经传导速度，顺利实现排尿。

（二）目的

通过电流刺激作用，刺激膀胱感觉功能，促进膀胱尿意、尿道感觉功能的复苏，促使膀胱逼尿肌收缩功能恢复，有效改善膀胱容量和顺应性，促进有效排尿。

（三）目标

使用无创、方便、安全的仪器设备来缓解和治疗临床患者的排尿功能障碍问题。

（四）适用范围

（1）神经源性膀胱残余尿增多（尿频、夜尿增多）、排尿不畅或尿潴留。

（2）因膀胱疾患所导致的非占位性的排尿障碍（尿潴留、尿失禁、尿频等）。

（3）各种疾病术后的预防和拔管后的功能锻炼。

（4）其他排尿困难顽症（含前列腺切除后逼尿肌乏力拔管失败）。

（5）临床实践证明，对压力性的尿潴留、尿失禁等病症的。

（6）老年人的便秘。

（五）禁忌证

（1）孕妇、使用心脏起搏器者禁用。

（2）癫痫、精神病等患者禁用。

（3）出血性疾病慎用。

（4）有不稳定心绞痛者在医生指导下使用。

（六）操作流程

膀胱电刺激治疗操作流程（以低频电子脉冲膀胱治疗仪为范例）见图 2 – 7。

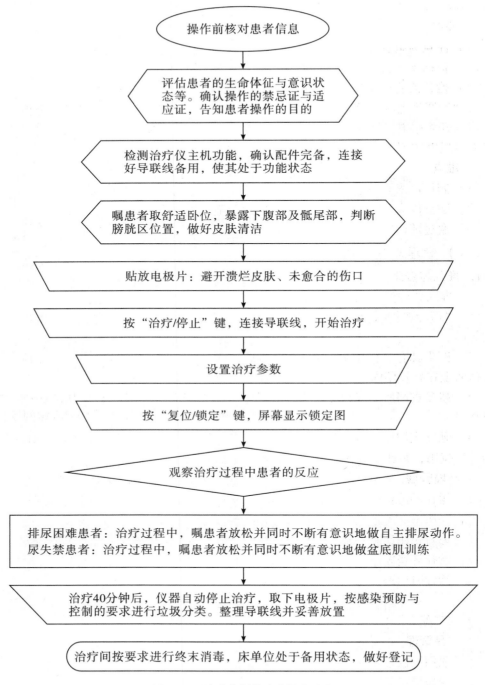

操作前核对患者信息

评估患者的生命体征与意识状态等。确认操作的禁忌证与适应证，告知患者操作的目的

检测治疗仪主机功能，确认配件完备，连接好导联线备用，使其处于功能状态

嘱患者取舒适卧位，暴露下腹部及骶尾部，判断膀胱区位置，做好皮肤清洁

贴放电极片：避开溃烂皮肤、未愈合的伤口

按"治疗/停止"键，连接导联线，开始治疗

设置治疗参数

按"复位/锁定"键，屏幕显示锁定图

观察治疗过程中患者的反应

排尿困难患者：治疗过程中，嘱患者放松并同时不断有意识地做自主排尿动作。
尿失禁患者：治疗过程中，嘱患者放松并同时不断有意识地做盆底肌训练

治疗40分钟后，仪器自动停止治疗，取下电极片，按感染预防与控制的要求进行垃圾分类。整理导联线并妥善放置

治疗间按要求进行终末消毒，床单位处于备用状态，做好登记

**图 2-7　膀胱电刺激治疗操作流程**

（七）操作关注点与难点

**1. 关注点**

（1）注意为患者保暖并尊重患者隐私。

（2）根据患者自身情况，协助其摆放正确的体位。

（3）检查前后给予患者个性化健康宣教：在调节强度与频率值时，让患者表达感受，有助于调至患者可承受的最佳治疗参数；尿潴留患者在治疗的同时配合做排尿动作，以助开放尿道括约肌，必要时接便盆或尿壶排尿，导尿者保持尿管持续开放；尿失禁患者可辅助实施盆底肌训练以提高治疗效果。

**2. 难点**

（1）制订以跟踪评价指标为依据、医护联合管理的标准随访方案。

（2）建立以失禁专科实践研究方向的护理随访小组或团队。

（3）通过随访平台或途径进行有效沟通与干预。

（八）管理规程

**1. 准入与资质**

医护准入条件如下：

（1）"医疗机构执业许可证"在有效期内，执业行为在许可范围内，配置有相关科室或部门。

（2）医生具有"医生执业资格证"，护士具有"护士执业资格证"，执业地点在本院且执业证在有效期内。

（3）接受过膀胱电刺激治疗仪使用理论、操作培训并考核合格的执业医生、护士或技师。

（4）独立应用膀胱电刺激治疗前，操作者在带教老师的指导下正确完成10例及以上的临床应用，并通过专业评估合格后方可独立实施。

**2. 环境管理**

（1）操作环境保持温湿度适宜（21～25 ℃，40%～60%），使患者感到舒适。

（2）一医（护）一患一诊室，保护患者隐私。

（3）患者使用床单，应一人一换，做到一人一单。

（4）治疗环境宽敞明亮、安全、通风良好、屏风遮挡、用物摆放合理。

（5）治疗时应避开强电磁干扰（如微波和短波治疗设备）。

（6）治疗仪应放置在洁净、通风的室内，避免阳光直射，确保治疗仪的四周至少有5 cm的空隙。

**3. 物品管理**

（1）取用一次性物品时按照有效期先后取用。

（2）操作结束后，物品、仪器都须按要求规整到位。

（3）膀胱电刺激治疗仪配备：电源连接装置、治疗电极线、电极片、皮肤清洁用物等。

## （九）评价指标

膀胱电刺激治疗操作评价指标见表 2-7。

表 2-7　膀胱电刺激治疗操作评价指标

| 一级指标 | 二级指标 | 三级指标 | 评价方式 |
|---|---|---|---|
| 结构质量 | 管理规范与工作流程 | （1）熟悉治疗室的管理规范及工作流程。<br>（2）严格按照规范执行护理操作 | 标准质控检查 |
| | 专业知识与技能 | （1）掌握膀胱电刺激治疗技术的适应证和禁忌证。<br>（2）掌握膀胱电刺激治疗时异常情况的紧急处理措施 | |
| | 物品与环境准备 | （1）治疗室定期消毒灭菌，温湿度符合标准。<br>（2）检查常用耗材处置方法。<br>（3）麻醉、急救药品及物品配备齐全。<br>（4）监护仪性能良好，处于备用状态。<br>（5）一医/一护一患一诊室，保持安静。<br>（6）膀胱电刺激治疗仪连接线与主机的消毒和保护、装置及其附属部件的检测与校准 | |
| 环节质量 | 护理评估 | （1）正确评估患者一般资料及病史，完善操作前相关检查。<br>（2）登记患者信息并告知患者签署知情同意书。<br>（3）医务人员按无菌操作要求做好准备 | 技术操作考核 |
| | 护理操作 | （1）根据患者自身情况，协助其摆放正确的体位。<br>（2）注意为患者保暖并尊重患者隐私。<br>（3）指导患者排空大小便；带尿管者全程开放管道，并妥善做好固定。<br>（4）消除患者紧张情绪，使患者充分信任并配合操作。<br>（5）检查患者下腹部及骶尾部皮肤情况，并充分暴露操作部位，进行有效清洁。<br>（6）叩诊膀胱区，确认电极部位，打开电源，主机调至待机状态，连接导联线。<br>（7）根据患者情况调整强度和密度参数；感觉迟钝者，避免因功率过大灼伤皮肤。<br>（8）嘱患者治疗期间相关注意事项，排尿困难患者可配合进行自主排尿动作；尿失禁患者可配合进行盆底肌训练。<br>（9）操作过程中密切监测患者生命体征。<br>（10）正确对待患者的主诉和反馈并及时调整治疗参数。<br>（11）操作完毕后医疗垃圾按相关规定正确处置 | |
| | 健康教育 | （1）操作前与操作后对患者进行健康教育。<br>（2）患者知晓本次操作相关知识及注意事项 | |

续表 2 - 7

| 一级指标 | 二级指标 | 三级指标 | 评价方式 |
| --- | --- | --- | --- |
| 终末质量 | 护理质量 | （1）患者能够正确理解及配合的程度。<br>（2）膀胱电刺激治疗的一次性完成率 | 现场查检 |
| | 护理服务满意度 | （1）患者对本次操作指导期间提供的护理服务的满意度。<br>（2）操作者对本次护理配合质量的满意度 | |

### （十）不良反应

**超强度治疗**

（1）预防：保持电极片粘贴良好。在患者能承受的前提下，刺激感越强，治疗效果越好，但忌参数设置过大，对患者突然刺激过强会引起患者不适甚至影响疗效。

（2）观察：患者有无尿频、尿急、尿潴留等排尿障碍症状加重；电极处皮肤有无灼伤等。

（3）处理：治疗过程中加强对患者巡视，加强病情观察和治疗效果反馈。

（郑喜春　罗婷婷　黄小萍　何宇文）

**参考文献**

[1] 邓函，陈国庆，吴娟，等. 膀胱腔内电刺激结合膀胱运动感觉障碍辅助训练治疗神经源性 UAB 的有效性和安全性 [J]. 中华泌尿外科杂志，2021，42（10）：740 - 746.

[2] 桂婷婷. 生物反馈电刺激对盆底功能障碍患者盆底肌肉肌力等级及膀胱功能的影响 [J]. 临床研究，2021，29（11）：34 - 35.

[3] 彭翰林. 基于低频电刺激的膀胱治疗仪的设计与实现 [D]. 湖北：中南民族大学，2019.

[4] 田春艳. 低频脉冲电刺激治疗联合膀胱功能训练在宫颈癌术后患者中的护理效果 [J]. 医疗装备，2021，34（12）：121 - 122.

[5] 林蔼云，李美玲，刘生发. 盆底肌生物反馈电刺激治疗神经源性膀胱的临床研究 [J]. 中国初级卫生保健，2021，35（5）：89 - 91，94.

[6] 胡益，俞建松，刘莹莹. 膀胱电刺激法结合膀胱功能训练在脊髓损伤后膀胱功能重建中的作用 [J]. 中国现代医生，2021，59（6）：10 - 12，16.

[7] 范洒洒. 低频脉冲电刺激治疗联合膀胱功能训练对宫颈癌术后的护理效果分析 [J]. 当代临床医刊，2021，34（1）：39 - 40.

[8] 郭文，冷军，田梦，等. 电刺激治疗神经源性膀胱研究现状 [J]. 现代中西医结合杂志，2020，29（21）：2386 - 2389.

[9] 牛晓宇，陈悦悦，魏冬梅，等. 女性盆底康复学 [M]. 成都：四川大学出版社，2019.

[10] 黄健，王建业，孔垂泽，等. 中国泌尿外科和男科疾病诊断治疗指南 [M]. 北京：科学出版社，2020.

[11] 樊代明，陈捷，赵红佳，等. 整合盆底学 [M]. 福州：福建科学技术出版社，2020.

[12] 孙懿松，刘莺，许方蕾. 膀胱治疗仪结合功能康复操对良性前列腺增生合并急性尿潴留患者排尿功能恢复的效果评价 [J]. 护理与康复，2017，16（9）：958 - 960.

[13] 陈泽玉. 术后早期使用低频膀胱治疗仪预防病人出现尿潴留效果评价 [J]. 智慧健康，2018，4

（35）：36 - 38.

［14］唐婷. 膀胱治疗仪联合舒适护理对前列腺汽化电切术后患者排尿功能的影响［J］. 医疗装备，2022，35（8）：36 - 38.

［15］方态. 低频脉冲电子膀胱治疗仪联合盆底肌功能训练在经尿道前列腺切除术患者中的应用［J］. 医疗装备，2022，35（8）：120 - 121.

［16］龚森，杨君，刘欣彤. 低频脉冲电子膀胱治疗仪治疗老年性夜尿症的效果观察及护理［J］. 护士进修杂志，2016，31（12）：1127 - 1129.

# 三、磁刺激治疗技术

（一）概述

泌尿系统常见疾病除结石、肿瘤外，前列腺相关疾病、尿失禁、神经源性膀胱、膀胱过度活动症、男性性功能障碍的发病率也不容忽视。治疗包括手术治疗与非手术治疗，其中手术治疗主要适用于重度患者，但是手术治疗复发率高及所带来的并发症仍是不可避免的问题。非手术治疗包括药物治疗和物理康复治疗。目前临床上普遍开展的物理康复治疗是采用电刺激、磁刺激、生物反馈等治疗手段。而磁刺激技术不同于盆底肌训练、电刺激、生物反馈等传统的盆底康复技术，是一种非侵入性神经调控技术，具有穿透性强、隐秘性高、无痛无创的特点，更容易被医生和患者接受。目前有盆底肌刺激和骶神经刺激两种应用模式。

（二）目的

磁刺激技术是一种非侵入性神经调控技术，通过脉冲磁场刺激盆底神经，调控盆底神经电生理效应，改善所支配的肌肉和效应器官的功能，起到改善肌力、神经修复、促进血液循环等作用。刺激骶神经时，作用于盆底神经中枢 S2—S4，从而影响膀胱、尿道、盆底肌等效应器官的功能。

（三）目标

（1）护士能掌握磁刺激治疗技术，为患者进行磁刺激治疗。

（2）患者能掌握磁刺激治疗的注意事项，配合磁刺激治疗。

（四）适用范围

（1）控尿障碍：压力性尿失禁、急迫性尿失禁、膀胱过度活动症、逼尿肌无力、小儿遗尿。

（2）神经源性膀胱：脊髓损伤后尿失禁、尿潴留。

（3）术后排尿功能障碍。

（4）其他：慢性前列腺炎、性功能障碍、慢性盆腔疼痛综合征、大便失禁等。

（五）禁忌证

（1）孕妇、经期禁用。

（2）盆腔急性感染期，存在盆腔出血风险的患者。

（3）存在盆腔恶性肿瘤的患者。

（4）有盆腔金属内植物、金属节育环、心脏起搏器、胰岛素泵及任何外部监测设备者慎用。

（5）有癫痫、躁狂精神病史的患者，或治疗中有明显不适的患者。

（6）严重心律异常的患者。

（六）操作流程

磁刺激治疗操作流程见图2-8。

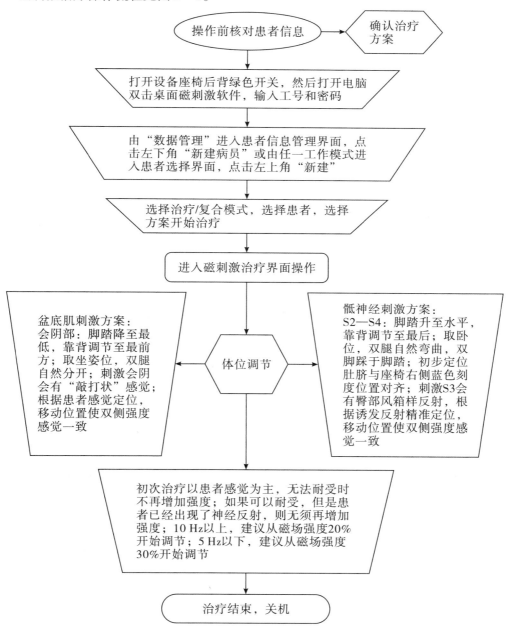

图2-8 磁刺激治疗操作流程

### （七）操作关注点与难点

**1. 关注点**

（1）根据患者的临床症状选择适合的治疗模式。

（2）根据患者对磁刺激强度的耐受能力调节强度。

**2. 难点**

患者根据磁刺激的感觉找到最佳的姿势。

### （八）管理规程

**1. 准入与资质**

医护准入条件如下：

（1）"医疗机构执业许可证"在有效期内，执业行为在许可范围内，配置有相关科室或部门。

（2）护士具有"护士执业资格证"，执业地点在本院且执业证在有效期内。

（3）技护人员接受过磁刺激治疗技术的培训及考核。

**2. 环境管理**

（1）治疗室采光柔和，环境安静、舒适，保持温湿度适宜。室内不能放置易燃易爆品。

（2）磁刺激仪的刺激线圈要远离对磁性敏感的物体（大于40 cm），如信用卡、银行卡、磁卡钥匙、磁盘、硬盘、手机及笔记本电脑等。

（3）配备生活垃圾和医疗垃圾桶，垃圾分类处理。

（4）治疗患者使用治疗巾，应一人一换，做到一人一巾。

**3. 物品管理**

保持设备外表整洁，避免阳光直射。清洁设备时，请确保设备处于断电状态。

### （九）评价指标

磁刺激治疗操作评价指标见表2-8。

表2-8　磁刺激治疗操作评价指标

| 一级指标 | 二级指标 | 三级指标 | 评价方式 |
|---|---|---|---|
| 结构质量 | 管理规范与工作流程 | （1）熟悉磁刺激仪的管理规范及工作流程。<br>（2）严格按照规范执行护理操作 | 标准质控检查 |
| | 专业知识与技能 | （1）掌握磁刺激技术的适应证和禁忌证。<br>（2）掌握磁刺激治疗过程中和治疗后出现不良反应时的紧急处理措施 | |
| | 物品与环境准备 | （1）室内温湿度符合标准。<br>（2）磁刺激仪主机、显示器、座椅等处于良好使用状态。<br>（3）定期进行磁刺激装置的检测与校准 | |

续表2-8

| 一级指标 | 二级指标 | 三级指标 | 评价方式 |
|---|---|---|---|
| 环节质量 | 护理评估 | （1）正确评估患者一般资料及病史。<br>（2）登记患者信息。<br>（3）护理人员按照环境及温度要求进行准备。<br>（4）检查磁刺激仪主机、显示器、座椅等各部件性能 | 技术操作考核 |
|  | 护理操作 | （1）根据疾病诊断，选择相应方案。<br>（2）注意为患者保暖并尊重患者隐私。<br>（3）告知患者整个治疗流程。<br>（4）协助患者采用正确体位。<br>（5）正确开启参数，并根据疾病类型及患者耐受程度，选择相应治疗强度。<br>（6）治疗中询问患者感受，并观察有无不适。<br>（7）治疗后，磁刺激治疗仪各部件归于原位 |  |
|  | 健康教育 | （1）治疗前后对患者进行健康教育。<br>（2）患者知晓本次操作相关知识及注意事项 |  |
| 终末质量 | 护理质量 | （1）患者能够正确理解及配合的程度。<br>（2）磁刺激治疗的完成率 | 现场查检 |
|  | 护理服务满意度 | 患者对本次治疗期间提供的护理服务的满意度 |  |

## （十）不良反应

目前暂无不良反应反馈。

（郑喜春 黄小萍 何宇文）

**参考文献**

［1］邹凡，蔺俊斌，李颖，等. 盆底磁刺激治疗女性尿失禁的系统评价与 meta 分析［J］. 中国康复医学杂志，2019，34（8）：966-970.

［2］BRUSCIANO L，GAMBARDELLA C，GUALTIERI G，et al. Effects of extracorporeal magnetic stimulation in fecal incontinence［J］. Open medicine（Warsaw，Poland），2020，30（15）：57-64.

［3］COTTRELL A M，SCHNEIDER M P，GOONEWARDENE S，et al. Benefits and harms of electrical neuromodulation for chronic pelvic pain：a systematic review［J］. European urology focus，2020，6（3）：559-571.

［4］CHANG P C. Extracorporeal magnetic innervation increases functional bladder capacity and quality of life in patients with urinary incontinence after robotic-assisted radical prostatectomy［J］. Urological science，2015，26：250-253.

［5］REES J，ABRAHAMS M，BOBLE A，et al. Diagnosis and treatment of chronic bacterial prostatitis and chronic prostatitis/chronic pelvic pain syndrome：a consensus guideline［J］. BJU international. 2015,

116（4）：509－525.

［6］ BURKHARD F C, BOSCHJLHR, CRUZ F, et al. EAU guidelines on urinary incontinence in adults ［J］. European association of urology, 2019.

［7］ GHIRCA M V, BOGDAN C C, PORAV-HODADE D, et al. Effects of the electro-magnetic stimulation of the pelvic floor in patients with storage symptoms ［J］. European urology supplements, 2018, 17 （12）：2652.

［8］ HE Q, XIAO K, PENG L, et al. An effective meta-analysis of magnetic stimulation therapy for urinary incontinence ［J］. Scientific reports, 2019, 24；9（1）：9077.

［9］ KIM T H, HAN D H, CHO W J, et al. The efficacy of extracorporeal magnetic stimulation for treatment of chronic prostatitis/chronic pelvic pain syndrome patients who do not respond to pharmacotherapy ［J］. Urology, 2013, 82（4）：894－898.

［10］ YAMANISHI T, HOMMA Y, NISHIZAWA O, et al. Multicenter, randomized, sham-controlled study on the efficacy of magnetic stimulation for women with urgency urinary incontinence ［J］. International journal of urology, 2014, 21（4）：395－400.

## 四、清洁间歇性导尿技术

（一）概述

间歇性导尿术（intermittent catheterization, IC）是指经尿道或腹壁窦道规律插入导尿管，待膀胱或储尿囊内尿液排空后立即移除，以帮助不能排尿的患者排空膀胱或储尿囊的治疗方法。IC 可使膀胱间歇性扩张，有利于保持膀胱容量及恢复膀胱的收缩功能。国际尿控协会推荐其为协助神经源性膀胱患者排空膀胱最安全的首选措施，是协助膀胱排空的金标准。间歇性导尿术可分为无菌间歇性导尿（sterile intermittent catheterization, SIC）及清洁间歇性导尿（clean intermittent catheterization, CIC）。无菌间歇性导尿是指根据无菌技术原则为患者定时导尿，规律排空膀胱的方法。清洁间歇性导尿是在清洁/消毒/无接触式的条件下定时将尿管插入膀胱，规律排空膀胱的方法。在医院推荐采用SIC；在家庭和社区，家属/患者执行导尿术时，推荐采用 CIC。除了规律排空膀胱，IC还可应用于获取尿液检测的样本、精确测量残余尿等。

（二）目的

（1）间歇性导尿可使膀胱规律性充盈与排空，接近生理状态，防止膀胱过度充盈。

（2）规律排出残余尿量，减少泌尿系统和生殖系统的感染。

（3）使膀胱间歇性扩张，有利于保持膀胱容量和恢复膀胱的收缩功能。

（三）目标

（1）首要目标：安全、彻底、规律地排空膀胱，保护上尿路功能，减少或避免并发症，如膀胱输尿管反流、泌尿系感染、尿路结石、肾功能损毁、失禁性皮炎等。

（2）促进下尿路功能恢复：通过使膀胱间歇性扩张达到膀胱功能训练效果，以恢复控尿能力。

（3）保持患者生活独立性，提高患者生活质量，帮助患者回归正常的生活状态。

（四）适用范围

**1. 神经源性膀胱尿道功能障碍**

由中枢性疾病（如脑血管意外、小脑共济失调、颅脑肿瘤、帕金森、多发性硬化症、脊髓损伤/先天发育不良等）、外周性神经病变（如糖尿病、根治性盆腔手术）、手术（如脊柱外科手术）、外伤等造成神经系统损伤，以及一些累及神经系统的感染性疾病（如艾滋病、格兰—巴雷综合征、脊髓灰质炎、梅毒等），导致膀胱、尿道功能失调，继而无法正常储存和排空膀胱。

**2. 非神经源性膀胱尿道功能障碍**

（1）特发性尿潴留或膀胱排空不全。

（2）膀胱出口以下尿路梗阻性疾病等待手术，或多种原因无法手术时。

（3）盆腔术后尿潴留。

（4）产后尿潴留。

（5）有剩余尿的尿路感染。

（6）膀胱/尿道成形术后，如回肠原位膀胱术后、膀胱扩大术后等。

**3. 其他少见疾病**

（1）非神经源性神经性膀胱〔欣曼综合征（Hinman syndrome）〕。

（2）重症肌无力。

（五）禁忌证

**1. 尿道本身疾病**

（1）存在尿道"假道"、尿道狭窄、尿道感染患者。

（2）疑似完全或部分尿道损伤、尿道肿瘤患者。

（3）装有尿道支架或人工阴茎假体患者，行人工括约肌植入术后患者。

（4）严重前列腺梗阻患者。

（5）其他：尿道疼痛、尿道痉挛、难以确定尿道外口的女性患者。

**2. 男性阴茎疾病**

（1）阴茎损伤、肿瘤和感染等。

（2）阴茎异常勃起状态时（阴茎疲软后可进行 IC）。

**3. 泌尿系统疾病**

如急性泌尿系统感染、活动性出血等。

**4. 全身性疾病**

有出血倾向及凝血功能障碍患者，应避免反复的尿道内操作。

**5. 其他**

自主神经过反射发作期、认知障碍者、多尿症（尿崩症）。

此外，相对禁忌证：①膀胱安全容量小（小于 300 mL）。②膀胱腔内压力高（储尿期逼尿肌压力过高）。③存在膀胱输尿管反流。

（六）操作流程

清洁间歇性导尿操作流程见图2-9。

操作流程　　　　　　　　　　　　　　　　要点说明

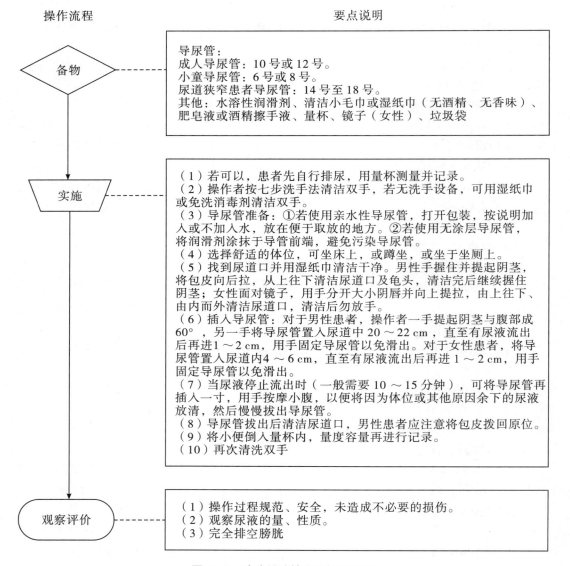

备物

导尿管：
成人导尿管：10号或12号。
小童导尿管：6号或8号。
尿道狭窄患者导尿管：14号至18号。
其他：水溶性润滑剂、清洁小毛巾或湿纸巾（无酒精、无香味）、
肥皂液或酒精擦手液、量杯、镜子（女性）、垃圾袋

实施

（1）若可以，患者先自行排尿，用量杯测量并记录。
（2）操作者按七步洗手法清洁双手，若无洗手设备，可用湿纸巾
或免洗消毒剂清洁双手。
（3）导尿管准备：①若使用亲水性导尿管，打开包装，按说明加
入或不加入水，放在便于取放的地方。②若使用无涂层导尿管，
将润滑剂涂抹于导管前端，避免污染导尿管。
（4）选择舒适的体位，可坐床上，或蹲坐，或坐于坐厕上。
（5）找到尿道口并用湿纸巾清洁干净。男性手握住并提起阴茎，
将包皮向后拉，从上往下清洁尿道口及龟头，清洁完后继续握住
阴茎；女性面对镜子，用手分开大小阴唇并向上提拉，由上往下、
由内而外清洁尿道口，清洁后勿放手。
（6）插入导尿管：对于男性患者，操作者一手提起阴茎与腹部成
60°，另一手将导尿管置入尿道中20～22 cm，直至有尿液流出
后再进1～2 cm，用手固定导尿管以免滑出。对于女性患者，将导
尿管置入尿道内4～6 cm，直至有尿液流出后再进1～2 cm，用手
固定导尿管以免滑出。
（7）当尿液停止流出时（一般需要10～15分钟），可将导尿管再
插入一寸，用手按摩小腹，以便将因为体位或其他原因余下的尿液
放清，然后慢慢拔出导尿管。
（8）导尿管拔出后清洁尿道口，男性患者应注意将包皮拨回原位。
（9）将小便倒入量杯内，量度容量再进行记录。
（10）再次清洗双手

观察评价

（1）操作过程规范、安全，未造成不必要的损伤。
（2）观察尿液的量、性质。
（3）完全排空膀胱

图2-9　清洁间歇性导尿操作流程

（七）操作关注点与难点

1. **关注点**

（1）做好间歇性导尿的前期准备。

A. 评估：开展导尿前完善病史评估、症状评估、实验室评估、辅助仪器评估、导尿时间的评估。

B. 导尿的前提条件：患者知情同意，签署间歇导尿知情同意书，开具医嘱。

（2）选择合适的导尿管。考虑交叉感染风险，推荐使用一次性无菌导尿管。首选使用亲水涂层导尿管，能有效减少尿道感染，降低尿道损伤，减轻患者插管不适和疼痛感。所选择的导管尺寸足以自由引流又能最大限度地降低创伤风险。成人推荐 10 号或 12 号；小于等于 6 月龄的婴儿推荐使用 5 号；大于 6 月龄的男童从 6 号或 8 号开始使用，女童从 8 号开始使用。

导尿方式的选择根据欧洲成人间歇导尿指南推荐：手术室选择无菌间歇导尿；医院选择消毒/无接触导尿，避免交叉污染风险；社区/居家选择清洁/无接触导尿，安全有效，不增加泌尿系统感染风险。

2. **难点**

（1）告知患者清洁间歇导尿的目的、方法及注意事项。

（2）导尿前先尝试自行排尿（如存在低压输尿管反流情况者直接行间歇导尿即可）。

（3）保持大便畅通，可助于自行排尿。

（4）根据导尿方案定时规律排空膀胱，一般每隔 4～6 小时导尿 1 次，切忌待尿急时才排放小便。

（5）请使用水溶性润滑剂，切忌使用油性润滑剂。

（6）插管动作轻柔，切忌用力过猛过快。

（7）一般情况下，自行排尿和导出尿液的总容量应小于 400 mL，避免尿液反流回肾脏导致肾脏损害。

（8）导尿总次数按患者情况而定。导尿间隔时间和频次的选择可依据患者自身感觉、膀胱容量、残余尿量、安全容量等，一般每日导尿次数不超过 6 次。随着残余尿量的减少可逐步延长导尿间隔时间。一般根据残余尿量调整导尿次数：①残余尿量大于 300 mL，每日导尿 5 次；②残余尿量为 200～300 mL，每日导尿 4 次；③残余尿量为 150～200 mL，每日导尿 3 次；④残余尿量为 100～150 mL，每日导尿 1～2 次；⑤残余尿量小于 100 mL，停止导尿。

（9）不随意放弃导尿或自行更改导尿次数。

（10）每次导尿情况须记录在专用的排尿记录表上。

（11）阴道填塞会影响导尿管的插入。

（12）若插入遇到障碍，应先暂停 5～10 秒，把导尿管拔出 3 cm，然后再缓慢插入。

（13）若拔管困难，可能是尿道痉挛所致，应等待 5～10 分钟后再拔，仍未能成功者，请到医院就诊。

（14）请注意个人卫生清洁，如每日沐浴。

（15）若遇到小便明显减少，插管/拔管困难或剧烈疼痛，以及出现发热、血尿、尿痛、尿液浑浊伴有异味、下腹痛或腰背痛等尿路感染迹象，应立即前往医院就诊。

**3. 居家行自我间歇导尿的患者的延续性护理**

（1）制订以跟踪评价指标为依据、医护联合管理的标准随访方案。

（2）建立专门的护理随访小组或团队，通过随访平台或途径进行有效沟通与实施干预，培养患者自我管理膀胱的能力。

**（八）管理规程**

**1. 准入与资质**

（1）"医疗机构执业许可证"在有效期内，执业行为在许可范围内，配置有相关科室或部门。

（2）医生具有"医生执业资格证"，护士具有"护士执业资格证"，执业地点在本院且执业证在有效期内。

（3）医护人员接受清洁间歇性导尿操作技术及配合培训。

**2. 环境管理**

应用隔帘或屏风，保证导尿环境的私密性；保持室内温湿度适宜，安静、明亮。

**3. 物品管理**

（1）消毒无菌物品。①存放要求：离地大于 25 cm，离天花板大于 50 cm，离墙大于 5 cm；存放温度不高于 27 ℃，湿度不超过 60%。②按有效期的先后顺序摆放，保证无菌物品均在有效期内。

（2）一次性物品。①应先打开外包装箱再进入治疗室备用。②按照物品基数进行放置，取用一次性物品时按照有效期先后取用。

**（九）评价指标**

清洁间歇性导尿操作评价指标见表 2-9。

表 2-9　清洁间歇性导尿操作评价指标

| 一级指标 | 二级指标 | 三级指标 | 评价方式 |
| --- | --- | --- | --- |
| 结构质量 | 管理规范与工作流程 | （1）熟悉清洁间歇性导尿的管理规范及工作流程。<br>（2）严格按照规范执行护理操作 | 标准质控检查 |
| | 专业知识与技能 | （1）掌握清洁间歇性导尿的适应证和禁忌证。<br>（2）掌握操作注意事项及并发症的预防和处理方法 | |
| | 物品与环境准备 | （1）操作环境干净、明亮，定期进行地表、物表和空气消毒。<br>（2）检查常用耗材的有效期 | |

续表 2 - 9

| 一级指标 | 二级指标 | 三级指标 | 评价方式 |
|---|---|---|---|
| 环节质量 | 护理评估 | （1）正确评估患者一般资料及病史，了解其配合程度。<br>（2）告知患者清洁性间歇导尿的目的，登记患者信息并签署知情同意书。<br>（3）医务人员按无菌操作要求做好自身准备。<br>（4）检查操作用物是否齐全 | 技术操作考核 |
|  | 护理操作 | （1）根据患者自身情况，协助其摆放正确的体位。<br>（2）注意为患者保暖并尊重患者隐私。<br>（3）操作前充分清洁、消毒会阴部。<br>（4）操作过程中护士应严格遵循无菌原则，若为患者自行操作则遵循清洁原则。<br>（5）选择合适类型和尺寸的导尿管。<br>（6）充分润滑导尿管，插管动作轻柔。<br>（7）正确拔除导尿管以确保完全排空膀胱。<br>（8）再次清洁尿道口和会阴皮肤。<br>（9）操作完毕，医疗垃圾按相关规定正确处置。<br>（10）做好记录，包括导尿时间、导尿量等 |  |
|  | 健康教育 | （1）患者/照护者知晓本次操作相关知识及注意事项。<br>（2）在护士协助下逐渐掌握自我间歇性导尿的方法与技巧 |  |
| 终末质量 | 护理质量 | （1）操作规范安全，未给患者造成不必要的损伤。<br>（2）正确处理插管中遇到的困难。<br>（3）正确预防及处理间歇性导尿引起的并发症 | 现场查检 |
|  | 护理服务满意度 | 患者对本次操作期间提供护理服务的满意度 |  |

## （十）不良反应

### 1. 尿路感染

（1）预防。

A. 与接受 IC 的患者讨论治疗的原因，避免导尿频次的不合理改变。患者还需要接受良好的导尿培训，并在导尿过程中给予有效的监测和充分指导。

B. 合理规划液体摄入量，饮用足量的液体可稀释尿液，确保尿液产生恒定向下的引流和冲刷效果。不同患者所需液体摄入量不同，视患者体重（每天摄入量 25 ～ 35 mL/kg）、液体丢失量及循环与肾功能状态等而定。液体摄入量不足时常伴有排尿频次的不当。

C. 注重手卫生，自我导尿患者自始至终应有保持手卫生的意识，导尿前后均应用流水和香皂等彻底洗净双手。

D. 重视会阴部的清洁护理，减少会阴部细菌逆行性感染的可能性，尤其是女性患者，其尿道短，更容易发生逆行性感染。

E. 选择合适的导尿管，尽可能使用一次性亲水涂层导尿管，选用无接触式导尿技术。若选择 CIC（导尿管重复使用），则患者应在导尿结束后注意洗净导尿管并将其干燥后通风保存。

F. 维持合理的导尿频次，一般每隔 4 ～ 6 小时导尿 1 次，每日 4 ～ 6 次。这是因为导尿次数过多，导尿管的机械刺激可损伤尿道黏膜；导尿次数过少，导尿间隔时间太长，尿液长时间滞留体内，极易导致细菌生长，或膀胱过度充盈导致尿路感染风险增加。

G. 规律地导尿，防止膀胱过度膨胀。成人每次导尿量以 250 ～ 400 mL 为宜。

H. 定期复查尿常规和尿培养，密切观察尿液颜色、性状、气味及导尿量的变化，根据患者情况及时调整饮水计划和导尿频次；菌尿伴高热、血尿等症状应给予抗感染治疗或用 0.2% 呋喃西林溶液冲洗膀胱；尿路结石发作期患者不宜开展 IC，应给予留置导尿并鼓励大量饮水，避免造成肾脏和膀胱功能的进一步损害。

I. 上尿路感染多继发于下尿路感染，后果更为严重，与导尿期间无法维持膀胱内低压环境有关，应尽可能改善膀胱的功能（增加膀胱低压储尿容量、改善膀胱顺应性和控制逼尿肌过度活动等），为患者创造适宜的 IC 条件。

（2）观察。

A. 患者的自我监测：尿液的气味、颜色和浑浊程度，有无伴有尿频、尿急、尿痛等膀胱刺激征和腰腹痛等症状，有无伴有发热等全身症状。

B. 定期复查尿常规和尿培养。

（3）处理。IC 最常见的并发症为尿路感染，按其临床表现可分为无症状尿路感染（发生率 23% ～ 89%）和症状性尿路感染（发生率 10% ～ 15%）。

A. 无症状尿路感染的治疗：无症状尿路感染通常无症状，很少导致症状性尿路感染，不需要抗生素治疗。

B. 症状性尿路感染的治疗：症状性尿路感染常见于剩余尿量多的患者，应使用抗生素治疗，其原则是选择敏感的抗生素以最佳的剂量和持续时间治疗感染，减少药物毒性反应和药物耐药性，一般建议行 5 ～ 7 天的抗生素治疗，但也可依据感染的严重程度，将治疗时间延长至 14 天，治疗前应留置尿液标本进行细菌学培养及药物敏感试验。

感染症状不严重的患者，可以坚持 IC 治疗；若有发热等严重的全身症状，可以暂时性留置导尿管，充分引流感染尿液，等症状初步控制后再进行 IC 治疗。

**2. 男性生殖系统感染：前列腺炎、附睾炎、睾丸炎**

（1）预防。

A. 避免使用手法辅助排尿，长期手法辅助排尿容易将泌尿道的慢性炎症扩散至男性附睾性腺，诱发慢性附睾炎。

B. 积极预防尿路感染，避免反复发作。

（2）观察。

A. 症状观察。

a. 尿道分泌物：是否出现尿道分泌物，如脓性或黏液性分泌物。

b. 尿频、尿急：是否有频繁排尿或尿急的症状，尤其是夜间尿频。

c. 尿痛：排尿时是否有尿痛或尿道灼热感。

d. 生殖器疼痛：是否有睾丸、阴茎或会阴区域的疼痛。

e. 发热：急性细菌性前列腺炎及急性附睾炎可突发畏寒、寒战和高热。

B. 体征观察。

a. 阴茎、阴囊、睾丸等区域是否有肿胀、红肿。

b. 尿道口是否红肿，或有白色或脓性分泌物等。

C. 实验室检查。若出现上述相关症状，可行前列腺液检查、尿常规及尿培养等实验室检查。

（3）处理。进行分段式下尿路尿培养，以定位感染部位，并依据药敏试验结果选择特定的抗生素；若存在脓肿，应及时清创引流。

**3. 尿道损伤或狭窄**

频繁插管可能导致男性尿道损伤，长期、反复尿道损伤可导致假道形成、尿道外口狭窄，但发生率并不高。

（1）疼痛、不适。预防措施：在导尿操作前，导尿管管壁须充分润滑，若有条件，尽可能选用亲水涂层导尿管。对于中老年男性患者，使用弯头导尿管有助于导尿管顺利通过狭窄/梗阻部位（有效克服尿道内及膀胱内口的上行坡度，降低插管的难度），减弱疼痛、不适感。

（2）出血。预防措施：使用预置润滑涂层的导尿管或将润滑胶注入尿道，能降低尿道损伤的风险。IC 导致的出血，多为导尿管在插/拔时擦伤尿道柔弱黏膜面所致。若出血量较大，且有血凝块，则应该寻求专业人员的帮助。

（3）假道。预防措施：多见于伴有尿道狭窄、膀胱逼尿肌—括约肌协同失调、前列腺增大等持续性长期 IC 的男性患者。有假道的患者在施行 IC 时，若导尿管进入假道，无法正确抵达膀胱，可导致患者无法继续施行 IC，患者可表现为疼痛、尿道外口滴血、导尿管插入受阻、无尿液引流出来。一旦发生尿道假道，应给予抗生素控制感染，并经尿道留置导尿管保持 3～6 周，大多数患者的假道可以愈合。尿道镜检示假道消失后，可以再开始尝试 IC 操作。

（4）尿道狭窄。预防措施：尿道狭窄多见于 5 年以上 IC 史患者，随着 IC 时间的延长，发生率增高。充分润滑导尿管，尽量使用亲水涂层导尿管，插管动作轻柔，避免过度用力，尽可能降低尿道狭窄的发生率。疑似尿道狭窄患者可行尿道造影或尿道膀胱镜检查。

（刘健　邵寒梅　李艳怡　刘颖敏　黄玲）

**参考文献**

[1] 陈忠. 间歇性导尿 [M]. 武汉：华中科技大学出版社，2021：40-155.

[2] 廖利民. 尿失禁诊断与治疗学 [M]. 2版. 北京：科学出版社，2023：379-385.

[3] 谢家兴. 康复护理常规与技术 [M]. 北京：人民卫生出版社，2022：175-189.

[4] 蔡文智，孟玲，李秀云. 神经源性膀胱护理实践指南（2017年版）[J]. 护理学杂志，2017，

24：1 – 7.

[5] 蔡文智，陈思婧. 神经源性膀胱护理指南（2011 年版）（二）[J]. 中华护理杂志，2011（2）：210 – 216.

[6] 蔡文智，陈思婧. 神经源性膀胱护理指南（2011 年版）（一）[J]. 中华护理杂志，2011（1）：104 – 108.

[7] 黄健. 中国泌尿外科和男科疾病诊断治疗指南（2019 年版）[M]. 北京：科学出版社，2020：872 – 875，881 – 883.

[8] 丁炎明. 失禁护理理论与实践 [M]. 北京：人民卫生出版社，2016：90 – 95.

[9] 彭刚艺，刘雪琴. 临床护理技术规范（基础篇）[M]. 2 版. 广州：广东科技出版社，2013：208 – 209.

[10] 焦卫红，王丽芹，于梅. 优质护理服务规范操作与考评指导 [M]. 北京：人民军医出版社，2015：86 – 91.

# 第七节　膀胱内灌注技术

## 一、膀胱灌注

### （一）化学药物

#### 1. 概述

膀胱癌是泌尿系统最常见的恶性肿瘤之一，临床上 75% 的膀胱癌为非肌层浸润性膀胱癌。研究表明，非肌层浸润性膀胱癌术后长期随访 5 年、10 年、15 年时的膀胱癌复发率依次为 65%、81% 和 88%，第一年复发率最高，因此需要进一步辅以膀胱内化学药物灌注治疗（以下简称膀胱灌注）。

膀胱灌注属于腔内化疗的一种，是将化疗药物通过导尿管注入膀胱直接杀伤肿瘤细胞的方法。

#### 2. 目的

膀胱内灌注化学药物是利用药物自身的毒性作用，达到杀灭膀胱内残留的肿瘤细胞、微小的病灶或原位癌，预防或降低肿瘤复发的目的。

#### 3. 目标

（1）护士能熟练掌握膀胱灌注技术的操作要点。

（2）护士能做好灌注过程中的防护安全，尽量减少职业暴露。

（3）护士能做好患者的健康教育和管理。

（4）患者了解治疗方案、随访计划、药物的毒副反应及应对方法。

#### 4. 适用范围

非肌层浸润性膀胱癌（Ta、T1、Tia）。

**5. 禁忌证**

膀胱内活动性出血，合并膀胱穿孔，合并急性泌尿系统感染，严重灌注后化脓性膀胱炎。

**6. 操作流程**

膀胱灌注化学药物治疗操作流程见图 2－10。

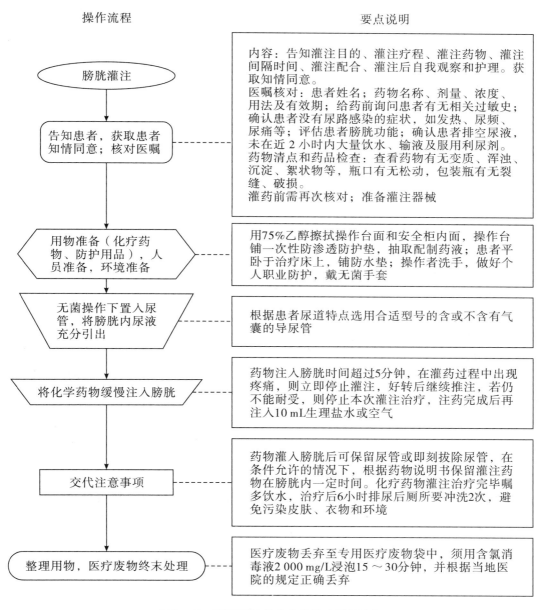

操作流程 | 要点说明

**膀胱灌注**

**告知患者，获取患者知情同意；核对医嘱** —— 内容：告知灌注目的、灌注疗程、灌注药物、灌注间隔时间、灌注配合、灌注后自我观察和护理。获取知情同意。
医嘱核对：患者姓名；药物名称、剂量、浓度、用法及有效期；给药前询问患者有无相关过敏史；确认患者没有尿路感染的症状，如发热、尿频、尿痛等；评估患者膀胱功能；确认患者排空尿液，未在近 2 小时内大量饮水、输液及服用利尿剂。
药物清点和药品检查：查看药物有无变质、浑浊、沉淀、絮状物等，瓶口有无松动，包装瓶有无裂缝、破损。
灌药前需再次核对；准备灌注器械

**用物准备（化疗药物、防护用品），人员准备，环境准备** —— 用75%乙醇擦拭操作台面和安全柜内面，操作台铺一次性防渗透防护垫，抽取配制药液；患者平卧于治疗床上，铺防水垫；操作者洗手，做好个人职业防护，戴无菌手套

**无菌操作下置入尿管，将膀胱内尿液充分引出** —— 根据患者尿道特点选用合适型号的含或不含有气囊的导尿管

**将化学药物缓慢注入膀胱** —— 药物注入膀胱时间超过5分钟，在灌药过程中出现疼痛，则立即停止灌注，好转后继续推注，若仍不能耐受，则停止本次灌注治疗，注药完成后再注入10 mL生理盐水或空气

**交代注意事项** —— 药物灌入膀胱后可保留尿管或即刻拔除尿管，在条件允许的情况下，根据药物说明书保留灌注药物在膀胱内一定时间。化疗药物灌注治疗完毕嘱多饮水，治疗后6小时排尿后厕所要冲洗2次，避免污染皮肤、衣物和环境

**整理用物，医疗废物终末处理** —— 医疗废物丢弃至专用医疗废物袋中，须用含氯消毒液2 000 mg/L浸泡15～30分钟，并根据当地医院的规定正确丢弃

**图 2－10 膀胱灌注化学药物治疗操作流程**

### 7. 操作关注点与难点

（1）关注点。

A. 注意尊重患者隐私。

B. 根据患者的适应证及灌注时机选择合理的灌注方案。

C. 评估膀胱灌注治疗的疗效及安全性。

D. 做好医务人员的防护，注意安全。

E. 处理灌注药物过程中产生的医疗废物。

（2）难点。

A. 根据患者的治疗方案制订个性化的精准治疗方案和实施全程的精细化管理，保证患者治疗的安全。

B. 正确处理膀胱灌注过程中的意外事件及并发症，制定应急处理预案，做好患者的管理。

C. 制订以跟踪评价指标为依据、医护联合管理的标准随访方案。

D. 建立以"膀胱癌"为亚专业实践研究方向的护理随访小组/团队和多学科团队。

### 8. 管理规程

（1）准入与资质：开展膀胱灌注的单位需要具备专业的泌尿肿瘤专科医师和专科护理团队，需要保证膀胱灌注治疗过程中的全程一体化管理，做好灌注过程中的防护安全，尽量减少职业暴露。

（2）操作人员管理：应佩戴无渗透性纤维织成的隔离衣、袖套、外科口罩或面罩、双层手套、护目镜或防护眼罩、鞋套。

（3）环境管理：建议在专门的药物配制地点集中配制，如通风设施完善的化疗配药间、层流净化操作台或具有垂直层流系统的生物安全柜，有条件可采用智能静脉用药配制机器人配药。此外，对于化疗配置场所的空气微粒、沉降菌落数、送风口和出风口风速等，每半年进行1次安全测试。配置后的残余药品和废弃物按照化疗废弃物处理流程进行处理。

（4）物品管理：化疗药物（根据医嘱进行配制，现配现用）、一次性导尿包、一次性50 mL注射器、一次性无菌手套、一次性垫单、一次性亲水涂层导尿管（推荐）。

（5）患者教育与配合：灌注前需要对患者进行膀胱灌注相关知识的宣教，包括治疗计划、签署知情同意书以及对患者及其家属的治疗管理教育。患者教育内容至少应包括：术后病理诊断、治疗目的、治疗计划（药物名称、剂量、给药方式、持续时间、患者配合及随访计划）、治疗期间注意事项及治疗过程中的全程管理措施。

## 9. 评价指标

膀胱灌注化学药物治疗操作评价指标见表 2 - 10。

表 2 - 10 膀胱灌注化学药物治疗操作评价指标

| 一级指标 | 二级指标 | 三级指标 | 评价方式 |
|---|---|---|---|
| 结构指标 | 组织架构 | （1）建立膀胱癌亚专业治疗团队和专科护理团队。<br>（2）具备多学科会诊机制及疑难病症多学科病例讨论制度。<br>（3）及时有效处理膀胱灌注治疗相关不良事件，保证治疗的全程一体化管理。<br>（4）具备针对不同适应证人群、不同阶段的灌注治疗方案的临床决策能力 | 标准质控检查 |
| | 人力资源 | （1）具备专业的泌尿外科肿瘤专科医师和护师。<br>（2）制定膀胱灌注的操作流程及标准。<br>（3）做好灌注过程的防护，保证安全 | |
| 结构指标 | 设备配备 | （1）配备特殊防护设备。<br>（2）专门的药物配制地点集中配备 | 标准质控检查 |
| | 患者管理 | （1）灌注前对患者进行膀胱灌注知识宣教。<br>（2）签署知情同意书。<br>（3）分阶段管理患者和随访 | |
| 过程指标 | 护理评估 | （1）正确评估患者适应证及禁忌证，核对治疗药物。<br>（2）医务人员按要求做好职业防护和药物配置 | 技术操作考核 |
| | 护理操作 | （1）协助患者平卧位，铺防水垫。<br>（2）注意尊重患者隐私。<br>（3）无菌操作下置入尿管，尿液充分引出，将药物缓慢注入膀胱。<br>（4）注入过程中密切观察患者反应。<br>（5）药物灌入膀胱后视排尿情况保留或拔除尿管，药物保留时间视药物种类和患者耐受情况决定。<br>（6）交代灌注后注意事项。<br>（7）医疗垃圾按相关规定正确处置 | |
| | 健康教育 | （1）灌注后对患者进行健康教育。<br>（2）建立灌注治疗手册，填写治疗记录，做好随访数据登记。<br>（3）患者知晓本次操作相关知识及注意事项 | |

续表 2-10

| 一级指标 | 二级指标 | 三级指标 | 评价方式 |
|---|---|---|---|
| 结局指标 | 护理质量 | （1）患者能够正确理解及配合的程度。<br>（2）治疗过程中发生的不良事件能积极处理。<br>（3）对膀胱灌注后产生的近、远期并发症，能制定应急预案，积极处理 | 现场查检 |
| | 护理服务满意度 | （1）患者对本次治疗期间提供护理服务的满意度。<br>（2）操作者对本次治疗发症处理的满意度 | |

**10. 不良反应**

不良反应主要是化学性膀胱炎。

（1）预防：①在膀胱灌注前严格掌握膀胱灌注的适应证，灌注前仔细评估患者身体状态及排尿情况。②应常规进行尿常规检查，必要时行尿培，发现存在泌尿系感染则应该停止灌注。③在怀疑有膀胱穿孔或者手术切除组织较深时，应推迟首次膀胱灌注时间。

（2）观察：在灌注后是否会出现膀胱局部刺激症状，如膀胱痉挛、尿频、尿急、排尿困难、盆腔疼痛和血尿等症状。

（3）处理：①化学性膀胱炎的症状一般具有自限性而无须特殊处理，可以嘱其多饮水，避免喝茶等刺激性饮料，增加排尿量。②必要时延长两次灌注的时间间隔，可以减少化学性膀胱炎发生，后续灌注预防使用利多卡因。③灌注过程中要严格遵循无菌操作原则。插管动作要轻柔，避免损伤尿道黏膜；灌注速度不宜过快，2～3分钟缓慢注入膀胱内；注意是否有药物溢出以及患者的表现。④有条件者，使用适合患者的最小尺寸的一次性亲水涂层导尿管进行膀胱灌注，普通尿管则应使用与尿道等体积的润滑剂（男性11 mL）充分润滑。⑤严重血尿者，需要使用止血药，膀胱冲洗并确保导尿管通畅。

**（二）免疫药物**

**1. 概述**

膀胱内灌注免疫药物是指通过导尿管向膀胱注入免疫制剂如卡介苗（bacillus calmette guerin，BCG），诱导体内的非特异性免疫反应，引起 Th1 细胞介导的免疫应答和抗肿瘤活性，从而降低肿瘤复发和进展的风险。BCG 膀胱灌注可以使非肌层浸润性膀胱癌经尿道手术后的复发率从42%降至17%（随访15个月的结果）。

**2. 目的**

可直接杀伤肿瘤细胞，或诱导体内的非特异性免疫反应，引起 TH1 细胞介导的免疫应答和抗肿瘤活性，从而间接发挥抗肿瘤作用。

**3. 目标**

（1）护士能熟练掌握膀胱灌注技术的操作要点。

（2）护士能做好灌注过程中的防护安全，尽量减少职业暴露。

（3）护士能做好患者的健康教育和管理，实施精准化的随访。

（4）患者了解治疗方案、随访计划、药物的毒副反应及应对方法。

（5）患者能准确地执行排泄物的处理方法。

### 4. 适用范围

高危非肌层浸润性膀胱癌、膀胱原位癌；相对适应证是中危非肌层浸润性膀胱癌，需要结合个体的复发风险和 BCG 治疗的不良反应使用。

### 5. 禁忌证

经尿道膀胱肿瘤切除术（transurethral resection of bladder tumor，TURBT）后 2 周内、肉眼血尿、有症状的泌尿道感染、最近有创伤性导尿史、活动性肺结核、妊娠及哺乳期、BCG 过敏史、正在服用免疫抑制药或免疫功能低下的患者慎用。

### 6. 操作流程

膀胱灌注免疫药物治疗操作流程见图 2 - 11。

操作流程                                                       要点说明

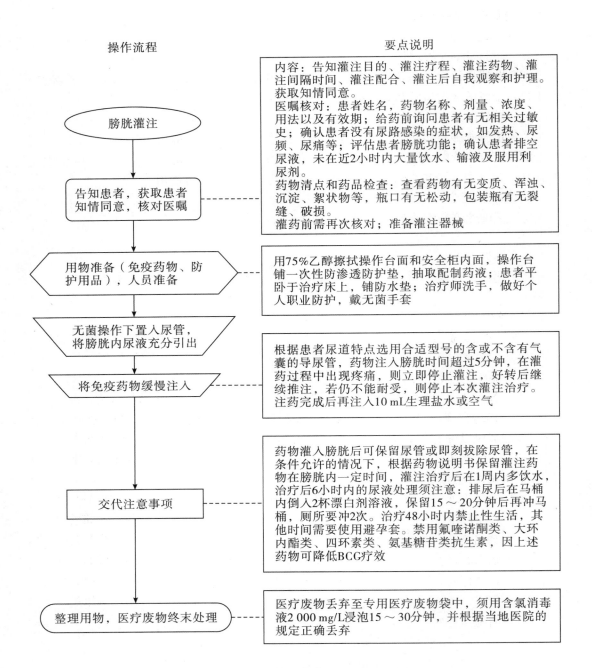

图 2 - 11    膀胱灌注免疫药物治疗操作流程

### 7. 操作关注点与难点

（1）关注点。

A. 注意尊重患者隐私。

B. 根据患者的适应证及灌注时机选择合理的灌注方案。

C. 评估膀胱灌注治疗的疗效及安全性。

D. 做好医务人员的防护安全。

E. 处理灌注药物过程中产生的医疗废物。

（2）难点。

A. 根据患者的肿瘤程度制订个性化的精准治疗方案和实施全程的精细化管理，保证患者治疗的安全。

B. 正确处理膀胱灌注过程中的意外事件及并发症，制定应急处理预案，做好患者的管理。

C. 制订以跟踪评价指标为依据、医护联合管理的标准随访方案。

D. 建立以"膀胱癌"为亚专业实践研究方向的护理随访小组、团队，或多学科团队。

### 8. 管理规程

（1）准入与资质：开展膀胱灌注的单位需要具备专业的泌尿肿瘤专科医师和专科护理团队，需要保证膀胱灌注治疗过程中的全程一体化管理，做好灌注过程中的防护安全，尽量减少与药物的直接接触。

（2）操作人员管理：戴帽子、口罩、手套，穿防护衣，建议佩戴护目镜或面屏。

（3）环境管理：药物的配制应在专门的药物配制地点集中配制，并配备特殊防护设备（如通风设施完善的化疗配药间或层流净化操作台）。此外，对于化疗配置场所的空气微粒、沉降菌落数、送风口和出风口风速等，每半年进行1次安全测试。配制后的残余药品和废弃物按照化疗废弃物处理流程进行处理。

（4）物品管理：免疫制剂药物（根据医嘱进行配制，现配现用）、一次性导尿包、一次性50 mL注射器、一次性无菌手套、一次性垫单、一次性亲水涂层导尿管（推荐）。

（5）患者教育与配合：灌注前需要确认结核菌素皮试非强阳性，对患者进行膀胱灌注相关知识的宣教，包括治疗计划、签署知情同意书以及对患者及其家属的治疗管理教育。患者教育内容至少应包括术后病理诊断、治疗目的、治疗计划（药物名称、剂量、给药方式、持续时间、患者配合及随访计划）、治疗期间注意事项及治疗过程中的全程管理措施。

### 9．评价指标

膀胱灌注免疫药物治疗操作评价指标见表2－11。

表2－11 膀胱灌注免疫药物治疗操作评价指标

| 一级指标 | 二级指标 | 三级指标 | 评价方式 |
|---|---|---|---|
| 结构指标 | 组织架构 | （1）建立膀胱癌亚专业治疗团队和专科护理团队。<br>（2）具备多学科会诊机制及疑难病症多学科病例讨论制度。<br>（3）及时有效处理膀胱灌注治疗相关不良事件，保证治疗的全程一体化管理。<br>（4）具备针对不同适应证人群、不同阶段的灌注治疗方案的临床决策能力 | 标准质控检查 |
| | 人力资源 | （1）具备专业的泌尿外科肿瘤专科医师和护师。<br>（2）制定膀胱灌注的操作流程及标准。<br>（3）保证灌注过程的防护安全 | |
| | 设备配备 | （1）配备特殊防护设备。<br>（2）专门的药物配制地点集中配备 | |
| | 患者管理 | （1）灌注前对患者进行膀胱灌注知识宣教。<br>（2）签署知情同意书。<br>（3）分阶段管理患者和随访 | |
| 过程指标 | 护理评估 | （1）正确评估患者适应证及禁忌证，核对治疗药物。<br>（2）医务人员按要求做好职业防护和药物配制 | 技术操作考核 |
| | 护理操作 | （1）协助患者平卧位，铺防水垫。<br>（2）注意尊重患者隐私。<br>（3）无菌操作下置入尿管，尿液充分引出，将药物缓慢注入膀胱。<br>（4）注入过程中密切观察患者反应。<br>（5）药物灌入膀胱后视排尿情况保留或拔除尿管，药物保留时间视药物种类和患者耐受情况决定。<br>（6）交代灌注后注意事项。<br>（7）医疗垃圾按相关规定正确处置 | |
| | 健康教育 | （1）灌注后对患者进行健康教育。<br>（2）建立灌注治疗手册，填写治疗记录，做好随访数据登记。<br>（3）患者知晓本次操作相关知识及注意事项。<br>（4）患者知晓排泄物的处理方法 | |

续表 2 – 11

| 一级指标 | 二级指标 | 三级指标 | 评价方式 |
|---|---|---|---|
| 结局指标 | 护理质量 | （1）患者能够正确理解及配合的程度。<br>（2）治疗过程中发生的不良事件能积极处理。<br>（3）对膀胱灌注后产生的近、远期并发症，能制定应急预案，积极处理 | 现场查检 |
| | 护理服务满意度 | （1）患者对本次治疗期间提供护理服务的满意度。<br>（2）操作者对本次护理配合质量的满意度 | |

#### 10. 不良反应

超过 50% 的患者可能出现膀胱炎、全身流感样症状、血尿。少于 5% 的病例可出现发热、肉芽肿、肺炎、肝炎、BCG 脓毒症、关节炎和关节痛、脓肿、输尿管梗阻、膀胱挛缩、前列腺炎、附睾睾丸炎等。罕见不良反应：免疫复合性肾小球肾炎、眼脉络膜炎、肾腺瘤、心毒性、化脓性淋巴结炎、分枝杆菌动脉瘤、红斑狼疮、肌肉关节病、粟粒状结核、结核。

（1）在膀胱灌注前严格掌握膀胱灌注的适应证，灌注前仔细评估患者个体状态，应常规进行尿常规检查，必要时行尿培养。发现存在泌尿系感染则应停止灌注。若有尿潴留史，则建议灌注 BCG 后保留尿管至 BCG 灌注液排出后再拔除。首次膀胱灌注 BCG 时间要在手术后两周，无明显禁忌证。

（2）膀胱灌注与膀胱镜检查可间隔 1 周，以减轻对尿道的刺激和损伤。

（3）灌注过程中要严格遵循无菌操作原则，插管动作要轻柔，避免损伤尿道黏膜，时刻注意是否有药物溢出以及患者的表现，是否有过敏、发热等不良反应。

（4）有条件时使用适合患者的最小尺寸的一次性亲水涂层导尿管进行膀胱灌注，普通尿管则应使用与尿道等体积的润滑剂（男性 11 mL）充分润滑，必要时应留置尿管降低膀胱压力，缓解下尿路症状。

（5）灌药后在膀胱内保留 2 小时。因憋尿容易导致出现全身不良反应，患者出现强烈尿意时，须及时将灌注液排出。

（6）灌注排尿后须多饮水，避免喝茶等刺激性饮料。

（7）BCG 灌注引起的局部和全身不良反应比膀胱灌注化疗不良反应更多。但是，仅不到 5% 的 BCG 治疗患者会出现严重不良反应，且几乎所有患者通过有效治疗后均能好转。

（陈卫红 郑霞）

**参考文献**

[1] 丛艳华. 膀胱肿瘤手术后膀胱灌注并发症的预防护理 [J]. 实用临床医药杂志，2017，21（20）：66 – 68.

[2] 黄健，梁朝朝，周利群，等. 膀胱癌诊断治疗指南 [M] // 那彦群，叶章群，孙颖浩，等. 中国

泌尿外科疾病诊断治疗指南（2014 版）. 北京：人民卫生出版社，2013：42 - 43.

[3] 黄健. 外科学. 中国泌尿外科和男科疾病诊断治疗指南（2019 版）[M]. 北京：科学出版社，2020.

[4] 雷芳，李兵，查飞，等. 泌尿外科膀胱灌注化疗操作护理人员职业防护知识及行为调查研究 [J]. 中国卫生产业，2022，19 (15)：69 - 72.

[5] 宋家墩，应毅蝶，张振声，等. 中、高危非肌层浸润性膀胱癌卡介苗膀胱灌注的疗效与不良反应分析 [J]. 第二军医大学学报，2021，42 (12)：1369 - 1373.

[6] 徐丽芬，杨荆艳. 膀胱灌注化疗患者的全程连续护理管理 [J]. 护理学杂志，2016，31 (12)：26 - 28.

[7] 中国研究型医院学会泌尿外科学专业委员会，中国医疗保健国际交流促进会泌尿健康促进分会，中国医疗保健国际交流促进会循证医学分会，等. 中国非肌层浸润性膀胱癌治疗与监测循证临床实践指南（2018 年标准版）[J]. 现代泌尿外科杂志，2019，24 (7)：516 - 542.

[8] 中华医学会泌尿外科学分会膀胱癌联盟. 膀胱内灌注治疗操作规范（2015 年版）[J]. 中华泌尿外科杂志，2015，36 (7)：481 - 483.

[9] 中国肿瘤医院泌尿肿瘤协作组. 非肌层浸润性膀胱癌膀胱灌注治疗专家共识（2021 版）[J]. 中华肿瘤杂志，2021，43 (10)：7.

[10] 中国肿瘤医院泌尿肿瘤协作组. 非肌层浸润性膀胱癌膀胱灌注治疗专家共识 [J]. 中华肿瘤杂志，2019，41 (1)：4.

[11] 张祥华，付永强. 膀胱癌化疗药物膀胱灌注的并发症及防治策略 [J]. 中华临床医师杂志（电子版），2015，9 (24)：4497 - 4500.

[12] 钟美浓，李月平，方蘅英，等. 膀胱灌注全流程管理的最佳证据总结 [J]. 护理学杂志，2023，38 (22)：38 - 42.

[13] 赵悦，陈果，苏丽娅·玉山江，等. 职业性与非职业性非肌层浸润性膀胱癌术后疗效的影响因素 [J]. 现代预防医学，2023，50 (16)：2921 - 2925.

[14] 赵丽裴，陈振兰，卢杏新，等. 护理干预对膀胱肿瘤患者术后膀胱灌注并发症的影响 [J]. 实用临床护理学电子杂志，2019，4 (42)：141.

[15] 中华医学会结核病学分会，中国防痨协会学校与儿童结核病防治专业分会. 卡介苗不良反应临床处理指南 [J]. 中国防痨杂志，2021，43 (6)：532 - 538.

[16] BEAVER C C, MAGNAN M A. Minimizing staff exposure to antineoplastic agents [J]. Clinical journal of oncology nursing, 2015, 19 (4)：393 - 395.

[17] CLAPS F, PAVAN N, ONGARO L, et al. BCG-unresponsive non-muscle-invasive bladder cancer: current treatment landscape and novel emerging molecular targets [J]. International journal of molecular sciences, 2023, 24 (16)：12596.

[18] KOCH G E, SMELSER W W, CHANG S S. Side Effects of Intravesical BCG and chemotherapy for bladder cancer: what they are and how to manage them [J]. Urology, 2021, 149：11 - 20.

[19] LI T, ZHOU X, LING Y, et al. Genetic and clinical profiles of disseminated bacillus calmette-guérin disease and chronic granulomatous disease in China [J]. Frontiers in immunology, 2019, 10：73.

[20] MATHES J, TODENHÖFER T. Managing toxicity of intravesical therapy [J]. European urology focus, 2018, 4 (4)：464 - 467.

## 二、膀胱热灌注化疗配合技术

（一）概述

中高危的非肌层浸润性膀胱癌（non muscle-invasive bladder cancer，NMIBC）的治疗一直是膀胱癌临床治疗领域的难点，其发病率高，术后复发及进展率高，一旦肿瘤出现反复复发或肌层浸润，则须行全膀胱根治性切除术（radical cystectomy，RC），而该手术操作复杂，并发症多，严重影响患者生命质量，绝大多数患者难以接受。鉴于NMIBC 的生物学特点和人体的自然腔道，化疗药物加热后灌注至膀胱内，既提高了局部药物的有效性与渗透性，又避免了全身给药的副作用，因此，膀胱热灌注化疗（hyperthermic intravesical chemotherapy，HIVEC）逐渐得到业内的关注，已成为治疗NMIBC 的有效手段并得到欧洲泌尿外科指南的推荐和国内专家的认可。

（二）目的

研究表明，正常的组织细胞可以在 47 ℃的高温条件下耐受持续 1 小时，而肿瘤细胞不能耐受 43 ℃持续 1 小时。HIVEC 是在此理论基础上进行膀胱灌注化疗时，将化疗药物升温至设定温度，使化疗药物在与膀胱组织细胞发生作用时处于相对较高的温度，通过热能提高化疗药物的热动力学效应，从而增强化疗药物的灌注疗效。同时，热疗本身可以短暂破坏膀胱黏膜层表面隔水的氨基葡聚糖、破坏黏膜层致密的细胞结构、加大黏膜层细胞之间的间隙，以上均显著加强了灌注化疗药物的渗透性。此外，高温还可以导致肿瘤细胞膜及肿瘤血管通透性发生变化、激活热休克蛋白诱发自身免疫系统产生抗肿瘤效应、干扰肿瘤细胞的代谢而激活溶酶体直接杀死 S 期和 M 期细胞，而化疗药物主要作用于代谢活跃的 M 期细胞。由此，热疗联合化疗可以产生明显的协同效应。

（三）目标

（1）护士能掌握膀胱热灌注化疗配合技术，减少行热灌注化疗患者的不适。

（2）患者能掌握膀胱热灌注化疗宣教内容，复述热灌注化疗前后注意事项的要点。

（四）适用范围

（1）非肌层浸润性膀胱癌复发风险及预后分组为中危组或高危组（经多次电切活检的患者，病理结果以较高级别肿瘤为准）。

（2）卡介苗（BCG）治疗失败或不耐受的患者。

（3）病理检查提示膀胱非肌层浸润性尿路上皮癌的患者。

（4）行经尿道膀胱肿瘤切除术（TURBT）后的患者。

（五）禁忌证

（1）合并膀胱穿孔或肉眼血尿。

（2）尿道不连续、尿道狭窄或无法正常使用 18F 三腔导尿管的患者。

（3）曾行膀胱部分切除术，或膀胱结构异常经研究者判断不宜进行灌注治疗的患者。

（4）已知合并心脑血管、造血、免疫系统等严重疾病者。

（5）合并精神疾病、药物滥用、酗酒、不能配合的患者。

（6）哺乳期、孕妇或近期有生育计划者。

（7）已知膀胱输尿管反流者。

（六）操作流程

膀胱热灌注操作流程见图 2 – 12。

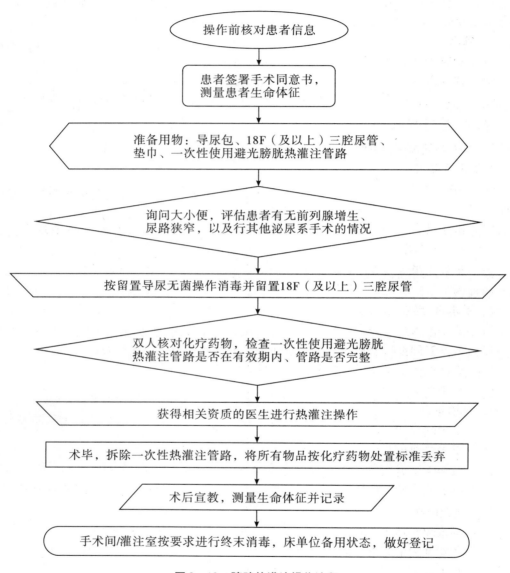

图 2 – 12　膀胱热灌注操作流程

（七）操作关注点与难点

**1. 关注点**

（1）注意询问患者是否排空小便，避免尿液稀释药物浓度。

（2）灌注前 2 小时嘱患者停止饮水，减少灌注过程中过多尿液生成。

（3）灌注后予患者知识宣教，观察有无血尿、膀胱炎等不良反应，每日饮水量达到 2 500 ～ 3 000 mL。

（4）导尿管应选择 18F 及以上的三腔导尿管。若为硅胶材质，留置 16F 三腔导尿管仍可完成治疗，但 16F 乳胶管不能建立持续性循环，因此禁止使用。

（5）任何紧急情况需要紧急停止灌注时，可通过触屏控制界面、患者控制手柄、蠕动泵盒开启、机身电源按钮停止机器运行，以保证患者灌注安全。

**2．难点**

（1）观察不同膀胱热灌注化疗患者症状群特征。

（2）建立以膀胱热灌注化疗患者为中心的护理随访小组或团队。

（3）根据患者症状群特征及个体化差异实施热灌注化疗间歇期延续性精准护理。

（八）管理规程

**1．准入与资质**

医护准入条件如下：

（1）"医疗机构执业许可证"在有效期内，执业行为在许可范围内，配置有相关科室或部门。

（2）医生具有"医生执业资格证"，护士具有"护士执业资格证"，执业地点在本院且执业证在有效期内。

（3）护理人员通过留置导尿术，掌握膀胱热灌注观察要点及配合培训。

（4）医生按照各地、各医院要求取得膀胱热灌注操作资质。

**2．手术室/灌注室入室制度**

（1）非手术人员不得入室。

（2）入室必须换鞋、更衣、戴口罩和帽子，着装符合手术室要求。

（3）病区医生不得携带或穿着白大衣进入手术室。

（4）与手术无关的私人物品不得带入手术间。

**3．环境管理**

（1）手术间保持温湿度适宜（21 ～ 25 ℃，40% ～ 60%）。

（2）手术室卫生工作均应采用湿式清扫。

（3）每台手术后用 500 mg/L 有效氯消毒液对手术间进行初步清洁。

（4）每天手术结束后，对手术间进行终末消毒，对各种设备每天用消毒水擦拭 1 次，有血迹及时擦干净。

（5）手术间、辅助房间及室外的地拖、地桶等严格区分，标识清晰。

（6）所有进入限制区的物品、设备，应拆除外包装。擦拭干净后方可进入。

（7）手术患者使用床单，应一人一换，做到一人一单。

**4．物品管理**

（1）消毒无菌物品。①存放要求：离地大于 25 cm，离天花板大于 50 cm，离墙大于 5 cm；存放温度不高于 27 ℃，湿度不超过 60%。②按有效期的先后顺序摆放，保证无菌物品均在有效期内。

（2）一次性物品：①应先打开外包装箱再进入手术室备用。②按照物品基数进行放置，取用一次性物品时按照有效期先后取用。

（3）手术间/灌注室物品：每日手术结束以后，手术间内的物品、仪器都需要按要求归位整理到位。

（九）评价指标

膀胱热灌注操作评价指标见表2-12。

表2-12　膀胱热灌注操作评价指标

| 一级指标 | 二级指标 | 三级指标 | 评价方式 |
|---|---|---|---|
| 结构质量 | 管理规范与工作流程 | （1）操作人员具备相应资质。<br>（2）有培训及考核记录。<br>（3）熟悉膀胱热灌注手术室/治疗室的管理规范及工作流程。<br>（4）严格按照规范执行护理操作 | 标准质控检查 |
| | 专业知识与技能 | （1）掌握膀胱热灌注的适应证和禁忌证。<br>（2）掌握术中异常情况的紧急处理措施 | |
| | 物品与环境准备 | （1）检查室定期消毒灭菌，温湿度符合标准。<br>（2）检查常用耗材及药品处置方法。<br>（3）麻醉、急救药品及物品配备齐全。<br>（4）膀胱热灌注装置及其附属部件的检测与校准。<br>（5）麻醉机、监护仪性能良好处于备用状态。<br>（6）所有仪器、设备均配备标准作业程度 | |
| 环节质量 | 护理评估 | （1）正确评估患者一般资料及病史，完善术前相关检查。<br>（2）登记患者信息并告知患者签署知情同意书。<br>（3）医务人员按无菌操作要求做好自身准备。<br>（4）评估患者大小便情况 | 技术操作考核 |
| | 护理操作 | （1）根据患者自身情况协助其摆放正确的体位。<br>（2）注意为患者保暖并尊重患者隐私。<br>（3）按无菌操作标准进行留置导尿。<br>（4）术中密切监测患者生命体征。<br>（5）术毕，拆除一次性热灌注管路，将所有物品按化疗药物处置标准丢弃。<br>（6）术后宣教，测量生命体征并记录。<br>（7）手术间/灌注室按要求进行终末消毒，床单位处于备用状态，做好登记 | |
| | 健康教育 | （1）术前与术后对患者进行健康教育。<br>（2）患者知晓本次操作相关知识及注意事项 | |
| 终末质量 | 护理质量 | （1）患者能够正确理解及配合的程度。<br>（2）膀胱热灌注化疗完成率 | 现场查检 |
| | 护理服务满意度 | （1）患者对本次检查期间护理服务的满意度。<br>（2）操作者对本次护理配合质量的满意度 | |

## （十）不良反应

（1）膀胱刺激征：主要表现为尿频、尿急与排尿疼痛。其常常由于使用化学性药物直接灌注，化学药物接触膀胱黏膜，造成膀胱黏膜破溃、糜烂等改变，故而会出现相应的尿路刺激症状。一般可自行缓解，嘱患者多饮水，无禁忌证可饮水 2 500 mL 以上，必要时使用止痛药物。

（2）血尿：化学性膀胱炎伴有尿路黏膜糜烂，这时可以出现黏膜渗血，血液混杂在尿液之中，就可以出现肉眼血尿的改变。

（3）感染：治疗过程中可能会带入细菌，引发膀胱感染。在留置导尿、热灌注操作的过程中注意无菌操作，预防感染状况的发生。

（4）全身症状：HIVEC 过程中，化疗药物突破膀胱黏膜的自身屏障被人体吸收进入血液循环的情况相对较少，不良反应少见。有研究报道，常见的化疗药物如丝裂霉素（mitomycin，MMC）可引起将近 6% 的患者出现皮疹，与单独用 MMC 化疗的患者皮疹的发生率无显著性差异，这可能与患者的特异性体质有关。其他常见的近期全身不良反应包括恶心、呕吐、腹痛、腹泻等，其中罕见的不良反应包括肌肉关节病、红斑狼疮和眼脉络膜炎等。

（王丽艳　蓝丽）

**参考文献**

[1] 黄小龙，张思州，温鹏. 非肌层浸润性膀胱癌术后辅助热灌注化疗的研究进展 [J]. 检验医学与临床，2019，16（16）：2415 – 2418.

[2] 李靖，张震，陈文健，等. 新型膀胱热灌注治疗仪的研制与临床应用研究 [J]. 中国医疗设备，2023，38（3）：26 – 32.

[3] 靳英辉，曾宪涛. 中国非肌层浸润性膀胱癌治疗与监测循证临床实践指南（2018 年标准版）[J]. 现代泌尿外科杂志，2019，24（7）：516 – 542.

[4] 王城博，金文军，董治龙. 膀胱热灌注疗的临床应用与研究进展 [J]. 临床泌尿外科杂志，2022，37（12）：952 – 956. DOI:10.13201/j. issn. 1001 – 1420. 2022. 12. 013.

[5] RUAN Q, DINGD G, WANG G, et al. A multi-institutional retrospective study of hyperthermic plus intravesical chemotherapy versus intravesical chemotherapy treatment alone in intermediate and high risk nonmuscle-invasive bladder cancer [J]. Cancer biology and medicine, 2021（1）：308 – 317.

[6] LI J, CHEN W, ZHANG M, et al. Development and investigation of a novel device with gemcitabine for hyperthermic intravesical chemotherapy [J]. International journal of hyperthermia：the official journal of European Society for Hyperthermic Oncology, North American Hyperthermia Group, 2023, 40（1）：2129103103.

[7] WANG J, CHEN S, YANG J, et al. Clinical progress of hyperthermic intravesical chemotherapy after transurethral resection of the bladder tumour [J]. International journal of clinical and experimental medicine research, 2023, 7（2）：245 – 249.

# 第八节 膀胱功能训练技术

## 一、概述

膀胱功能训练（bladder function training）是尿失禁（urinary incontinence，UI）的非手术治疗方法之一，是国内外多项指南中推荐的膀胱管理手段，其内涵主要指生活方式的调节和行为治疗。

生活方式的调节主要包括：①减重，对病态肥胖超重的尿失禁妇女最为适当；②减少咖啡因的摄入，可减少对逼尿肌的刺激；③避免过度摄入液体，以及避免摄入75%乙醇类和碳酸类饮料、酸性食物、高盐饮食等；④摄入富含纤维的食物以治疗便秘，减少因长期用力排便、过度使用腹压造成的盆腔器官脱垂和尿失禁；⑤戒烟，吸烟是诱发压力性尿失禁（stress urinary incontinence，SUI）和膀胱过度活动症（overactive bladder，OAB）的危险因素；⑥治疗肺部疾病及咳嗽，有助于改善SUI；⑦避免剧烈运动和重体力劳动。

行为治疗主要包括膀胱训练（bladder training）和盆底肌肉训练（pelvic floor muscle training，PFMT）。膀胱训练，又称为膀胱再教育（bladder re-education），是指对自身排尿行为的修正，使患者重新获得控尿能力，是OAB的一线治疗方案，包括延迟排尿法和定时排尿法。延迟排尿法为通过记录饮水和排尿情况，制定排尿时间表，学习延时排尿和按时排尿的方法，控制尿急和减少排尿次数。定时排尿法为按照制定好的排尿时间表规律排空膀胱，使尿失禁及输尿管反流发生减少；主要适用于由于认知或运动障碍导致UI的患者，同时也是针对大容量感觉减退的首选训练方法。盆底肌肉训练，又称为凯格尔训练（Kegel exercise），是指患者有意识地对以肛提肌为主的盆底肌群进行自主性收缩训练，以增强控尿能力，是SUI最常用的有效保守治疗手段，对急迫性尿失禁和混合性尿失禁患者亦有效。

## 二、目的

（1）减少尿失禁的发生，增强尿控能力。
（2）改善尿频、尿急症状。

## 三、目标

帮助患者恢复膀胱控制能力，减少尿失禁和尿急等问题的发生，提高患者的生活质量。

## 四、适用范围

尿失禁、盆底功能障碍患者。

## 五、禁忌证

合并其他严重疾病或病情危重的患者。

## 六、操作流程

（1）延迟排尿法操作流程见图2-13。

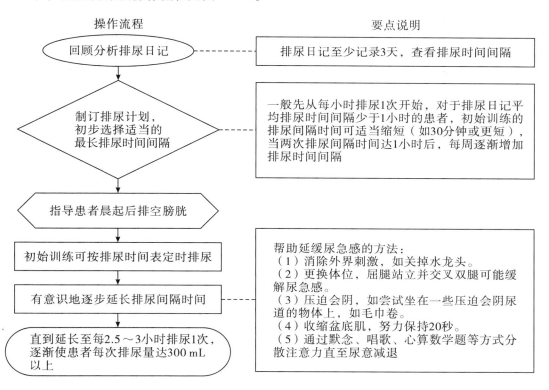

图2-13　延迟排尿法操作流程

（2）定时排尿法操作流程见图2-14。

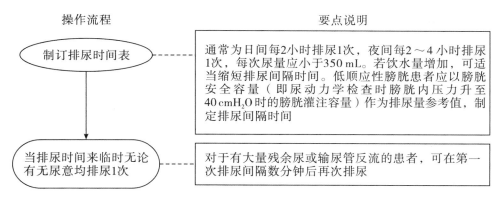

图2-14　定时排尿法操作流程

（3）盆底肌肉训练法操作流程见图2-15。

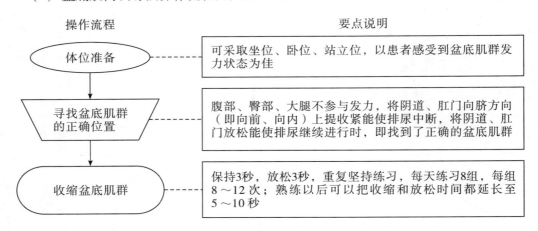

图2-15 盆底肌肉训练法操作流程

# 七、操作关注点与难点

## （一）膀胱训练法

### 1. 关注点

进行膀胱训练的同时应指导患者继续记录排尿日记，对比训练前后的排尿频率，以评价训练效果。

### 2. 难点

一些患者在进行膀胱训练治疗相当困难，如不能感受逼尿肌过度活动时的急迫感者、不能终止膀胱过度活动者、不会自主收缩肛门括约肌者，应先教会以上患者进行盆底肌肉训练及学会控尿，并且配合药物治疗等稳定膀胱。

## （二）盆底肌肉训练法

### 1. 关注点

（1）即使症状已经改善，仍需要坚持锻炼，并让患者有意识地训练情景反射，做到咳嗽、打喷嚏或大笑之前，能主动而有力地收缩盆底肌肉，从而预防尿失禁的发生。

（2）配合中断排尿训练，感受盆底肌发力。可指导患者在排尿过程中停止排尿，以感受盆底肌肉如何发挥作用。

（3）盆底肌肉训练的目的不仅在于强化肌肉力量，适度的放松同样重要，旨在做到盆底肌肉收放自如。

### 2. 难点

（1）让患者了解盆底肌群的位置：女性患者可洗净手后，尝试将1～2根手指放入阴道，试着用力收缩，感受用力的方式。男性患者可由护士或照护者戴手套将1～2根手指放入直肠。如果指尖受到来自侧方的压力，则说明收缩有效；同时将另一只手放在腹部，感知腹部肌肉是否处于放松状态。

（2）正确的收缩：较有力的收缩更重要，盆底肌肉位置较深，患者难以感知肌肉收缩是否正确。在训练过程中可通过阴道压力计、阴道哑铃、生物反馈等方式提高阴道的触觉敏感性，避免患者收缩臀大肌及腹肌。运用不同体位练习（如卧位、坐位、站位），找出最容易操作的姿势，并坚持练习。

## 八、管理规程

### （一）准入与资质

医护准入条件如下：

（1）"医疗机构执业许可证"在有效期内，执业行为在许可范围内，配置有相关科室或部门。

（2）医生具有"医生执业资格证"，护士具有"护士执业资格证"，执业地点在本院且执业证在有效期内

（3）医护人员接受过膀胱功能训练技术培训。

### （二）环境管理

应用隔帘或屏风，保证训练环境的私密性；保持室内温湿度适宜、安静明亮。

## 九、评价指标

膀胱功能训练评价指标见表 2 - 13。

表 2 - 13　膀胱功能训练评价指标

| 一级指标 | 二级指标 | 三级指标 | 评价方式 |
|---|---|---|---|
| 结构质量 | 管理规范与工作流程 | （1）熟悉膀胱功能训练的管理规范及工作流程。<br>（2）严格按照规范执行护理操作 | 标准质控检查 |
| | 专业知识与技能 | （1）掌握膀胱功能训练的适应证和禁忌证。<br>（2）掌握操作难点和关注点 | |
| | 环境准备 | 环境干净、明亮，定期进行地表、物表和空气消毒 | |
| 环节质量 | 护理评估 | （1）正确评估患者一般资料及病史，了解其配合程度。<br>（2）指导患者记录排尿日记并分析排尿频率及间隔时间 | 技术操作考核 |
| | 护理操作 | （1）根据排尿日记，制订合适的排尿计划。<br>（2）向患者讲授训练方法时准确具体，语言简洁明了，让患者能充分理解膀胱功能训练的重要性及其操作方法 | |
| | 健康教育 | 患者/照护者知晓本次操作相关知识及注意事项 | |
| 终末质量 | 护理质量 | 操作规范安全，未给患者造成不必要的损伤 | 现场查检 |
| | 护理服务满意度 | 患者对本次操作期间提供护理服务的满意度 | |

# 十、不良反应

## （一）膀胱训练

在符合适应证及无禁忌证的情况下开展定时排尿与延迟排尿训练，一般不会引起不良反应。

## （二）盆底肌肉训练

### 1. 肌肉疲劳和酸痛

（1）症状：过度锻炼或不适当的训练可能导致盆底肌肉的疲劳和酸痛感。

（2）处理：在训练中要注意肌肉的放松，适当休息和恢复是必要的，以防止过度负荷，避免引起盆底肌肉的过度紧张，甚至损伤。

### 2. 尿失禁加重

（1）症状：开始盆底肌肉训练后，有些人可能会出现尿失禁症状的加重，尤其在训练初期。这可能是由盆底肌肉的过度紧张或不正确的使用所致。

（2）处理：需要调整训练方法，避免过度负荷。

### 3. 性功能障碍

（1）症状：不正确的盆底肌肉训练可能导致性功能障碍，如勃起功能障碍或性欲下降等问题。

（2）处理：如果出现以上的问题，应立即停止训练，并寻求专业医生的帮助。

### 4. 不适或疼痛

（1）症状：训练方法或姿势不正确时可出现腹部不适或疼痛。

（2）处理：需要调整姿势和训练强度，确保正确的肌肉参与，并且适当的放松。

### 5. 情绪问题

（1）症状：不适当的训练可能导致焦虑、沮丧或情绪波动等问题。

（2）处理：建立合理的训练计划，以减少情绪问题的产生。

### 6. 其他

其他的不良反应还包括腰背部疼痛、肌肉拉伤等。

（刘健　刘颖敏）

**参考文献**

[1] 蔡文智，孟玲，李秀云. 神经源性膀胱护理实践指南（2017 年版）[J]. 护理学杂志，2017，24：1-7.

[2] 陈小芹，方汉萍. 不同强度 Kegel 锻炼方式对压力性尿失禁患者的影响 [J]. 护理研究，2015，29（3C）：1118-1119.

[3] 陈忠. 神经源性膀胱 [M]. 北京：科学出版社，2023：298-300，333-336.

[4] 丁炎明. 失禁护理理论与实践 [M]. 北京：人民卫生出版社，2016：90-95.

[5] 黄健. 中国泌尿外科和男科疾病诊断治疗指南（2022 年版）[M]. 北京：科学出版社，2022：487-490，527，568，1095-1096.

［6］焦卫红，王丽芹，于梅. 优质护理服务规范操作与考评指导［M］. 北京：人民军医出版社，2015：86 - 91.

［7］廖利民. 尿失禁诊断与治疗学［M］. 2版. 北京：科学出版社，2023：122 - 128.

［8］潘宝环，程凤芹，尤毅敏，等. 前列腺电切术前盆底肌功能训练对预防患者术后尿失禁的作用［J］. 国际护理学杂志，2014，33（11）：891 - 893.

［9］彭刚艺. 临床护理技术规范（基础篇）［M］. 广州：广东科技出版社，2013：208 - 209.

［10］王宏，薛紫怡，李梦梦，等. 产后压力性尿失禁患者生物反馈治疗后盆底肌表面电信号变化观察［J］. 首都医科大学学报，2017，38（02）：320 - 324.

［11］韦华清，林月双，陆志莉，等. 经尿道前列腺电切后尿失禁患者提肛肌锻炼时机的探讨［J］. 护理研究，2016，30（28）：35 - 43.

［12］中华医学会妇产科学分会妇科盆底学组. 女性压力性尿失禁诊断和治疗指南（2017）［J］. 中华妇产科杂志，2017，52（5）：289 - 293.

［13］MCLEAN L, VARETTE K, SAULNIER E G, et al. Pelvic floor muscle training in women with stress urinary incontinence causes hypertrophy of the urethral sphincters and reduces bladder neck mobility during coughing［J］. Neurourology and urodynamics，2013，32（8）：1096 - 1102.

［14］WOODLEY S J, BOYLE R, CODY J D, et al. Pelvic floor muscle training for prevention and treatment of urinary and faecal incontinence in antenatal and postnatal women［J］. The Cochrane database of systematic reviews，2017，12（12）：CD007471.

# 第九节　泌尿造口清洁、造口袋更换技术

## 一、泌尿造口定位

（一）概述

造口定位是指在术前根据患者的病情、手术方式、个体差异及生活习惯预先在腹壁相应位置做标记，以让手术医生参考。

（二）目的

（1）提高患者在造口护理中的独立性，降低术后造口自我护理难度，减少造口并发症的发生。

（2）减少术后造口对患者生活质量和心理的损害。

（3）促进患者术后快速适应造口。

（4）减少术后造口用品选择上的困难，降低造口护理成本。

（三）目标

（1）患者在不同体位下均能看见并触及造口，便于自我护理。

（2）应利于佩戴造口器材。

（四）适用范围

浸润性膀胱癌须行全膀胱切除；严重的神经源性膀胱功能障碍；直肠癌侵犯前列腺、膀胱须行全盆腔清扫术；其他放射造成的损伤如膀胱阴道瘘、膀胱直肠瘘。

（五）禁忌证

无禁忌证。

（六）相关因素

（1）造口应位于腹直肌范围内（经腹直肌造口）。

（2）体位问题：躯体的挛缩、姿势和活动性（如轮椅的禁锢、使用助行器等）。

（3）身体方面的考虑：大/突出/下垂的腹部、腹部皱褶、皱纹、瘢痕/缝线、腹直肌、髂嵴、下垂的乳房，以及存在的腹壁疝等。

（4）患者方面的考虑：诊断、年龄、职业、造口史以及对造口部位的偏好。

（5）外科方面的考虑：外科医生的偏好、计划的手术方式及造口类型、使用的肠段。

（6）多个造口：如果已经存在肠造口，或者计划行肠造口，则肠造口和尿路造口应标记在不同的平面/水平线上，以备需要佩戴造口腰带。

（7）腹部隆起情况的定位见图 2-16、图 2-17。

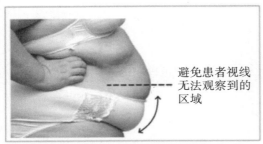

第1步：避免患者视线无法观察到的区域

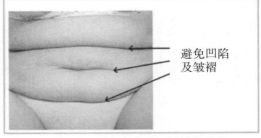

第2步：避免有瘢痕、皱褶的地方

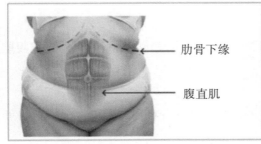

第3步：确定腹直肌的位置

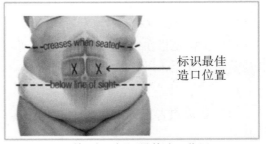

第4步：标识最佳造口位置

**图 2-16 女性腹部隆起情况的定位**

资料来源：SALVADALENA G, HENDREN S, MCKENNA L, et al. WOCN society and ASCRS position statement on preoperative stoma site marking for patients undergoing olostomy or ileostomy surgery ［J］. Journal of wound, ostomy, and continence nursing : official publication of The Wound, Ostomy and Continence Nurses Societ, 2015, 42（3）: 249-252.

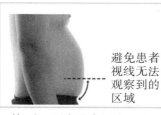
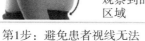
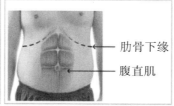
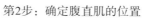
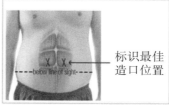

第1步：避免患者视线无法
观察到的区域　　第2步：确定腹直肌的位置　　第3步：标识最佳造口位置

**图 2 - 17　男性腹部隆起情况的定位**

资料来源：SALVADALENA G，HENDREN S，MCKENNA L，et al. WOCN society and ASCRS position statement on preoperative stoma site marking for patients undergoing olostomy or ileostomy surgery［J］．Journal of wound，ostomy，and continence nursing：official publication of The Wound，Ostomy and Continence Nurses Societ，2015，42（3）：249-252.

## （七）操作流程

泌尿造口定位操作流程见图 2 - 18。

操作流程                                              要点说明

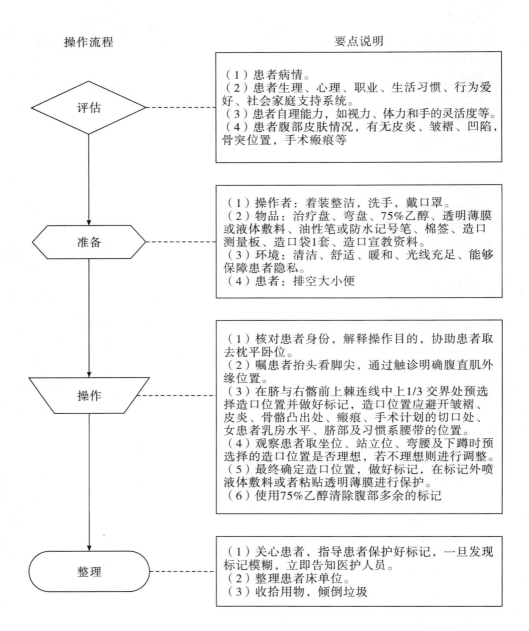

评估 ──── （1）患者病情。
（2）患者生理、心理、职业、生活习惯、行为爱好、社会家庭支持系统。
（3）患者自理能力，如视力、体力和手的灵活度等。
（4）患者腹部皮肤情况，有无皮炎、皱褶、凹陷、骨突位置，手术瘢痕等

准备 ──── （1）操作者：着装整洁，洗手，戴口罩。
（2）物品：治疗盘、弯盘、75%乙醇、透明薄膜或液体敷料、油性笔或防水记号笔、棉签、造口测量板、造口袋1套、造口宣教资料。
（3）环境：清洁、舒适、暖和、光线充足、能够保障患者隐私。
（4）患者：排空大小便

操作 ──── （1）核对患者身份，解释操作目的，协助患者取去枕平卧位。
（2）嘱患者抬头看脚尖，通过触诊明确腹直肌外缘位置。
（3）在脐与右髂前上棘连线中上1/3交界处预选择造口位置并做好标记，造口位置应避开皱褶、皮炎、骨骼凸出处、瘢痕、手术计划的切口处、女患者乳房水平、脐部及习惯系腰带的位置。
（4）观察患者取坐位、站立位、弯腰及下蹲时预选择的造口位置是否理想，若不理想则进行调整。
（5）最终确定造口位置，做好标记，在标记外喷液体敷料或者粘贴透明薄膜进行保护。
（6）使用75%乙醇清除腹部多余的标记

整理 ──── （1）关心患者，指导患者保护好标记，一旦发现标记模糊，立即告知医护人员。
（2）整理患者床单位。
（3）收拾用物，倾倒垃圾

图 2-18　泌尿造口定位操作流程

## （八）操作关注点与难点

### 1. 关注点

（1）注意为患者保暖及尊重患者隐私。

（2）泌尿造口定位的目的、原则、方法。

### 2. 难点

选择合适的造口位置，有效避免术后造口和皮肤炎症等并发症。

## （九）管理规程

### 1. 准入与资质

经过专业造口知识培训的伤口造口失禁专科护士、临床护士、外科医生。

### 2. 环境管理

光线明亮，室温适宜，隐蔽性好（不暴露患者隐私）。

### 3. 物品管理

75% 乙醇、棉签、手术标记笔、透明薄膜（1624）、两件式泌尿造口袋 1 套（底盘和造口袋）、手消毒液、造口模型、造口宣教手册和宣教视频。

### 4. 患者教育与配合

（1）告知患者及家属操作的目的、方法和步骤。

（2）评估患者情况：①患者生理、心理、职业、生活习惯、行为爱好、社会家庭支持系统。②自理能力，如视力、体力和手的灵活度等。③观察腹部轮廓，皮肤有无炎症、瘢痕、皱褶、凹陷，避开骨突处、腰围线等影响底盘佩戴的位置。

（3）患者教育：①造口标识为术前预先选定的理想造口位置，需要妥善保护，勿用力搓洗造口标识，以免造成标识模糊。②注意观察造口标识，若术前发现薄膜脱落、标识模糊，须及时告知医护人员。

## （十）评价指标

泌尿造口定位操作评价指标见表 2 - 14。

表 2 - 14　泌尿造口定位操作评价指标

| 一级指标 | 二级指标 | 三级指标 | 评价方式 |
| --- | --- | --- | --- |
| 结构质量 | 管理规范与工作流程 | 熟悉泌尿造口定位护理规范及工作流程 | 标准质控检查 |
| | 专业知识 | 掌握泌尿造口定位原则 | |
| | 环境准备 | 清洁、舒适、暖和、光线充足，能够保护患者隐私 | |
| | 自身准备 | 着装整洁、洗手、戴口罩 | |
| | 物品准备 | （1）物品齐全。<br>（2）检查无菌物品名称、包装完整及有效期 | |

续表 2 – 14

| 一级指标 | 二级指标 | 三级指标 | 评价方式 |
|---|---|---|---|
| 环节质量 | 护理评估 | （1）正确评估患者病情、自理能力、腹部皮肤情况。<br>（2）排空大小便 | 技术操作考核 |
| | 护理操作 | （1）核对患者身份，解释操作目的。<br>（2）协助患者摆放正确体位，通过触诊、视诊选择正确的造口位置并做好标记。<br>（3）观察患者取坐位、站立位、弯腰及下蹲时预选择的造口位置是否理想。<br>（4）最终确定造口位置，做好标记，在标记外喷液体敷料或者粘贴透明薄膜进行保护。<br>（5）使用75%乙醇清除腹部多余的标记 | |
| 终末质量 | 整理用物 | （1）整理患者床单位。<br>（2）收拾用物，倾倒垃圾 | 现场考核 |
| | 健康宣教 | 关心患者，指导患者保护好标记 | |
| | 护理质量 | （1）操作过程注意保暖、舒适、安全。<br>（2）操作熟练、评估准确、定位方法正确 | |
| | 护理服务满意度 | 患者对本次治疗期间提供护理服务的满意度 | |

# 二、泌尿造口护理

（一）概述

尿流改道是泌尿系统某一器官发生病变，不能正常从尿道排尿，将尿路直接或间接开口于腹壁、结肠与尿道等部位。其中，开口于腹壁，通过使用造口袋引流尿液的造口称为泌尿造口。泌尿造口需要定期清洁皮肤，更换造口底盘和造口袋。

（二）目的

（1）保持造口周围皮肤的清洁。

（2）帮助患者/家属掌握护理造口的方法。

（3）评估造口情况，及时发现并处理造口并发症。

（4）评估患者对造口的接受程度，帮助患者及家属克服心理障碍，早日适应造口。

（三）目标

（1）轻柔地揭除造口底盘，将机械性损伤的风险降至最低。

（2）造口底盘紧密地粘贴在造口周围，防止排泄物渗漏到皮肤上而引起皮肤浸渍。

（3）更换流程恰当。

（四）适用范围

泌尿造口患者。

（五）禁忌证

无禁忌证。

（六）操作流程

泌尿造口护理操作流程见图 2 - 19。

操作流程

要点说明

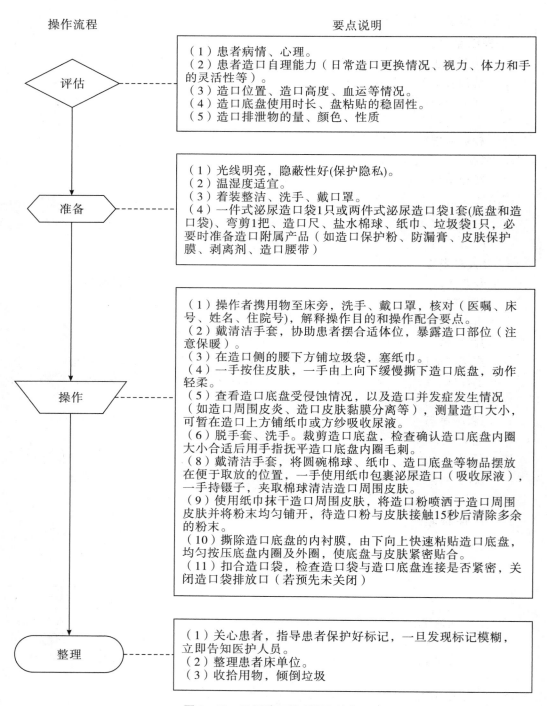

评估

（1）患者病情、心理。
（2）患者造口自理能力（日常造口更换情况、视力、体力和手的灵活性等）。
（3）造口位置、造口高度、血运等情况。
（4）造口底盘使用时长、盘粘贴的稳固性。
（5）造口排泄物的量、颜色、性质

准备

（1）光线明亮，隐蔽性好(保护隐私)。
（2）温湿度适宜。
（3）着装整洁、洗手、戴口罩。
（4）一件式泌尿造口袋1只或两件式泌尿造口袋1套(底盘和造口袋)、弯剪1把、造口尺、盐水棉球、纸巾、垃圾袋1只，必要时准备造口附属产品（如造口保护粉、防漏膏、皮肤保护膜、剥离剂、造口腰带）

操作

（1）操作者携用物至床旁，洗手、戴口罩，核对（医嘱、床号、姓名、住院号），解释操作目的和操作配合要点。
（2）戴清洁手套，协助患者摆合适体位，暴露造口部位（注意保暖）。
（3）在造口侧的腰下方铺垃圾袋，塞纸巾。
（4）一手按住皮肤，一手由上向下缓慢撕下造口底盘，动作轻柔。
（5）查看造口底盘受侵蚀情况，以及造口并发症发生情况（如造口周围皮炎、造口皮肤黏膜分离等），测量造口大小，可暂在造口上方铺纸巾或方纱吸收尿液。
（6）脱手套、洗手。裁剪造口底盘，检查确认造口底盘内圈大小合适后用手指抚平造口底盘内圈毛刺。
（8）戴清洁手套，将圆碗棉球、纸巾、造口底盘等物品摆放在便于取放的位置，一手使用纸巾包裹泌尿造口（吸收尿液），一手持镊子，夹取棉球清洁造口周围皮肤。
（9）使用纸巾抹干造口周围皮肤，将造口粉喷洒于造口周围皮肤并将粉末均匀铺开，待造口粉与皮肤接触15秒后清除多余的粉末。
（10）撕除造口底盘的内衬膜，由下向上快速粘贴造口底盘，均匀按压底盘内圈及外圈，使底盘与皮肤紧密贴合。
（11）扣合造口袋，检查造口袋与造口底盘连接是否紧密，关闭造口袋排放口（若预先未关闭）

整理

（1）关心患者，指导患者保护好标记，一旦发现标记模糊，立即告知医护人员。
（2）整理患者床单位。
（3）收拾用物，倾倒垃圾

图 2-19　泌尿造口护理操作流程

（七）操作关注点与难点

**1. 关注点**

（1）注意为患者保暖及尊重患者隐私。

（2）选择合适的更换造口袋时机。

（3）评估造口及周围皮肤情况。

（4）选择合适的造口产品。

（5）根据院感要求处置医疗垃圾。

**2. 难点**

（1）泌尿造口常见并发症的处理与预防。

（2）根据患者的个人情况制订个性化的健康宣教方案。

（3）建立患者个人信息档案，为延续护理提供依据。

（八）管理规程

**1. 准入与资质**

经过专业造口知识培训的伤口造口失禁专科护士、临床护士、外科医生。

**2. 环境管理**

光线明亮，室温适宜，隐蔽性好（不暴露患者隐私）。

**3. 物品管理**

一件式泌尿造口袋 1 只或两件式泌尿造口袋 1 套（底盘和造口袋）、弯剪 1 把、造口尺、盐水棉球、纸巾、垃圾袋 1 只，必要时准备造口附属产品（造口保护粉、防漏膏、皮肤保护膜、剥离剂、造口腰带）。

**4. 患者教育与配合**

（1）告知患者及家属操作目的、方法和步骤。

（2）评估患者情况：①患者病情、心理。②患者对造口的自理能力（日常造口更换情况、视力、体力和手的灵活性等）。③造口位置、造口高度、血运等情况。④造口底盘使用时长，底盘粘贴的稳固性。⑤造口排泄物的量、颜色、性质。

（九）评价指标

泌尿造口护理操作评价指标见表 2-15。

表 2-15 泌尿造口护理操作评价指标

| 一级指标 | 二级指标 | 三级指标 | 评价方式 |
|---|---|---|---|
| 结构质量 | 管理规范与工作流程 | 熟悉泌尿造口的护理规范及工作流程 | 标准质控检查 |
| | 专业知识 | （1）掌握泌尿造口护理操作流程和护理要点。<br>（2）掌握泌尿造口相关并发症预防和处理措施 | |
| | 环境准备 | （1）光线明亮，隐蔽性好（保护隐私）。<br>（2）温湿度适宜 | |
| | 自身准备 | 着装整洁、洗手、戴口罩 | |
| | 物品准备 | （1）物品准备齐全。<br>（2）检查无菌物品名称、包装及有效期 | |

续表 2 - 15

| 一级指标 | 二级指标 | 三级指标 | 评价方式 |
|---|---|---|---|
| 环节质量 | 护理评估 | （1）正确评估患者病情、意识、心理、配合程度。 | 技术操作考核 |
| | | （2）正确评估患者造口自理能力。 | |
| | | （3）造口位置、造口高度、血运等情况。 | |
| | | （4）造口底盘使用时长，底盘粘贴的稳固性。 | |
| | | （5）造口排泄物量、颜色、性质 | |
| | 护理操作 | （1）核对患者身份，解释操作目的和操作配合要点。 | |
| | | （2）协助患者摆合适体位，暴露造口部位（注意保暖）。 | |
| | | （3）使用正确手法揭开造口袋。 | |
| | | （4）查看造口底盘受侵蚀情况、造口并发症发生情况。 | |
| | | （5）由外到内初步清洁造口周围皮肤。 | |
| | | （6）使用测量尺正确测量造口大小。 | |
| | | （7）根据实际情况正确裁剪造口底盘，确认内圈大小。 | |
| | | （8）由外向内再次清洁造口周围皮肤。 | |
| | | （9）抹干造口周围皮肤，从外到内进行，视情况使用造口附属产品。 | |
| | | （10）掌握一件式、两件式泌尿造口袋粘贴要点，根据患者的体位情况确定造口袋的引流方向 | |
| 终末质量 | 整理用物 | 整理用物，脱手套，洗手，整理床单位 | 现场考核 |
| | 健康宣教 | 能够对患者进行个性化的健康宣教 | |
| | 护理质量 | （1）操作过程注意保暖、舒适、安全。 | |
| | | （2）操作熟练、评估准确，清洁、去袋、贴袋方法正确 | |
| | 护理服务满意度 | 患者对本次治疗期间提供护理服务的满意度 | |

## （十）不良反应

### 1. 造口水肿

（1）原因：①手术创伤。手术过程中肠管牵拉、锐性分离、异物触碰导致炎症反应。②肠道应激。肠管对外界环境不耐受而出现水肿应激。③血液、淋巴液回流受阻。腹壁开口过小、肠管受压导致血液、淋巴液回流受阻。④低蛋白血症。

（2）临床表现：肠造口外观比预期更大，造口黏膜肿胀、发亮，造口黏膜上的褶皱消失，造口过度肿胀会影响排泄物的排出。

（3）预防护理措施：①注意观察造口水肿消退情况，大部分泌尿造口术后都会发生造口水肿，造口水肿在术后 6～8 周内会逐渐消退。②避免压迫造口黏膜。③水肿消退过程中，造口大小会发生变化，每次裁剪造口底盘前均要测量造口大小，严重造口水肿者，可略扩大底盘裁剪口径。④造口袋内可预先放入适当空气，避免造口袋与造口黏膜摩擦导致黏膜糜烂。⑤注意观察造口排尿以及造口黏液排出情况，勤清理造口黏液，避免堵塞造口。⑥积极治疗原发疾病，如纠正低蛋白血症、解除肠管压迫。

**2. 造口出血**

（1）原因：①肠造口黏膜、皮肤连接处小静脉与毛细管等出血。②肠系膜小动脉结扎线发生脱落或者未进行结扎。③造口黏膜发生感染与水肿等，同时经过压迫与摩擦等可诱发黏膜的糜烂与出血。④操作不当或碰撞导致黏膜出血。⑤机体凝血功能障碍。

（2）临床表现：肠腔或造口表面有鲜红色血液流出。

（3）预防护理措施：①清洗造口，评估出血部位、出血量，判断出血原因。②造口表面少量出血可予以局部压迫止血，压迫前可先应用造口粉、云南白药或藻酸盐敷料。③除局部按压止血外，也可选用硝酸银棒烧灼止血。④肠腔内出血或保守处理无效的出血建议转介医生。⑤积极治疗原发疾病，如纠正凝血功能障碍。⑥日常做好造口保护，避免碰撞、摩擦，操作轻柔。

**3. 造口缺血坏死**

（1）原因：①手术损伤供血动脉。②动脉硬化。③动脉扭曲、受压。④腹壁开口过小。⑤缝合过紧。

（2）临床表现：造口黏膜局部或完全变干、发暗，呈紫色、黑色，甚至出现腐肉。

（3）预防护理措施：①使用两件式透明泌尿造口袋，密切观察造口血运。②避免压迫造口黏膜。③考虑造口周围缝线结扎过紧时，可尝试间断拆掉若干缝线。④在造口表面喷洒造口粉。⑤局部坏死时，正常造口黏膜与坏死黏膜分界会逐渐清晰，待分界完全清晰后，可进行保守锐性清创清除坏死组织。⑥完全不可逆性坏死时，需要进行造口重建。⑦发生腹腔内肠管坏死时，需要警惕腹膜炎。⑧做好患者及家属的心理支持。

**4. 造口皮肤黏膜分离**

（1）发生原因：①肠造口开口端的肠壁黏膜出现部分坏死。②腹压过高。③营养不良。④造口周围脓肿感染。⑤造口缝线过早脱落。

（2）临床表现：造口与周围皮肤之间形成一个开放性创面。

（3）预防护理措施：该类并发症患者需要先以生理盐水对创面进行清洗，根据腔隙状况选用合适的填塞材料。若腔隙过小，则采取溃疡糊或溃疡粉处理，若腔隙过大，则采取藻酸盐敷料处理，使得创面及其周围皮肤之间可以维持相平，之后用溃疡贴防水处理，加强创面的保护，表面粘贴造口袋。此外，要积极做好感染预防，提高营养，尽快促进创口的愈合。

**5. 造口周围刺激性皮炎**

（1）发生原因：造口护理能力差、造口或周围皮肤不理想、造口产品选用不当等原因导致造口底盘粘贴不稳，使得造口周围皮肤浸泡在尿液中，受尿液刺激而发生损害。

（2）临床表现：皮肤红肿、瘙痒、疼痛甚至溃烂，皮肤病变处形状不规则，常发生于尿液渗漏部位。

（3）预防护理措施：①清洗造口及造口周围皮肤，评估造口周围皮肤受尿液刺激的原因。②评估刺激性皮炎的受损范围及严重程度。③表浅的皮炎可采用局部喷洒造口粉及液体敷料进行护理，局部皮肤损伤较严重伴有渗出时，使用藻酸盐/亲水纤维敷料后，粘贴水胶体或单纯使用泡沫敷料进行管理。④纠正导致造口周围皮肤受尿液刺激的原因，协助患者稳妥粘贴造口底盘。

**6. 肉芽组织增生**

（1）发生原因：①缝线刺激。②局部反复摩擦。

（2）临床表现：造口皮肤黏膜连接处形成息肉样的肉疙瘩。

（3）预防护理措施：①若患者无凝血功能障碍，剪除或用硝酸银笔烧灼肉芽组织。②探查肉芽组织旁是否有缝线未拆除，若发现缝线，予以拆除。③纠正造口护理技巧，避免反复摩擦造口。

**7. 造口周围尿酸结晶**

（1）发生原因：①水分摄入不足，尿液呈浓缩状态，尿酸浓度增高。②摄入碱性食物过多，细菌将碱性尿液内的尿酸分解成结晶，结晶附着在造口及造口周围皮肤上。③造口底盘裁剪过大或粘贴不当，使造口周围皮肤长期浸泡在尿液中。

（2）临床表现：造口或造口周围皮肤有白色晶体状物质附着。

（3）预防处理措施：①使用白醋（醋和水按1∶3的容积比稀释）清洗造口及造口周围的结晶，然后再用清水清洗干净。若结晶较难清除，可局部湿敷约20分钟后再擦拭，如果结晶已经长至泌尿造口黏膜上，可使用稀释的醋酸液冲洗黏膜，每日2~3次。②黏附在造口或造口周围皮肤上的白色粉末晶体受摩擦时，容易导致出血，在擦拭时，注意动作轻柔，使用柔软的材料进行清洗。③选用具备防逆流装置的泌尿造口袋，造口底盘的开口裁剪不宜过大，一般比造口大1~2 mm。视底盘粘贴情况，间隔3~5天更换一次造口袋，一旦发现渗漏应随时更换。④多饮水，每日饮水量至少为2 500~3 000 mL。⑤建议多进食帮助提高尿液的酸性浓度的食物，如玉米、家禽瘦肉、鱼类、花生、核桃、燕麦、蛋及面食类等；尽量少进食碱性食物，如牛奶、绿豆芽、杏仁、芥菜、葡萄干、菠菜等。⑥每天口服维生素C 1 000 mg，提高尿液的酸性。

（郑霞　陈敏杰　周洁　郑喜春）

**参考文献**

[1] 白洋，陈建英. 肠造口并发症护理研究进展 [J]. 中西医结合护理（中英文），2019，5（5）：225-228.

[2] 陈莉，汪涌，祝广峰，等. 2020年欧洲泌尿协会肌层浸润性膀胱癌诊断和治疗指南概要 [J]. 现代泌尿外科杂志，2020，25（11）：1025-1029.

[3] 郭迎新. 肠造口患者造口并发症的预防及护理的临床分析 [J]. 中国医药指南，2017，15（8）：225.

[4] 孟晓红，徐洪莲. 中华护理学会成人肠造口护理团体标准要点解读及思考 [J]. 上海护理，2021，21（6）：1-4.

[5] 司龙妹，李朝煜，张萌，等. 《国际造口指南（第2版）》解读 [J]. 中国护理管理，2021，21（10）：1584.

[6] 王菊香. 健康教育在提高泌尿造口患者自护能力中的应用效果 [J]. 当代临床医刊，2018，31（5）：4023-4024.

［7］ 徐洪莲，郝建玲，董金玲. 尿路造口结晶合并出血患者的护理［C］//第三届上海国际护理大会论文集，2017：64.

［8］ 张月芹. 回肠造口并发皮肤黏膜分离的研究进展［J］. 循证护理，2019，5（8）：692－695.

［9］ 郑美春，张俊娥，胡爱玲. 泌尿造口护理与康复指南［M］. 北京：人民卫生出版社，2017.

［10］ AMBE P C，KURZ N R，Nitschke C，et al. Intestinal ostomy［J］. Deutshes arzteblatt international，2018，115（11）：182－187.

［11］ BRAUMANN C，MÜLLER V，KNIES M，et al. Complications after ostomy surgery：emergencies and obese patients are at risk-data from the Berlin ostomy study（BOSS）［J］. World journal of surgery，2019，43（3）：751－757.

［12］ BURCH J. Research and expert opinion on siting a stoma：a review of the literature［J］. British journal of nursing，2018，27（16）：S4－S12.

［13］ DOUGHTY D. History of WOC（ET）nursing education［J］. Journal of wound，ostomy，and continence nursing：official publication of The Wound，Ostomy and Continence Nurses Society，2013，40（2）：127－129.

［14］ FELLOWS J，VOEGELI D，HÅKAN-BLOCH J，et al. Multinational survey on living with an ostomy：prevalence and impact of peristomal skin complications［J］. British journal of nursing，2021，30（16）：S22－S30.

［15］ KUGLER C M，BREUING J，ROMBEY T，et al. The effect of preoperative stoma site marking on risk of stoma-related complications in patients with intestinal ostomy-protocol of a systematic review and meta-analysis［J］. Systematic reviews，2021，10（1）：146.

［16］ MALIK T，LEE M J，HARIKRISHNAN A B. The incidence of stoma related morbidity-a systematic review of randomised controlled trials［J］. The annals of the royal college of surgeons of england，2018，100（7）：501－508.

［17］ MURKEN D R，BLEIER J. Ostomy-related complications［J］. Clinic in colon rectal surgery，2019，32（3）：176－182.

［18］ NICHOLS T，GOLDSTINE J，INGLESE G. A multinational evaluation assessing the relationship between peristomal skin health and health utility［J］. British journal of nursing，2019，28（5）：S14－S19.

［19］ Wound，Ostomy and Continence Nurses Society，Guideline Development Task Force. WOCN Society clinical guideline：management of the adult patient with a fecal or urinary ostomy-an executive summary［J］. Journal of wound，ostomy，and continence nursing：official publication of The Wound，Ostomy and Continence Nurses Society，2018，45（1）.

# 第十节　尿流动力学检查技术

## 一、概述

尿流动力学是现代泌尿外科领域重要的组成部分。它是主要根据流体力学原理，采用电生理学方法及传感器技术，来研究尿液在膀胱—尿道中储存和排出的科学。尿流动力学研究（urodynamic studies，UDS）是测量膀胱—尿道各项功能相关压力的侵入性测试，用于评估患者下尿路储尿及排尿功能改变，包括测量膀胱储存及排尿时的压力及尿流速度的变化。

尿流动力学检查包括一系列检查手段，针对不同病情的患者选择具有针对性的检查项目来回答其储尿期和排尿期的问题。检查包括：

（1）常用尿流动力学检查。项目包括尿流率测定、膀胱充盈期容积—压力测定、压力—流率测定及同步盆底肌电图测定，这些检查可以满足大多数排尿功能障碍患者的检查需求。

（2）选用尿流动力学检查。这是针对常用尿流动力学检查项目不能解决的情况，包括影像尿流动力学测定、尿道压力测定、漏尿点压力测定、儿童尿流动力学检查、盆底神经电生理检查及动态尿流动力学监测。

## 二、目的

在检查中，观察和评估患者真实状态下的排尿情况，再现患者主诉的症状并且能对患者存在的问题做出病理生理学解释，为排尿障碍患者的诊疗提供客观依据。

## 三、目标

（1）护士能掌握尿流动力学检查的技术，减少行尿流动力学检查时患者的不适。

（2）患者能掌握尿流动力学检查的配合注意事项，复述尿流动力学检查后自我病情观察的要点。

## 四、适用范围

有下列症状的患者可能需要接受尿流动力学检查。特别强调须经泌尿外科专科医师诊断后，方能确定是否需要接受尿流动力学检查。

（1）排尿困难、淋漓不尽、尿等待、夜尿多。

（2）尿频以致影响日常生活。

（3）常常尿急，甚至引起尿失禁。

（4）运动、咳嗽或搬重物时漏尿。

（5）接受过脊髓、骨盆手术后出现排尿异常、无法排尿或尿失禁。

（6）尿失禁合并记忆力减退、行动困难。

（7）脑出血、脑梗或脑外伤后，排尿异常如尿床、尿频、排尿困难等。

（8）脊髓疾病或脊髓损伤患者，包括外伤、肿瘤及先天畸形等，出现排尿异常。

（9）其他必须确立诊断的下泌尿道功能疾病。从广义上讲，有储尿期或（和）排尿期症状者，均可行此项检查，如尿频、尿急、尿失禁、遗尿、下腹及会阴部疼痛不适、排尿困难等。

## 五、禁忌证

（1）患者近期有急性尿道感染、急性尿道炎等，为防止其感染扩散、败血症及尿道热的发生而禁忌行导尿者。

（2）因尿道狭窄或其他原因导致检查时测压导管不能置入膀胱者，因其他原因如严重的自主神经反射亢进而不能行导尿者，有活动性、较严重的膀胱、尿道出血者，均不宜进行尿流动力学检查。

（3）1周内有过尿道器械检查者，女性月经期或不合作的受检者不宜做该项检查。

（4）急性泌尿系统、生殖系统、下消化道炎症、出血；橡胶过敏体质；意识不清、不能清晰表达意愿和感觉者。

## 六、操作流程

（1）尿流动力学水测压操作流程见图 2 - 20。

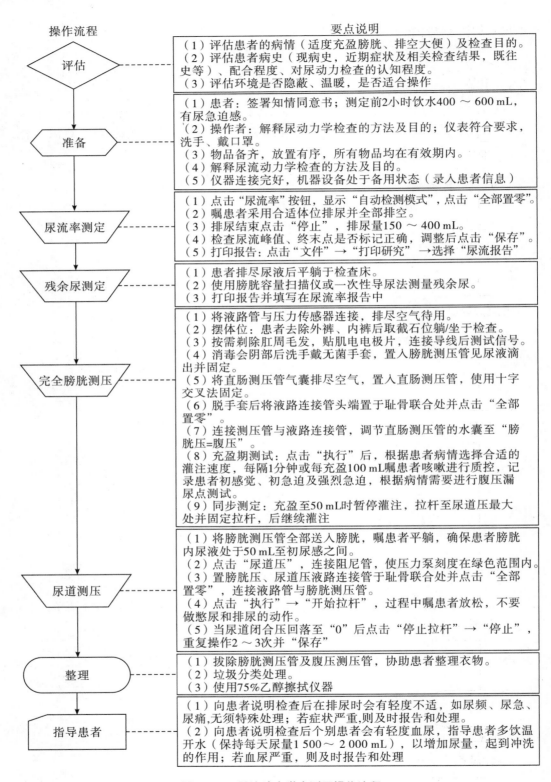

操作流程 | 要点说明

**评估**
（1）评估患者的病情（适度充盈膀胱、排空大便）及检查目的。
（2）评估患者病史（现病史，近期症状及相关检查结果，既往史等）、配合程度、对尿动力检查的认知程度。
（3）评估环境是否隐蔽、温暖，是否适合操作

**准备**
（1）患者：签署知情同意书；测定前2小时饮水400～600 mL，有尿急迫感。
（2）操作者：解释尿动力学检查的方法及目的；仪表符合要求，洗手、戴口罩。
（3）物品备齐，放置有序，所有物品均在有效期内。
（4）解释尿流动力学检查的方法及目的。
（5）仪器连接完好，机器设备处于备用状态（录入患者信息）

**尿流率测定**
（1）点击"尿流率"按钮，显示"自动检测模式"，点击"全部置零"。
（2）嘱患者采用合适体位排尿并全部排空。
（3）排尿结束点击"停止"，排尿量150～400 mL。
（4）检查尿流峰值、终末点是否标记正确，调整后点击"保存"。
（5）打印报告：点击"文件"→"打印研究"→选择"尿流报告"

**残余尿测定**
（1）患者排尽尿液后平躺于检查床。
（2）使用膀胱容量扫描仪或一次性导尿法测量残余尿。
（3）打印报告并填写在尿流率报告中

**完全膀胱测压**
（1）将液路管与压力传感器连接，排尽空气待用。
（2）摆体位：患者去除外裤、内裤后取截石位躺/坐于检查。
（3）按需剃除肛周毛发，贴肌电电极片，连接导线后测试信号。
（4）消毒会阴部后洗手戴无菌手套，置入膀胱测压管见尿液滴出并固定。
（5）将直肠测压管气囊排尽空气，置入直肠测压管，使用十字交叉法固定。
（6）脱手套后将液路连接管头端置于耻骨联合处并点击"全部置零"。
（7）连接测压管与液路连接管，调节直肠测压管的水囊至"膀胱压=腹压"。
（8）充盈期测试：点击"执行"后，根据患者病情选择合适的灌注速度，每隔1分钟或每充盈100 mL嘱患者咳嗽进行质控，记录患者初感觉、初急迫及强烈急迫，根据病情需要进行腹压漏尿点测试。
（9）同步测定：充盈至50 mL时暂停灌注，拉杆至尿道压最大处并固定拉杆，后继续灌注

**尿道测压**
（1）将膀胱测压管全部送入膀胱，嘱患者平躺，确保患者膀胱内尿液处于50 mL至初尿感之间。
（2）点击"尿道压"，连接阻尼管，使压力泵刻度在绿色范围内。
（3）置膀胱压、尿道压液路连接管于耻骨联合处点击"全部置零"，连接液路管与膀胱测压管。
（4）点击"执行"→"开始拉杆"，过程中嘱患者放松，不要做憋尿和排尿的动作。
（5）当尿道闭合压回落至"0"后点击"停止拉杆"→"停止"，重复操作2～3次并"保存"

**整理**
（1）拔除膀胱测压管及腹压测压管，协助患者整理衣物。
（2）垃圾分类处理。
（3）使用75%乙醇擦拭仪器

**指导患者**
（1）向患者说明检查后在排尿时会有轻度不适，如尿频、尿急、尿痛，无须特殊处理；若症状严重，则及时报告和处理。
（2）向患者说明检查后个别患者会有轻度血尿，指导患者多饮温开水（保持每天尿量1 500～2 000 mL），以增加尿量，起到冲洗的作用；若血尿严重，则及时报告和处理

**图 2 - 20　尿流动力学水测压操作流程**

（2）尿流动力学空气测压操作流程见图2-21。

操作流程 　　　　　　　　　　　　　　要点说明

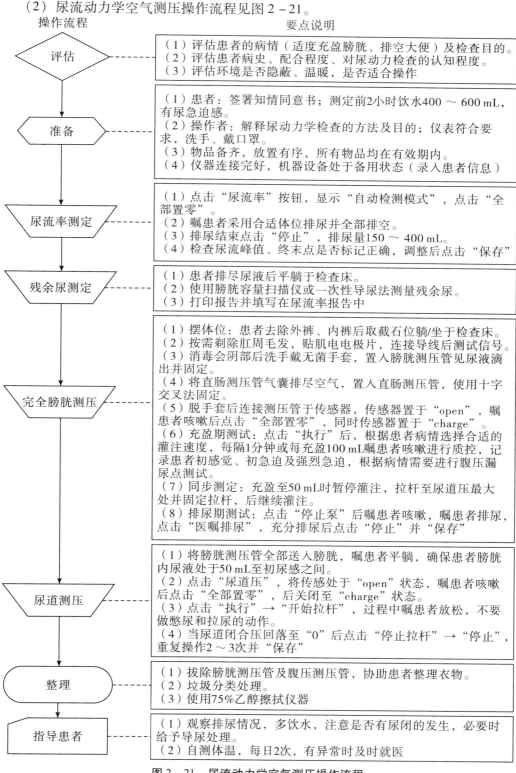

**评估**
（1）评估患者的病情（适度充盈膀胱、排空大便）及检查目的。
（2）评估患者病史、配合程度、对尿动力检查的认知程度。
（3）评估环境是否隐蔽、温暖，是否适合操作

**准备**
（1）患者：签署知情同意书；测定前2小时饮水400～600 mL，有尿急迫感。
（2）操作者：解释尿动力学检查的方法及目的；仪表符合要求，洗手、戴口罩。
（3）物品备齐，放置有序，所有物品均在有效期内。
（4）仪器连接完好，机器设备处于备用状态（录入患者信息）

**尿流率测定**
（1）点击"尿流率"按钮，显示"自动检测模式"，点击"全部置零"。
（2）嘱患者采用合适体位排尿并全部排空。
（3）排尿结束点击"停止"，排尿量150～400 mL。
（4）检查尿流峰值、终末点是否标记正确，调整后点击"保存"

**残余尿测定**
（1）患者排尽尿液后平躺于检查床。
（2）使用膀胱容量扫描仪或一次性导尿法测量残余尿。
（3）打印报告并填写在尿流率报告中

**完全膀胱测压**
（1）摆体位：患者去除外裤、内裤后取截石位躺/坐于检查床。
（2）按需剃除肛周毛发，贴肌电电极片，连接导线后测试信号。
（3）消毒会阴部后洗手戴无菌手套，置入膀胱测压管见尿液滴出并固定。
（4）将直肠测压管气囊排尽空气，置入直肠测压管，使用十字交叉法固定。
（5）脱手套后连接测压管于传感器，传感器置于"open"，嘱患者咳嗽后点击"全部置零"，同时传感器置于"charge"。
（6）充盈期测试：点击"执行"后，根据患者病情选择合适的灌注速度，每隔1分钟或每充盈100 mL嘱患者咳嗽进行质控，记录患者初感觉、初急迫及强烈急迫，根据病情需要进行腹压漏尿点测试。
（7）同步测定：充盈至50 mL时暂停灌注，拉杆至尿道压最大处并固定拉杆，后继续灌注。
（8）排尿期测试：点击"停止泵"后嘱患者咳嗽，嘱患者排尿，点击"医嘱排尿"，充分排尿后点击"停止"并"保存"

**尿道测压**
（1）将膀胱测压管全部送入膀胱，嘱患者平躺，确保患者膀胱内尿液处于50 mL至初尿感之间。
（2）点击"尿道压"，将传感处于"open"状态，嘱患者咳嗽后点击"全部置零"，后关闭至"charge"状态。
（3）点击"执行"→"开始拉杆"，过程中嘱患者放松，不要做憋尿和拉尿的动作。
（4）当尿道闭合压回落至"0"后点击"停止拉杆"→"停止"，重复操作2～3次并"保存"

**整理**
（1）拔除膀胱测压管及腹压测压管，协助患者整理衣物。
（2）垃圾分类处理。
（3）使用75%乙醇擦拭仪器

**指导患者**
（1）观察排尿情况，多饮水，注意是否有尿闭的发生，必要时给予导尿处理。
（2）自测体温，每日2次，有异常时及时就医

图2-21　尿流动力学空气测压操作流程

## 七、操作关注点与难点

### （一）关注点

（1）注意为患者保暖并尊重患者隐私。

（2）操作者严格无菌操作，做好标准防护。

（3）动作轻柔，记录准确。

（4）检查前后给予患者个性化健康宣教。

（5）仪器校准。

（6）设备维护。

### （二）难点

（1）尿流动力学检查作为评估膀胱和尿道功能的重要手段，因其复杂性和侵入性，会给患者带来不适。例如，插入膀胱测压管和直肠测压管时，患者感到疼痛，尤其是有尿道狭窄、炎症或结石等病变的患者，不适感可能更为强烈。

（2）技术要求高。尿流动力学检查需要精细的操作和专业的技术，如插入测压管、调整充盈速率、记录压力变化等，要求操作人员具备丰富的临床经验和专业技术，以确保检查结果的准确性和可靠性。

（3）患者的舒适度与配合度。由于此项检查是侵入性操作，患者在检查过程中会感到紧张、焦虑或疼痛，从而影响检查顺利进行，甚至造成测量结果出现偏差。

（4）结果解读的困难。尿流动力学检查结果受多种因素影响，如患者年龄、性别、病情严重程度等，且患者及医生存在一定的主观性，同一检查指标存在较大的差异，增加了结果解读难度。

（5）操作规范性的挑战。操作流程标准化难度大，器械校准与维护难度大，影响检查结果的可靠性。

## 八、管理规程

### （一）准入与资质

医护准入条件如下：

（1）"医疗机构执业许可证"在有效期内，执业行为在许可范围内，配置有相关科室或部门。

（2）医生具有"医生执业资格证"，护士具有"护士执业资格证"，执业地点在本院且执业证在有效期内。

（3）护士具备泌尿外科专科护士资质或泌尿外科专科工作5年以上（含5年）。

（4）医护人员接受过尿流动力学检查操作技术培训和考核。医生具备研判检查结果的资质，护士具备尿流动力学检查操作资质。

### （二）尿流动力学检查室入室制度

（1）非本科室人员不得入室。

（2）入室必须换鞋、更衣，着装符合检查室要求。

（三）环境管理

（1）检查室内保持温湿度适宜（21～25 ℃，40%～60%）。

（2）检查室内环境安全，符合防跌倒、防滑的标准设置。

（3）每位患者检查结束后，及时清理地面的尿液等污渍。

（4）患者使用的床单，应一人一换，做到一人一单。

（5）注重患者隐私，应设置操作区域遮挡设施。

（四）物品管理

（1）消毒无菌物品。①存放要求：离地大于 25 cm，离天花板大于 50 cm，离墙大于 5 cm；存放温度不高于 27 ℃，湿度不超过 60%。②按有效期的先后顺序摆放，保证无菌物品均在有效期内。

（2）一次性物品。①应先打开外包装箱再进入检查室备用。②按照物品基数进行放置，取用一次性物品时按照有效期先后取用。

（3）每日检查结束，检查室内的物品、仪器都须按要求归位整理、清洁。

# 九、评价指标

尿流动力学检查评价指标见表 2 - 16。

表 2 - 16　尿流动力学检查评价指标

| 一级指标 | 二级指标 | 三级指标 | 评价方式 |
|---|---|---|---|
| 结构质量 | 管理规范与工作流程 | （1）熟悉尿流动力学检查室的管理规范及工作流程。<br>（2）严格按照规范执行护理操作 | 标准质控检查 |
| | 专业知识与技能 | （1）掌握尿流动力学检查的适应证和禁忌证。<br>（2）掌握检查中异常情况的紧急处理措施。<br>（3）影像的正确识别与故障准确排除 | |
| | 物品与环境准备 | （1）检查室定期消毒灭菌，温湿度符合标准。<br>（2）常用耗材及物品的处置方法。<br>（3）急救药品及物品配备齐全。<br>（4）检查仪器的消毒与维护。<br>（5）装置及其附属部件的检测与校准。<br>（6）急救监护仪性能良好，且处于备用状态 | |
| 环节质量 | 护理评估 | （1）正确评估患者一般资料及病史，了解患者排尿功能。<br>（2）准确核对、录入患者信息，告知患者检查前后注意事项，并签署知情同意书。<br>（3）医务人员按无菌操作要求做好自身准备。<br>（4）检查尿流动力学检查设备及附属器械性能 | 技术操作考核 |

续表 2-16

| 一级指标 | 二级指标 | 三级指标 | 评价方式 |
|---|---|---|---|
| | 护理操作 | （1）指导患者采用正确的体位。<br>（2）注意为患者保暖并尊重患者隐私。<br>（3）正确、熟练进行尿流动力学检查的各步骤，及时采录正确的数据信息。<br>（4）操作轻柔，避免损伤患者。<br>（5）操作全过程与患者进行有效沟通，充分尊重患者自尊需求，减轻患者焦虑症状，取得患者最大的配合。<br>（6）灌注的液体温度和速度适宜，避免引起患者不适。<br>（7）导尿管置入困难，切勿反复强行置管，避免损伤患者尿道。<br>（8）检查完毕，医疗垃圾按相关规定正确处置 | |
| | 健康教育 | （1）检查前后对患者进行健康教育。<br>（2）患者知晓本次操作相关知识及注意事项 | |
| 终末质量 | 护理质量 | （1）患者能够正确理解及配合的程度。<br>（2）设备校准正确率。<br>（3）影像识别正确率。<br>（4）故障排除率。<br>（5）检查后并发症发生率 | 现场查检 |
| | 护理服务满意度 | （1）患者对本次检查期间提供护理服务的满意度。<br>（2）检查中、检查后患者疼痛评分。<br>（3）检查者对本次护理配合质量的满意度 | |

## 十、不良反应

（1）血尿及尿痛：血尿及尿痛由检查插管过程中损伤尿道或膀胱黏膜导致，一般可自行缓解，嘱患者多饮水，无禁忌证者可饮水 2 500 mL 以上，必要时使用止痛药物。若术后出血，可嘱患者多饮水，卧床休息，必要时通过持续膀胱冲洗将血块冲出，并采用药物止血。

（2）尿路感染：尿流动力学检查是一种侵入性操作，存在尿路感染的风险，检查后嘱患者多饮水，自我监测体温，每日 2 次，出现发热症状及时就医。

（3）排尿困难：必要时给予导尿处理。

（蓝丽　黄小萍　周盼盼）

**参考文献**

［1］丁淑贞，姜秋红．临床护理［M］．北京：中国协和医科大学出版社，2015．

［2］樊帆，马雪霞．基于尿流动力学检查结果的原位回肠新膀胱功能训练模式的构建［J］．中华泌尿外科杂志，2018，39（Z1）：70－73．

［3］于峰，谈树宾．尿流动力学检查常见并发症的研究及预防［J］．医药前沿，2016，34：182－183．

［4］于惠种，余大海，王超奇．尿流动力学检查在伴膀胱功能障碍的前列腺增生患者治疗中的价值［J］．中华泌尿外科杂志，2018，39，（5）：382－385．

［5］费新妮．尿流动力学检查及临床应用［J］．医学食疗与健康，2020（11）：183－184．

［6］HOMMA Y. The clinical significance of the urodynamic investigation in incontinnence［J］. BJU international，2002，90（5）：489－497．

［7］SCHAFER W，ABRAMS P，LIAO I，et al. Good urodynamic practices：uroflowmetry，filling cystometry，and pressure-flow studies［J］. Neurourology and urodynamics，2002，21（3）：261－274．

# 第十一节　电生理适宜技术

## 一、概述

电生理学是一门研究生物细胞或组织电学特性的科学。医学上，将频率在 1 000 Hz 以下的脉冲电流称作低频电流，低频电生理技术已得到临床广泛应用。电生理适宜技术（electrophysiological appropriate techniques，EAT）作为一种融合中医理论及现代电生理学的治疗技术，通过在远红外可视化状态下实现电生理的精准诊断，确定并匹配精准电生理治疗参数，用于促进全身与局部血液循环、兴奋神经肌肉组织、缓解疼痛、疏通经络等治疗。相较其他疗法，电生理适宜技术具有简单有效、安全可靠、使用方便、不具侵入性的特点，已广泛应用于男科、泌尿、妇产科、心血管、康复科、神经外科、骨科、中医科、手术科室、围手术期加速康复等。电生理诊断与治疗是基于电生理技术，通过采集、处理、分析人体电信号，利用电刺激对疾病进行诊断、治疗的一种技术方法。常用的电刺激包括经常用的电刺激包括电针（electroacupuncture，EA）、经皮穴位电刺激（transcutaneous electrica acupoint stimulation，TEAS）、经皮神经电刺激（transcutaneous electrical nerve stimulation，TENS）、神经肌肉电刺激（neuro-muscular electrical stimulation，NMES）和周围神经电刺激（peripheral nerve stimulation，PNS）。

## 二、目的

利用电刺激治疗装置输出特定的脉冲电流来调节人体功能、提高代谢、增强免疫、促进病损组织修复和再生等。

## 三、目标

（1）消除病因，治疗人体疾病。

（2）疏通经络，改善体质，缓解病症。

（3）围手术期患者快速康复。

（4）减少患者围手术期的不适。

（5）改善患者的并发症或者促使患者恢复康复。

## 四、适用范围

（一）男科疾病

（1）男性排尿功能障碍，如前列腺疾病及其他各种原因导致的男性下尿路症状（lower urinary tract syndrome，LUTS）、前列腺手术后尿失禁等。

（2）慢性前列腺炎/慢性盆腔疼痛综合征（chronic prostatitis/chronic pelvic pain syndrome，CP/CPPS）。

（3）男性性功能障碍，如勃起功能障碍（erectile dysfunction，ED）、早泄（premature ejaculation，PE）、射精困难、性欲异常等。

（4）男性生殖功能障碍，如少、弱、畸形精子症，精子 DNA 损伤等。

（5）其他男科疾病，如精索静脉曲张、慢性睾丸痛、阴茎痛性勃起、阴茎硬结症（peyronies disease，PD）、干燥闭塞性龟头炎、精囊炎、附睾炎等。

（二）妇科疾病

盆腔淤血综合征、盆腔炎、附件炎、多囊卵巢综合征、萎缩性阴道炎、痛经、闭经、月经不调、更年期综合征、慢性盆腔疼痛、肌筋膜疼痛、外阴上皮内非瘤样病变、卵巢储备功能下降等。

（三）产科疾病

产后子宫复旧、产后肠胀气、产后耻骨联合分离、产后腹直肌分离、产后乳胀、产后催乳、产后乳腺炎、产后乳汁淤积、产后脏器脱垂、产后尿失禁、产后下肢水肿、产后性功能障碍、产后阴道口松弛、产后便秘、产后尿潴留、产后促排便、产后伤口痛、产后肩颈痛、产后腰背疼痛、产后肛门坠胀、产后局部组织水肿、产后伤口愈合不良、产后睡眠障碍、产后精神紧张或抑郁等。

（四）围手术期快速恢复

术后尿潴留、术后尿失禁、术后促排气、术后促排便、术后预防下肢静脉栓塞、术后伤口痛、术后腰背疼痛、术后腹痛腹胀、术后盆腔痛及肛门坠胀、术后局部及下肢水肿、伤口愈合不良、术后脏器粘连、围手术期睡眠障碍、精神抑郁及紧张等。

（五）神经外科、骨科、康复等临床科室

糖尿病周围神经病变、面神经麻痹、正中神经损伤、轻度脊柱侧弯、颈椎病、颈肩综合征、肩周炎、关节半脱位、脑卒中后遗症、腰肌劳损、腰椎间盘突出症、第三腰椎横突综合征、坐骨神经痛、梨状肌综合征、各种慢性肌萎缩、循环功能障碍等。

## 五、禁忌证

（1）电刺激不能用于装有医用刺激器、监护仪或其导联之上或附近位置，如安装有心脏起搏器、睡眠呼吸暂停监护仪、心脏复律除颤器、膈神经刺激器、膀胱刺激器、心电图监护仪者。

（2）对皮肤电极材料过敏者。

（3）严禁直接刺激颈动脉窦、咽喉部肌肉、膈神经或迷走神经、脊柱腰段的多裂肌、眼睛、脑血管患者头部。

（4）出血倾向、动脉或静脉血栓（对有静脉血栓形成或血栓性静脉炎的患者，可能增加栓子脱落的风险）。

（5）在有赘生物或感染的区域，施加电刺激可能使病情加重。

（6）严禁用于不能对刺激强度和电刺激的感觉做出明确反馈的患者（如婴儿、老年患者），自主神经系统反射异常患者（如突发的高血压、痉挛加重、心动过缓、大量出汗），第六胸椎以上脊髓损伤的患者，依从性差、不能服从命令或不理解治疗的患者，癫痫的确诊或疑似患者。

（7）对于过度肥胖的患者，可能导致皮肤烧伤。

（8）对于局部皮肤损伤患者（如切割伤、抓伤），可能会导致灼伤。

（9）电刺激不适合恶性肿瘤本身的治疗。

## 六、操作流程

电生理适宜技术操作流程见图2－22。

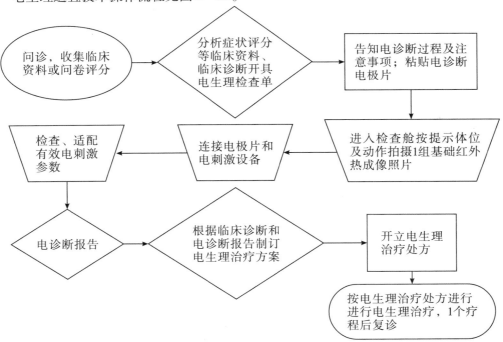

图2－22　电生理适宜技术操作流程

## 七、操作关注点与难点

（一）关注点

（1）使用医用红外热像仪检查前，需要评估患者是否穿紧身衣服，是否刚爬完楼梯或进行过其他活动。注意避免剧烈运动出汗对身体温度变化造成影响。

（2）根据患者主诉判断应检查局部及部位或是全身，治疗前先评估症状。治疗时注意将电刺激使用的电极片贴在出现点状或团状或不规则的高温区或低温区的最佳位置。

（二）难点

（1）电刺激参数频率、脉宽的选择范围较大，可根据患者治疗后症状改善的情况及医用热成像图进行参数的调整。

（2）不同时间的环境温度、患者情绪对医用红外热像仪诊断可产生不同的影响。

（3）经皮电刺激疗法在不同患者之间存在显著的个体差异，一些患者可能对电刺激产生强烈的反应，而另一些患者则可能几乎感觉不到任何刺激。这种不确定性限制了TENS疗法的广泛应用和标准化治疗方案的制订。

（4）刺激作用点的不精确。TENS疗法是通过皮肤表面施加电刺激，但由于皮肤的复杂性和个体差异，很难确保电刺激准确地作用于目标神经纤维。这可能导致效果不佳或产生非特异性反应。

（5）患者的依从性问题。患者在使用TENS设备时，需要持续、规律得治疗，这对患者的依从性提出了较高的要求。部分患者因治疗时间长、设备携带不便，难以坚持治疗，导致疗效不佳或复发。

## 八、管理规程

（一）准入与资质

"医疗机构执业许可证"在有效期内，执业行为在许可范围内，配置有相关科室或部门。

（二）人员配备要求

（1）中心负责人须有中级（含）以上医学专业技术职称。

（2）中心医学专业技术人员（资格证）持有国家卫生健康委医药卫生科技发展研究中心"电生理适宜技术真实世界研究和推广应用"项目培训合格授予的"师资证书"和"技术证书"。

（三）环境管理

（1）电生理医师诊室1间或以上。

（2）可视化电生理精准诊断室、治疗室1～2间或以上。

（四）物品管理

设备要求如下。

**1. 诊断系统要求（可视化电生理精准诊断与治疗系统）**

拥有 PRISM 640A、PRISM 384A 等专用医用红外热像仪可视化辅助诊断设备和 BioStim PRO 低频神经肌肉电生理精准诊断系统等，可开展神经、肌肉、血液循环、经络障碍等的可视化电生理精准诊断。

可视化精准电生理诊断系统由智慧电刺激参数诊断系统及医用红外热像仪组成，包括电诊断设备软、硬件系统和专用医用红外热像仪软、硬件系统。其中，电刺激设备是疾病诊断及精准参数输出系统，医用红外热像仪是可视化辅助诊断工具。

（1）医用红外热像仪。红外能量是电磁波谱的一部分，物体均根据自身温度排放相应数量的红外辐射。人体是一个天然红外辐射源，不断地向周围空间发散红外辐射能。人体的多数生化过程会产生并损耗热能，其中皮肤通过血液循环成为散热的主要途径。医学研究表明，病变就是温变，温变早于病变。当患病时，人体的全身或局部的热平衡受到破坏，在临床上多表现为人体组织温度的升高或降低。测定人体体表温度的变化是临床医学诊断疾病的一项重要指标。

（2）智慧电刺激参数诊断系统。智慧电刺激参数诊断系统（简称电诊断）由电刺激设备的硬件及软件组成。其工作原理是：检查前，根据患者主诉判断检查部位或者全身，通过经皮输出不同组织低频电流刺激参数并结合热像仪观察记录电诊断参数，进行电刺激参数的确认。电诊断仪器已预置系统电刺激参数治疗方案数据库，通过贴在患者检查部位的皮肤电极，输出预置的多参数进行微电流刺激和诊断。在对患者的电刺激过程中，医用热成像实时观测并记录所有电刺激参数对应的主诉靶器官区域和全身的温度数据及差异变化。

检查完成后，借助诊断软件进行阅片，通过电诊断系统对靶向器官区域及其他存在明显问题的区域进行比对，找到有效的精准电刺激参数，由系统记录所有数据并输出检查报告。这样，通过对比采用该治疗参数实施治疗前后靶器官区域温度的变化，就能找到适合患者的精准低频电刺激参数。

**2. 治疗系统要求**

目前，临床上常用低频神经肌肉仪如 BioStim BLE、PRO 等，开展对神经肌肉功能障碍、疼痛，循环功能障碍，平滑肌功能障碍，经络障碍导致的各种病症的电生理治疗。

**3. 电极配备要求**

电极是一种传导材料，是电刺激器与身体组织间的界面，通常附在皮肤表面（体表电极），也有被植入组织，如体腔（腔内电极、直肠电极）、外周神经、骨等（侵入/留置电极），以及特殊用途的电极，比如手持探针电极、离子导入电极（用于离子导入疗法）。

体表电极是临床中最常用的电极，它能接收设备发出的电信号，作用于人体，以达到治疗目的，同时也能将人体的生物电信号传递给设备用于辅助诊断。体表电极的尺寸和形状（如圆形、长方形、蝶形、弧形等）取决于被刺激的具体部位、诊治技术要求。

# 九、评价指标

电生理适宜技术操作评价指标见表 2 - 17。

**表 2 - 17　电生理适宜技术操作评价指标**

| 一级指标 | 二级指标 | 三级指标 | 评价方式 |
|---|---|---|---|
| 结构质量 | 管理规范与工作流程 | （1）熟悉医用红外热像仪、低频神经肌肉治疗仪的管理规范及工作流程。<br>（2）严格按照规范执行护理操作 | 标准质控检查 |
| | 专业知识与技能 | （1）掌握电生理治疗的适应证和禁忌证。<br>（2）掌握电生理治疗过程中和治疗后不良反应紧急处理措施 | |
| | 物品与环境准备 | （1）室内温湿度符合标准。<br>（2）医用红外热像仪、低频神经肌肉治疗仪等处于良好的使用状态。<br>（3）定期进行仪器装置检测 | |
| 环节质量 | 护理评估 | （1）正确评估患者一般资料及病史。<br>（2）登记患者信息。<br>（3）护理人员按照环境及温度要求进行准备。<br>（4）检查医用红外热像仪、低频神经肌肉治疗仪、座椅等各部件性能 | 技术操作考核 |
| | 护理操作 | （1）根据临床诊断和电诊断报告制订电生理治疗方案，按电生理治疗处方及治疗疗程选择合适电极片。<br>（2）注意为患者保暖并尊重患者隐私。<br>（3）告知患者整个治疗流程。<br>（4）协助患者采用正确体位。<br>（5）正确开启仪器，选择治疗方案，并根据疾病类型及患者耐受程度，调整电刺激强度，确认方案输出，调节治疗时间。<br>（6）治疗中询问患者感受，并观察有无不适。<br>（7）治疗结束关机，移除体表电极，整理设备归于原位 | |
| | 健康教育 | （1）治疗前后对患者进行健康教育。<br>（2）患者知晓本次操作相关知识及注意事项 | |
| 终末质量 | 护理质量 | （1）患者能够正确理解及配合的程度。<br>（2）电生理治疗完成率。<br>（3）患者症状改善甚至消失，机体功能恢复 | 现场查检 |
| | 护理服务满意度 | （1）患者对本次治疗期间提供护理服务的满意度<br>（2）改善患者治疗体验，满意度提高 | |

# 十、不良反应

不良反应有头晕，皮肤疼痛、灼伤。预防、观察、处理如下：

（1）调节刺激电流强度时段，应告知患者随电流变化引起的身体感受，减少患者不必要的紧张焦虑，同时密切观察患者脸色，询问患者有无不适。在逐步增加刺激电流强度过程中，保持平缓渐进，不要急速递进，以免短时刺激强度过大造成患者不适、疼痛，甚至皮肤灼伤。

（2）在治疗过程中，皮肤电极必须与皮肤直接充分接触，避免皮肤灼伤。

（3）同一输出通道的两个皮肤电极不得同时置于心脏投影区前后、左右。任何电极放置方法，电流都不可以流过心脏。

（4）在治疗过程中，避免患者穿戴的金属物件（如皮带扣或项链）接触皮肤电极，以免引起皮肤灼伤或损坏设备。

（5）在治疗过程中，如果想移动或取下皮肤电极，必须先关闭或暂停电刺激设备的输出。

（黄小萍　郑喜春）

**参考文献**

［1］苏维. 经皮神经肌肉电刺激治疗前列腺手术后尿失禁的疗效观察［D］. 广东：南方医科大学，2021.

［2］孙洁，李滢，陈婷婷，等. 艾灸结合功能性电刺激治疗轻中度良性前列腺增生症的临床观察［J］. 中国老年保健医学，2018，16（4）：9－12.

［3］王晓宇，于清泉，何伟，等. 从"分子药"到"电子药"：SPARC 计划和针刺研究［J］. 针刺研究，2019，44（3）：157－160.

［4］罗宾逊，马克勒. 临床电生理治疗学（第3版）［M］. 张翼，燕铁斌，庄甲举，译. 北京：人民军医出版社，2011.

［5］中华医学会男科分会电生理适宜技术在男科疾病诊疗中的应用中国专家共识编写组. 电生理适宜技术在男科疾病诊疗中的应用中国专家共识［J］. 中华男科学杂志，2022，28（4）：366－377.

［6］D ANCONA C，HAYLEN B，OELKE M，et al. The International Continence Society（ICS）report on the terminology for adult male lower urinary tract and pelvic floor symptoms and dysfunction［J］. Neurourology and urodynamics，2019，38（2）：433－477.

［7］MITIDIERI E，CIRINO G，DEMMANUCLE DI VILLA BIANCA R，et al. Pharmacology and perspectives in erectile dysfunction in man［J］. Pharmacology and therapeutics，2020（208）：107493.

# 第三章

## 专科核心诊疗护理配合类技术

# 第一节　前列腺穿刺配合技术

## 一、概述

前列腺癌是老年男性常见的生殖系统恶性肿瘤。近年来中国前列腺癌的发病率呈现逐年增加的态势，这与国人人均寿命的延长、饮食结构的变化和诊断技术的提高有关。前列腺穿刺术是使用特殊的穿刺器械，在 B 超引导下对前列腺进行多点位穿刺，以获取前列腺组织进行病理学检查的一项技术。它是诊断前列腺癌的重要手段，为前列腺癌的诊断、精确分期和 Gleason 评分提供了有力的支持，并且对前列腺癌治疗方式的选择也有重要的指导意义。

前列腺穿刺方法包括系统性穿刺、饱和穿刺和融合靶向穿刺。对于初诊患者一般选择在超声引导下经直肠（或者经会阴）行系统性穿刺，它具有操作简便、不需要特别麻醉和并发症少等优点，容易被患者接受。

## 二、目的

在超声引导下经直肠（或者经会阴）穿刺前列腺以获取前列腺组织，进行病理学检查，病理学诊断是诊断前列腺癌的"金标准"。

## 三、目标

（1）清楚了解前列腺穿刺的适应证，熟练掌握前列腺穿刺术的操作方法、操作流程、技术要点和全程技术配合。

（2）让患者清楚了解前列腺穿刺的目的、程序和必要性，以及可能带来的不适感和并发症，充分取得患者的理解和密切配合。

（3）熟悉医生操作步骤及手法，密切配合，做到医护之间心领神会。

（4）避免因配合不协调、操作不当而发生并发症。

## 四、适用范围

以下情况适合行前列腺穿刺术：

（1）前列腺特异性抗原（prostate specific antigen，PSA）升高，PSA 大于 10 ng/mL。

（2）PSA 4 ～ 10 ng/mL，fPSA/tPSA 小于 0.16。

（3）直肠指检发现前列腺可疑结节，无论 PSA 为何值。

（4）经直肠超声（transrectal ultrasound，TRUS）或前列腺 MRI、CT 检查发现前列腺异常信号，无论 PSA 为何值。

（5）发现转移癌，怀疑原发癌来源于前列腺。

（6）重复穿刺。前列腺初次穿刺为阴性，3 个月内复查 PSA；若 PSA 大于 10 ng/mL 或者前列腺特异性抗原速度（PSA velocity，PSAV）大于每年 0.75 ng/mL，应重复穿刺。

## 五、禁忌证

（1）严重感染，处于急性感染期、发热或者肛门会阴部有炎症者。

（2）凝血功能异常或者有出血倾向者。

（3）口服抗凝药物后停药时间不够。

（4）心功能失代偿或者高血压危象。

（5）糖尿病患者血糖控制不良。

（6）合并重度痔疮或者直肠有病变，不宜经直肠穿刺。

## 六、操作流程

前列腺穿刺操作流程见图 3 - 1。

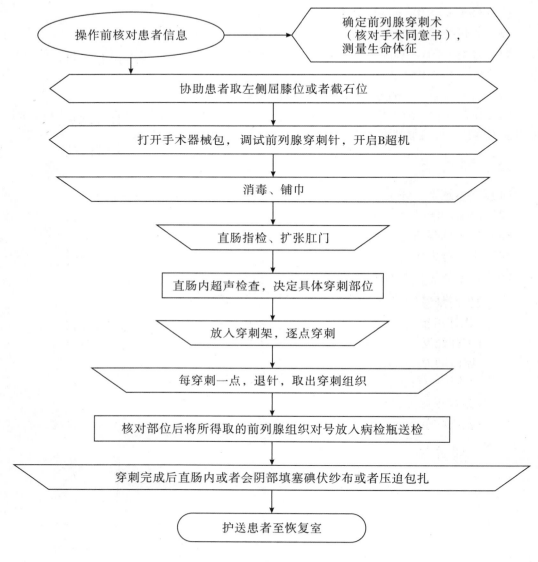

操作前核对患者信息

确定前列腺穿刺术
（核对手术同意书），
测量生命体征

协助患者取左侧屈膝位或者截石位

打开手术器械包，调试前列腺穿刺针，开启B超机

消毒、铺巾

直肠指检、扩张肛门

直肠内超声检查，决定具体穿刺部位

放入穿刺架，逐点穿刺

每穿刺一点，退针，取出穿刺组织

核对部位后将所得取的前列腺组织对号放入病检瓶送检

穿刺完成后直肠内或者会阴部填塞碘伏纱布或者压迫包扎

护送患者至恢复室

图 3 - 1    前列腺穿刺操作流程

## 七、操作的关注点和难点

（一）关注点

（1）穿刺过程中，有些患者由于过度紧张和直肠扩张刺激等因素引起迷走神经反射，表现出头晕、出汗、面色苍白、四肢发凉、恶心、呕吐、心动过缓，甚至血压下

降。该不良反应发生率为 1.4% ～ 5.3% ，多数为一过性。若有发生，应立即停止操作，并将患者体位调整为头低脚高位，适时给予静脉补液，绝大多数患者的不良症状都会缓解。

（2）穿刺过程中应避开尿道、膀胱和大血管。只要严格按照步骤操作，在 B 超引导下进行穿刺，几乎可以避免上述器官和组织的损伤。

（二）难点

穿刺部位的选择。

（1）前列腺穿刺针数越多，阳性率越高。系统性穿刺有采用 6 针、10 针、12 针和 13 针的穿刺方法，也有采用 $10 + X$（$X$ 为可疑病灶，另加 2 ～ 3 针）法。12 或 13 针穿刺法较传统的 6 针法阳性率高，其并发症也未见明显增加。

（2）前列腺外周带是前列腺癌的高发区域，因此，外周带是穿刺的重点。但是要注意外周带常常因受压而变薄，如果穿刺针的角度和进针路径不对，很可能获取的外周带组织很少，从而给病理学诊断带来困难。这是穿刺中的难点，应特别注意。

（3）前列腺 MRI 和直肠 B 超检查对前列腺癌的诊断有较高的临床意义，根据 MRI 和 TRUS 的提示，再结合直肠指检，对可疑病灶区域重点穿刺，可获得更高的阳性结果。

# 八、管理规程

（一）环境准备

环境清洁，舒适，照明充足。

（二）医护人员准备

着装规范，穿手术衣，戴口罩、帽子，流动水下洗手。

（三）物品准备

备齐前列腺穿刺针、直肠 B 超穿刺架、无菌器械盘（内有消毒器械、无菌液状石蜡、耦合剂、消毒棉球等）、标本架、消毒治疗单巾、无菌手套；另外，备好盛有 3.7% 中性福尔马林溶液的无菌子弹头标本瓶 12 只，能清晰识别其号码；B 超仪处于备用状态，配备直肠 B 超探头、一次性器械保护套。

（四）患者的准备

（1）完善医患沟通，给患者及其家属讲明前列腺穿刺的必要性和操作过程，减轻患者的心理负担，取得患者的良好配合。也讲明可能会发生的不良反应和并发症及处理方法，在患者和家属充分了解情况后签署手术同意书。

（2）前列腺穿刺对象多为老年患者，术前充分评估患者的生理状况很重要。对有心脑血管疾病、有冠脉支架植入史和长期服用抗凝药物或抗血小板聚集药物的患者，应综合评估穿刺期间出血的风险和患者发生心脑血管意外的风险后，再行操作。

（3）建议穿刺前停用抗凝药。一般做法是：穿刺前服阿司匹林者停药 5 ～ 7 天，用氯吡格雷者停药 7 天，服噻氯匹定者停药 14 天，用双香豆素者停药 4 ～ 5 天。

（五）肠道准备

（1）预防性使用抗生素，穿刺前 1 天口服左氧氟沙星片，每次 0.5 g，每日 1 次，甲硝唑片，每次 0.4 g，每日 3 次。

（2）穿刺前 1 小时用温生理盐水灌肠 1 次，排尽直肠段粪便。

（3）检查当日清晨可以适量进食，防止穿刺过程中出现低血糖现象。

（六）术中配合

（1）协助患者取左侧屈膝卧位或者截石位，注意保暖和避免不必要的暴露。

（2）碘附消毒会阴或者/和直肠，铺无菌巾，直肠指检并扩张肛门。

（3）经直肠行前列腺超声检查，了解前列腺状况，选择穿刺的具体部位。

取出超声探头后再次消毒会阴、肛门和直肠腔，超声探头顶端均匀涂抹消毒耦合剂，并套上无菌器械保护套，再装好无菌穿刺架。指导患者做深呼吸运动，转移患者注意力，放松肛门括约肌，便于检查者将探头顺利放入直肠。在超声引导下，先调整前列腺穿刺针的长度，一般为 250 mm，然后逐次针刺前列腺组织，左右叶共 12 个活检点。操作者每针刺 1 次，随即拔出活检针，并前推针芯钮，露出穿刺获取的前列腺组织条，护士立即用无菌针头将针槽内的前列腺组织轻柔取出，放入有标识码的活检瓶内。不同部位的标本一定要与活检瓶的标号一致。以同样的方法逐一完成前列腺左右叶各个位点的穿刺，而后退出穿刺架，观察无活动性出血后，以碘附纱布填塞直肠，压迫止血。

再次核对标本，即刻送检。

# 九、评价指标

前列腺穿刺操作评价指标见表 3 - 1。

表 3 - 1　前列腺穿刺操作评价指标

| 一级指标 | 二级指标 | 三级指标 | 评价方式 |
|---|---|---|---|
| 结构质量 | 管理规范与<br>工作流程 | （1）熟悉前列腺癌检查室的管理规范和工作流程。<br>（2）严格按照规范执行护理操作 | 标准质控<br>检查 |
|  | 专业知识与<br>技能 | （1）掌握前列腺穿刺的适应证和禁忌证。<br>（2）掌握穿刺术中异常情况的紧急处理措施 |  |
|  | 物品与环境<br>准备 | （1）检查室每日两次定时灭菌，温湿度符合标准（湿度<br>测量表）。<br>（2）检查常用耗材及药品的处置方法。<br>（3）麻醉、急救药品和其他物品的配备和管理。<br>（4）前列腺穿刺针的消毒和保管。<br>（5）B 超仪的维护和直肠探头的消毒与保管。<br>（6）吸氧装置监护仪性能良好处于备用状态。<br>（7）相关器械消毒灭菌已达到标准 |  |

续表 3-1

| 一级指标 | 二级指标 | 三级指标 | 评价方式 |
|---|---|---|---|
| 环节质量 | 护理评估 | （1）正确评估患者的一般资料和病史。<br>（2）完善术前相关检查。<br>（3）登记患者信息并告知患者签署知情同意书。<br>（4）医务人员按照无菌要求做好自身准备。<br>（5）检查 B 超机及附属器械性能 | 技术操作<br>考核 |
| | 护理操作 | （1）协助患者摆放操作体位。<br>（2）注意为患者保暖、尊重患者隐私。<br>（3）协助术者对患者相关部位消毒。<br>（4）开启 B 超仪，协助操作者将 B 超探头放入直肠内。<br>（5）术中密切监测患者出血情况、面部表情、主诉以及生命体征。<br>（6）正确留取标本，仔细核对后送检。<br>（7）穿刺术完成后，正确录入信息并打印穿刺报告。<br>（8）及时按规定处理医疗垃圾。<br>（9）安全护送患者休息观察 | |
| | 健康教育 | （1）术前与术后对患者进行健康教育。<br>（2）患者知晓本次操作相关知识及注意事项 | |
| 终末质量 | 护理质量 | （1）患者能够正确理解及配合的程度。<br>（2）前列腺穿刺的完成情况。<br>（3）术中意外的处理情况 | 现场查检 |
| | 护理服务满意度 | （1）患者对本次检查期间提供护理服务的满意度。<br>（2）术者对本次护理配合质量的满意度 | |

# 十、不良反应

## （一）低热、会阴部疼痛和排尿痛

前列腺穿刺是一种有创检查，穿刺部位有可能会出现疼痛，患者可能会出现低烧，症状轻微。1～2 天后可自行缓解，一般无须特别处理，或者口服非甾体抗炎药。

## （二）血尿和直肠出血

血尿是经直肠或者会阴前列腺穿刺的常见并发症。绝大多数的血尿症状轻微，可以鼓励患者多饮水，多数患者的血尿可以在 3～4 天后消失。仅有不足 1% 的血尿患者因严重血尿而住院处理。穿刺前停用抗凝药物，穿刺时避开尿道和膀胱，是减少血尿发生的重要措施。严重血尿时可以留置 3 腔导尿管以牵引压迫止血。

前列腺穿刺后大便带血也常见，少量出血不用特别处理，也可以用痔疮栓塞入直肠内止血，每次 1 粒，每日 2 次。活动性出血可以用纱布条压迫止血或者在结肠镜下电凝止血和钳夹止血。

（三）尿潴留

出现尿潴留时应分析引起尿潴留的原因。若是因心理因素导致尿潴留，应适时进行心理疏导，鼓励患者下床去卫生间排尿；若是因尿道水肿、尿道损伤、凝血块堵塞尿道引起的尿潴留，应及时行保留导尿。

（四）血精

前列腺穿刺术后约 1/3 的患者会出现血精。患者往往精神紧张，心情焦虑。及时给予心理疏导很重要，不用特别处理。

（五）感染

前列腺穿刺术后感染的发生率不高，一般在 3%～5%。其包括尿路感染、前列腺炎、附睾炎等。个别患者会并发严重的全身感染，甚至脓毒症。患者可能有尿频、尿急、尿痛等尿路刺激症状，也可能出现大便频数、肛门坠胀等直肠刺激症状。可以出现轻-中度发热、白细胞计数升高、中性粒细胞比例升高，若发生寒战、高热，要警惕脓毒症的发生。引起感染的病原菌多数为大肠埃希菌和厌氧菌。及时做细菌培养，包括血液细菌培养和药物敏感试验，选择敏感抗生素治疗。

（张登　郑霞）

**参考文献**

[1] 陈孝平，汪建平，赵继宗. 外科学［M］. 9 版. 北京：人民卫生出版社. 2019：572-574.
[2] 孙颖浩，黄健，叶章群. 吴阶平泌尿外科学［M］. 北京：人民卫生出版社. 2019：3338-3364.
[3] 中华人民共和国国家卫生健康委员会. 前列腺癌诊疗指南（2022年版）［S］. 国家卫生健康委办公厅. 2022.
[4] 中华医学会泌尿外科学分会，中国前列腺癌研究协作组. 前列腺穿刺中国专家共识（2022年版）［J］. 中华泌尿外科杂志，2022，43（11）：801-806.
[5] CULKIN D J, EXAIRE E J, GREEN D, et al. Anticoagulation and antiplatelet therapy in urological practice: ICUD/AUA review paper［J］. Journal of urology, 2014, 192（4）：1026-1034.
[6] KAPLAN-MARANS E, ZHANG T R, HU J C. Differing recommendations on prostate biopsy approach to minimize infections: an examination of the european association of urology and American urological association guidelines［J］. European urology, 2023, 84（5）：445-446.
[7] LISS M A, EHDAIE B, LOEB S, et al. An update of the American urological association white paper on the prevention and treatment of the more common complications related to prostate biopsy［J］. Journal of urology, 2017, 198（2）：329-334.
[8] LOEB S, CARTER H B, BERNDT S I, et al. Complications after prostate biopsy: data from SEER-Medicare［J］. Journal of urology, 2011, 186（5）：1830-1834.
[9] MERRIEL S W D, POCOCK L, GILBERT E, et al. Systematic review and meta-analysis of the diagnostic accuracy of prostate-specific antigen（PSA）for the detection of prostate cancer in symptomatic patients［J］. BMC medicine, 2022, 20（1）：54.
[10] MOSES K A, SPRENKLE P C, BAHLER C, et al. NCCN Guidelines ® insights: prostate cancer

early detection, version 1. 2023 ［J］. Journal of the national comprehensive cancer network，2023，21（3）：236 - 246.

［11］ MOTTET N，VAN DEN BERGH R C N，BRIERS E，et al. EAU-EANM-ESTRO-ESUR-SIOG Guidelines on Prostate Cancer-2020 update. part 1：screening，diagnosis，and local treatment with curative intent ［J］. European urology. 2021，79（2）：243 - 262.

［12］ PARTIN A W，KAVOUSSI L R，DMOCHOWSKI R R，et al. Campbell-Walsh-Wein Urology ［M］. 12th ed. Philadelphia：Elsevier，2020，3490 - 3505.

［13］ UKIMURA O，COLEMAN JA，DE LA TAILLE A，et al. Contemporary role of systematic prostate biopsies：indications，techniques，and implications for patient care ［J］. European urology，2013，63（2）：214 - 230.

［14］ WEI J T，BAROCAS D，CARLSSON S，et al. Early detection of prostate cancer：AUA/SUO guideline part I：prostate cancer screening ［J］. Journal of urology，2023，210（1）：46 - 53.

［15］ WELCH H G，FISHER E S，GOTTLIEB D J，et al. Detection of prostate cancer via biopsy in the Medicare-SEER population during the PSA era ［J］. Journal of the national cancer institute，2007，99（18）：1395 - 1400.

［16］ DJAVAN B，REMZI M，SCHULMAN C C，et al. Repeat prostate biopsy：who，how and when？a review ［J］. European urology，2002，42（2）：93 - 103.

# 第二节　膀胱镜检查配合技术

## 一、概述

膀胱镜是泌尿外科最常用的内窥镜设备。膀胱镜检查是泌尿外科用于诊断泌尿系统疾病的常用方法，能够直观地进行膀胱、输尿管和尿道的解剖学和大体病理观察，可获得活检标本进行组织病理学检查，也可通过输尿管插管进行逆行造影，留取上尿路尿液做细胞学检查。此外，膀胱镜还能对一些尿路疾病实施简单治疗。膀胱镜从结构上主要有硬性膀胱镜和软性膀胱镜两种。

## 二、目的

在检查过程中将膀胱镜通过尿道送入膀胱中，观察患者膀胱及周围器官的情况，可以明确患者的具体病症，必要时可做相应处理。

## 三、目标

（1）护士能掌握膀胱镜检查的配合技术，减少行膀胱镜检查时患者的不适。

（2）患者能掌握膀胱镜检查的配合注意事项，复述膀胱镜检查后自我病情观察的要点。

## 四、适用范围

（1）经过一般检查、B 型超声扫描及 X 线检查等手段仍不能明确诊断的膀胱、尿道和上尿路疾患。

（2）了解泌尿系统以外的疾病对泌尿系统的影响。

（3）明确血尿原因，确定出血部位，清除膀胱内的血块。

（4）为诊断、治疗或预防目的需要行输尿管导管插入和逆行肾盂输尿管造影。

（5）确定膀胱或尿道肿瘤部位、数目、大小和性质，若膀胱内有出血点或乳头状瘤，可通过膀胱镜用电灼器治疗。

（6）膀胱内异物和病变组织可用异物钳或活组织钳取出；膀胱内结石可碎石后取出或冲洗出；输尿管口狭窄可通过膀胱镜处理。

（7）拟行前列腺汽化电切术的患者，术前行膀胱镜检查可以明确尿道有无损伤、狭窄，前列腺增生程度，尿道括约肌功能如何等。

## 五、禁忌证

（1）包茎开口狭小、尿道狭窄、尿道内结石嵌顿易导致尿道膀胱镜检查失败。

（2）容量过小并未明确膀胱容量者，若行膀胱镜检查，放镜时易致膀胱损伤甚至穿孔。

（3）泌尿生殖系统急性炎症，如急性尿道炎、急性前列腺炎、急性膀胱炎、急性肾盂肾炎、急性睾丸炎等，不适宜进行膀胱镜检查，否则易导致炎症扩散。

（4）急性全身性感染疾病，如败血症、全身化脓性感染等。

（5）一周内应避免重复膀胱镜检查。因第一次检查后均有不同程度充血、水肿、炎症反应。此时再次进行检查，不仅难以反映真实情况，反而给患者造成不必要的痛苦。

（6）有严重出血性疾病、重要脏器有严重器质性疾病者应尽量避免此检查。

（7）孕妇及月经期女性避免膀胱镜检查。

## 六、操作流程

膀胱镜检查操作流程见图3-20。

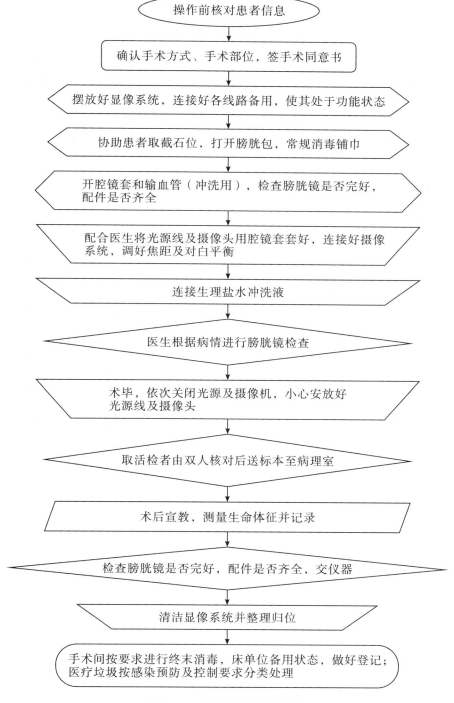

操作前核对患者信息

确认手术方式、手术部位，签手术同意书

摆放好显像系统，连接好各线路备用，使其处于功能状态

协助患者取截石位，打开膀胱包，常规消毒铺巾

开腔镜套和输血管（冲洗用），检查膀胱镜是否完好，配件是否齐全

配合医生将光源线及摄像头用腔镜套套好，连接好摄像系统，调好焦距及对白平衡

连接生理盐水冲洗液

医生根据病情进行膀胱镜检查

术毕，依次关闭光源及摄像机，小心安放好光源线及摄像头

取活检者由双人核对后送标本至病理室

术后宣教，测量生命体征并记录

检查膀胱镜是否完好，配件是否齐全，交仪器

清洁显像系统并整理归位

手术间按要求进行终末消毒，床单位备用状态，做好登记；医疗垃圾按感染预防及控制要求分类处理

**图3-2　膀胱镜检查操作流程**

## 七、操作关注点与难点

（一）关注点

（1）注意为患者保暖并尊重患者隐私。

（2）根据患者自身情况，协助其摆放正确的体位。

（3）检查前后给予患者个性化健康宣教。

（二）难点

膀胱镜检查后的随访。

（1）制订以跟踪评价指标为依据、医护联合管理的标准随访方案。

（2）建立以"膀胱癌"为亚专科实践研究方向的护理随访小组或团队。

（3）通过随访平台或途径进行有效沟通与干预。

## 八、管理规程

（一）准入与资质

医护准入条件如下：

（1）"医疗机构执业许可证"在有效期内，执业行为在许可范围内，配置有相关科室或部门。

（2）医生具有"医生执业资格证"，护士具有"护士执业资格证"，执业地点在本院且执业证在有效期内。

（3）医护人员接受过膀胱镜操作技术及配合培训。

（二）手术室入室制度

（1）非手术人员不得入室。

（2）入室必须换鞋、更衣、戴口罩和帽子，着装符合手术室要求。

（3）病区医生不得携带或穿着白大衣进入手术室。

（4）与手术无关的私人物品不得带入手术间。

（三）环境管理

（1）手术间保持温度、湿度适宜（21 ～ 25 ℃，40% ～ 60%）。

（2）手术室卫生工作均应采用湿式清扫。

（3）每台手术后用 500 mg/L 有效氯消毒液对手术间初步清洁。

（4）每天手术结束后，对手术间进行终末消毒，对各种设备每天用消毒水擦拭 1 次，有血迹及时擦干净。

（5）手术间、辅助房间及室外的地拖、地桶等严格区分，标识清晰。

（6）所有进入限制区的物品、设备，应拆除外包装并擦拭干净后方可进入。

（7）手术患者使用床单，应一人一换，做到一人一单。

（四）物品管理

（1）消毒无菌物品。①存放要求：离地大于 25 cm，离天花板大于 50 cm，离墙大于 5 cm；存放温度不高于 27 ℃，湿度不超过 60%。②按有效期的先后顺序摆放，保证无菌物品均在有效期内。

（2）一次性物品：①应先打开外包装箱再进入手术室备用。②按照物品基数进行放置，取用一次性物品时按照有效期先后取用。

（3）手术间物品：每日手术结束以后，手术间内的物品、仪器都须按要求归位整理到位。

# 九、评价指标

膀胱镜检查评价指标见表 3 - 2。

表 3 - 2　膀胱镜检查评价指标

| 一级指标 | 二级指标 | 三级指标 | 评价方式 |
|---|---|---|---|
| 结构质量 | 管理规范与工作流程 | （1）熟悉膀胱镜检查室的管理规范及工作流程。<br>（2）严格按照规范执行护理操作 | 标准质控检查 |
| | 专业知识与技能 | （1）掌握膀胱镜检查的适应证和禁忌证。<br>（2）掌握术中异常情况的紧急处理措施 | |
| | 物品与环境准备 | （1）检查室定期消毒灭菌，温湿度符合标准。<br>（2）检查常用耗材及药品处置方法。<br>（3）麻醉、急救药品及物品配备齐全。<br>（4）膀胱镜冷光源和成像系统的消毒与保护。<br>（5）膀胱镜检查装置及其附属部件的检测与校准。<br>（6）麻醉机、监护仪性能良好，处于备用状态。<br>（7）膀胱镜及相关器械消毒灭菌已达标准 | |
| 环节质量 | 护理评估 | （1）正确评估患者一般资料及病史，完善术前相关检查。<br>（2）登记患者信息并告知患者签署知情同意书。<br>（3）医务人员按无菌操作要求做好自身准备。<br>（4）检查膀胱镜及附属器械性能 | 技术操作考核 |
| | 护理操作 | （1）根据患者自身情况，协助其摆放正确的体位。<br>（2）注意为患者保暖并尊重患者隐私。<br>（3）协助术者对患者会阴部充分消毒。<br>（4）确保患者静脉通路通畅，连接心电监护仪。<br>（5）膀胱灌注装置连接正确并排尽空气。<br>（6）正确连接冷光源和成像系统并调到合适参数。<br>（7）成像系统应套以无菌塑料套或消毒液擦拭。<br>（8）协助术者调整焦距，确保采集图像清晰准确。<br>（9）术中密切监测患者生命体征。<br>（10）正确留取标本并及时送检。<br>（11）检查完毕，医疗垃圾按相关规定正确处置。<br>（12）安全送患者至复苏室，行术后观察 | |
| | 健康教育 | （1）术前与术后对患者进行健康教育。<br>（2）患者知晓本次操作相关知识及注意事项 | |

续表 3-2

| 一级指标 | 二级指标 | 三级指标 | 评价方式 |
|---|---|---|---|
| 终末质量 | 护理质量 | （1）患者能够正确理解及配合的程度。<br>（2）膀胱镜检查一次性完成率 | 现场查检 |
| | 护理服务满意度 | （1）患者对本次检查期间提供护理服务的满意度。<br>（2）术者对本次护理配合质量的满意度 | |

## 十、不良反应

（一）尿痛

由于镜检过程中损伤尿道或膀胱黏膜导致，一般可自行缓解，嘱患者多饮水，无禁忌证者可饮水 2 500 mL 以上，必要时使用止痛药物。

（二）血尿

血尿多与操作过程中损伤黏膜或钳取组织或患者膀胱尿道病变及痉挛有关，因此术者操作过程中动作轻柔、技术熟练尤为重要。若检查中出血，可采用电灼止血；若术后出血可嘱患者多饮水，卧床休息，必要时通过持续膀胱冲洗将血块冲出，并采用药物止血。

（三）尿路感染

膀胱镜检查是经患者尿道对膀胱进行检查治疗的一种侵入性操作，在进行治疗的过程中，存在尿路感染的风险，多为革兰氏阴性杆菌引起。术后监测患者生命体征，尤其是体温的变化，发热时进行物理降温，必要时遵医嘱使用抗生素及解热药物。若患者高热，丢失液体及电解质较多时要及时补充，可嘱患者多饮水、静脉补充水分及电解质等。

（四）尿道损伤

尿道损伤多发生在尿道有梗阻病变时，如尿道狭窄、前列腺增生或膀胱挛缩的患者，进镜时若存在因尿道狭窄用力而过度的情况，会造成尿道损伤形成假道。要求术者在操作过程中动作轻柔，遇到阻力时勿强行插入，必要时直视进镜或终止检查。

（五）腰痛

腰痛常发生在逆行肾盂造影的患者，当注入造影剂量较多和较快时会发生剧烈腰痛，过后可缓解，必要时可使用止痛药物，也可增加液体输入量，以加速造影剂的排出。

（韦焕青　田宁宁　李艳清）

**参考文献**

[1] 蔡杨萍，许珊. 膀胱镜检查的配合和护理 [J]. 吉林医学，2013，34（29）：6196-6197.

［2］藏伟清，伊家如，杨卓. 浅谈膀胱镜检查的适应证禁忌证及护理体会［J］. 中国现代药物应用，2009，3（12）：179.

［3］陈孝平，汪建平，赵继宗，等. 外科学［M］. 9版. 北京：人民卫生出版社，2018：513-515.

［4］广东省护理学会. 手术科护理学基本知识与技能［M］. 北京：中国医药科技出版社，2015：117-118.

［5］郭会芳. 膀胱镜检查的护理配合［J］. 中国实用医药，2011，6（4）：220-221.

［6］贺艳艳，唐葵，袁舸，等. 留置导尿患者尿路感染的相关因素分析［J］. 中华医院感染学杂志，2015，45（1）：123-125.

［7］黄健. 中国泌尿外科和男科疾病诊断治疗指南（2022版）［M］. 北京：科学出版社，2019：51.

［8］刘晖. 手术室患者安全管理研究进展［J］. 中国城乡企业卫生，2022（6）：35-37.

［9］刘晓峰，康红梅，冯玉婕. 全程护理措施对经尿道膀胱镜检查患者的影响［J］. 齐鲁护理杂志，2021，27（14）：82-83.

［10］马育璇. 实用手术室管理手册［M］. 北京：人民军医出版社，2014.

［11］买合木江·肉孜. 尿道膀胱镜检查在血尿患者的应用研究［D］. 新疆：新疆医科大学，2015.

［12］蒙小琴，邓琴，张雪萍，等. 膀胱镜检查后患者发生尿路感染的危险因素分析［J］. 中华医院感染学杂志，2017，24（7）：864-867.

［13］孙丽华. 手术室无菌物品管理技巧［J］. 大家健康（学术版），2016，10（11）：165-166.

［14］唐正平，向军莲. 膀胱镜检查的配合和护理［J］. 中国医药指南，2013，11（32）：247-248.

［15］涂云芳，赵娜，王琦，等. 膀胱镜在泌尿外科门急诊急症处理中的应用［J］. 中国医学装备，2022，19（2）：208-209.

［16］王双凤，刘会范，齐艳，等. 膀胱镜检查护理质量标准指标体系的初步构建［J］. 中国实用护理杂志，2017，33（33）：2612-2615.

［17］韦荣超，吴承耀，张振声，等. 膀胱镜检查在膀胱癌诊断的研究进展［J］. 第二军医大学学报，2012，33（11）：1257-1259.

［18］杨玉英. 无痛膀胱镜手术的护理与配合［J］. 家庭医药，2019（1）：358.

［19］赵华丽. 膀胱镜检查患者的心理与临床护理措施探讨［J］. 实用临床护理学杂志，2018，3（34）：119-120.

［20］ALLAREDDY V，KENNEDY J，WEST M M，et al. Quality of life in long-term survivors of bladder cancer［J］. Cancer，2006，106（11）：2355-2362.

［21］BACH A M，ZHANG J. Bladder Cancer Imaging［M］//Atlas of Genitourinary Oncological Imaging. New York，NY：Springer，2013.

# 第三节　拔除输尿管膀胱内支架管配合技术

## 一、概述

输尿管膀胱内支架管有通畅引流和内支撑的作用，在泌尿系手术和输尿管毗邻脏器的肿瘤外科手术中被广泛使用，能预防输尿管狭窄、缓解黏膜水肿、解除尿路梗阻和避免输尿管意外损伤。输尿管膀胱内支架管一般是通过尿道膀胱镜或者输尿管镜从体内取出。

## 二、目的

通过尿道利用膀胱镜或者输尿管镜由膀胱内取出输尿管膀胱内支架管。

## 三、目标

（1）护士能掌握拔除输尿管膀胱内支架管的配合技术，减少行输尿管膀胱内支架管时患者的不适。

（2）患者能掌握拔除输尿管膀胱内支架管的配合注意事项，复述拔除输尿管膀胱内支架管后自我病情观察的要点。

## 四、适用范围

（1）经过 X 线检查明确输尿管膀胱内支架管在膀胱内。

（2）输尿管膀胱内支架管在术后达到预期的引流、排石或扩张输尿管等目的。

（3）支架放置时间过长，超过预期的时间，可能引发感染、结石或其他并发症。

（4）患者症状改善不明显或加重，需要重新评估和调整治疗方案。

（5）患者有明显的不适感或疼痛，无法耐受支架的存在。

（6）输尿管狭窄或堵塞等并发症出现，需要拔除支架进行处理。

## 五、禁忌证

（1）包茎开口狭小、尿道狭窄、尿道内结石嵌顿易导致尿道输尿管膀胱内支架管拔除失败。

（2）输尿管膀胱内支架管上长满结石，或输尿管膀胱内支架管拔出过程遇到阻力，造成无法拔除。

（3）泌尿生殖系统急性炎症，如急性尿道炎、急性前列腺炎、急性膀胱炎、急性肾盂肾炎、急性睾丸炎等，不适宜进行输尿管膀胱内支架管拔除，否则易导致炎症扩散。

（4）急性全身性感染疾病，如败血症、全身化脓性感染等。

（5）有严重出血性疾病、重要脏器有严重器质性疾病者，应尽量避免输尿管膀胱内支架管拔除。

（6）月经期女性，避免输尿管膀胱内支架管拔除。

## 六、操作流程

拔除输尿管膀胱内支架管操作流程见图 3 - 3。

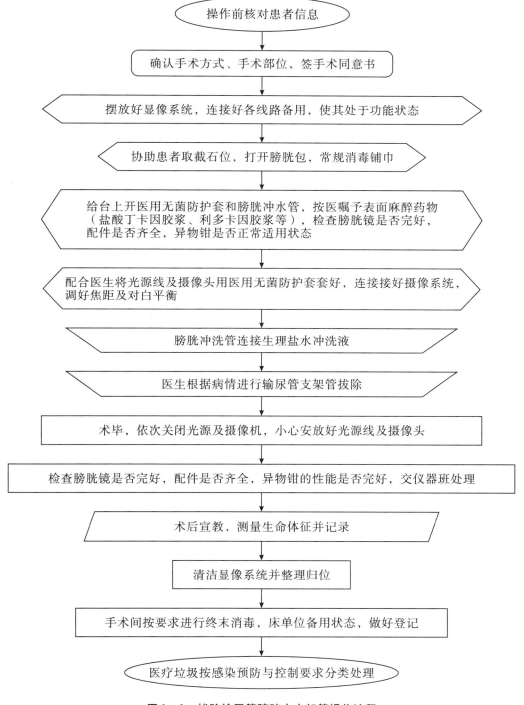

**图 3 - 3 拔除输尿管膀胱内支架管操作流程**

## 七、操作关注点与难点

（一）关注点

（1）注意为患者保暖并尊重患者隐私。

（2）根据患者自身情况，协助其摆放正确的体位。

（3）检查前后给予患者个性化健康宣教。

（二）难点

输尿管膀胱内支架管拔除后的随访。

（1）制订以跟踪评价指标为依据、医护联合管理的标准随访方案。

（2）建立以"泌尿系结石"为亚专科实践研究方向的护理随访小组或团队。

（3）通过随访平台或途径进行有效沟通与干预。

## 八、管理规程

（一）准入与资质

医护准入条件如下：

（1）"医疗机构执业许可证"在有效期内，执业行为在许可范围内，配置有相关科室或部门。

（2）医生具有"医生执业资格证"，护士具有"护士执业资格证"，执业地点在本院且执业证在有效期内。

（3）医护人员接受膀胱镜输尿管膀胱内支架管操作技术及配合培训。

（二）手术室入室制度

（1）非手术人员不得入室。

（2）入室必须换鞋、更衣、戴口罩和帽子，着装符合手术室要求。

（3）病区医生不得携带或穿着白大衣进入手术室。

（4）与手术无关的私人物品不得带入手术间。

（三）环境管理

（1）手术间保持温湿度适宜（21～25 ℃，40%～60%）。

（2）手术室卫生工作均应采用湿式清扫。

（3）每台手术后用 500 mg/L 有效氯消毒液对手术间初步清洁。

（4）每天手术结束后，对手术间进行终末消毒，对各种设备每天用消毒水擦拭 1 次，有血迹及时擦干净。

（5）手术间、辅助房间及室外的地拖、地桶等严格区分，标识清晰。

（6）所有进入限制区的物品、设备，应拆除外包装并擦拭干净后方可进入。

（7）手术患者使用床单，应一人一换，做到一人一单。

（四）物品管理

（1）消毒无菌物品。①存放要求：离地大于 25 cm，离天花板大于 50 cm，离墙大于 5 cm；存放温度不高于 27 ℃，湿度不超过 60%。②按有效期的先后顺序摆放，保证无菌物品均在有效期内。

（2）一次性物品：①应先打开外包装箱再进入手术室备用。②按照物品基数进行放置，取用一次性物品时按照有效期先后取用。

（3）手术间物品：每日手术结束以后，手术间内的物品、仪器都须按要求归位整理到位。

## 九、评价指标

拔除输尿管膀胱内支架管操作评价指标见表 3 - 3。

表 3 - 3　拔除输尿管膀胱内支架管操作评价指标

| 一级指标 | 二级指标 | 三级指标 | 评价方式 |
|---|---|---|---|
| 结构质量 | 管理规范与工作流程 | （1）熟悉输尿管膀胱内支架管拔除的管理规范及工作流程。<br>（2）严格按照规范执行护理操作 | 标准质控检查 |
| | 专业知识与技能 | （1）掌握输尿管膀胱内支架管拔除的适应证和禁忌证。<br>（2）掌握术中异常情况的紧急处理措施 | |
| | 物品与环境准备 | （1）检查室定期消毒灭菌，温湿度符合标准。<br>（2）检查常用耗材及药品处置方法。<br>（3）麻醉、急救药品及物品配备齐全。<br>（4）膀胱镜冷光源和成像系统的消毒与保护。<br>（5）膀胱镜检查装置及其附属部件的检测与校准。<br>（6）麻醉机、监护仪性能良好，处于备用状态。<br>（7）膀胱镜及相关器械消毒灭菌已达标准 | |
| 环节质量 | 护理评估 | （1）正确评估患者一般资料及病史，完善术前相关检查。<br>（2）登记患者信息并告知患者签署知情同意书。<br>（3）医务人员按无菌操作要求做好自身准备。<br>（4）检查膀胱镜及附属器械性能 | 技术操作考核 |
| | 护理操作 | （1）根据患者自身情况，协助其摆放正确的体位。<br>（2）注意为患者保暖并尊重患者隐私。<br>（3）协助术者对患者会阴部充分消毒。<br>（4）确保患者静脉通路通畅，连接心电监护仪。<br>（5）膀胱灌注装置连接正确并排尽空气。<br>（6）正确连接冷光源和成像系统并调到合适参数。<br>（7）成像系统应套以无菌防护套或消毒液擦拭。<br>（8）协助术者调整焦距，确保采集图像清晰准确。<br>（9）术中密切监测患者生命体征。<br>（10）检查完毕，医疗垃圾按相关规定正确处置。<br>（11）安全送患者至复苏室或病房行术后观察 | |
| | 健康教育 | （1）术前与术后对患者进行健康教育。<br>（2）患者知晓本次操作相关知识及注意事项 | |

续表 3 – 3

| 一级指标 | 二级指标 | 三级指标 | 评价方式 |
|---|---|---|---|
| 终末质量 | 护理质量 | （1）患者能够正确理解及配合程度。<br>（2）输尿管膀胱内支架管拔除一次性完成率 | 现场查检 |
| | 护理服务满意度 | （1）患者对本次检查期间提供护理服务的满意度。<br>（2）术者对本次护理配合质量的满意度 | |

## 十、不良反应

### （一）尿痛

由于输尿管膀胱内支架管拔除过程中损伤尿道或膀胱黏膜导致，一般可自行缓解，嘱患者多饮水，无禁忌证者可饮水 2 500 mL 以上，必要时使用止痛药物。

### （二）血尿

多与操作过程中损伤黏膜或患者膀胱尿道病变及痉挛有关，因此术者操作过程中动作轻柔、技术熟练尤为重要，若术后出血，嘱患者多饮水，卧床休息，必要时通过持续膀胱冲洗将血块冲出，并采用药物止血。

### （三）尿路感染

输尿管膀胱内支架管拔除是经患者尿道对膀胱内进行的一种侵入性操作，在进行治疗的过程中，存在尿路感染的风险，多为革兰氏阴性杆菌引起。术后监测患者生命体征，尤其是体温的变化，发热时进行物理降温，必要时遵医嘱使用抗生素及解热药物。若患者高热，丢失液体及电解质较多时要及时补充，可嘱患者多饮水，静脉补充水分及电解质等。

### （四）尿道损伤

尿道损伤多发生在尿道有梗阻病变。如尿道狭窄、前列腺增生或膀胱挛缩的患者，进镜时若存在因尿道狭窄而用力过度的情况，会造成尿道损伤形成假道。要求术者在操作过程中动作轻柔，遇到阻力时勿强行插入，必要时直视进镜或终止检查。

### （五）腰痛

输尿管膀胱内支架管在体内起到扩张输尿管的作用，拔除后输尿管可能会失去支撑，出现短时间的肾盂、输尿管黏膜充血、肿胀，导致腰部出现轻微酸痛，通常在拔除支架后的一段时间内可自行缓解。

（李艳清）

**参考文献**

[1] 陈小丽. 经尿道膀胱镜双 J 管拔除术护理体会 [J]. 实用中医药杂志，2016，32（2）：185 – 186.

[2] 付现敏. 输尿管膀胱内支架管在泌尿外科中的临床使用价值 [J]. 中国医药指南，2019，17

（13）：3 - 4.

［3］胡文刚，陈益荣，黄赤兵. 带牵引线输尿管膀胱内支架管的临床应用进展 ［J］. 现代泌尿外科杂志，2021，26（12）：1082 - 1084.

［4］李权，谢建军，蔡国烽，等. 不同类型输尿管内支架异位的特征及临床治疗方法（附 36 例报告）［J］. 中国内镜杂志，2020，26（12）：84 - 88.

［5］刘彼得，李九智，杨静，等. 短期留置输尿管膀胱内支架管结石垢形成的危险因素分析 ［J］. 现代泌尿外科杂志，2022，27（11）：922 - 926.

［6］刘波，田洪哲，尹震，等. 吸引式输尿管膀胱内支架管（套装）的临床应用 ［J］. 华南国防医学杂志，2021，35（7）：532 - 534.

［7］刘冬，邓骁征，苏泽礼，等. 简易装置在小儿输尿管膀胱内支架管取出术中的应用研究 ［J］. 宁夏医学杂志，2020，42（12）：1070 - 1072.

［8］石建美. 双 "J" 管拔除术围手术期的护理 ［J］. 临床护理杂志，2003（1）：43 - 44.

［9］孙灵军，虞建达，侯列军. 双 J 管拔除困难的原因及对策探讨（附 14 例报告）［J］. 临床泌尿外科杂志，2014，29（8）：728 - 730.

［10］王坚，江波，王封景，等. 利用输尿管软镜处理双 J 管拔除困难的方法 ［J］. 临床泌尿外科杂志，2019，34（5）：401 - 403.

［11］王坚，汪玮. 无痛膀胱镜检查术的护理体会 ［J］. 当代护士（中旬刊），2015（9）：93 - 94.

［12］冼杰，朱世佳，王君勇. 输尿管镜镜钬激光碎石术后留置不同长度双 J 型输尿管膀胱内支架管效果分析 ［J］. 中外医学研究，2020，18（13）：33 - 35.

［13］徐景鹏，王春艳. 双 J 管拔除困难的常见原因及处理 ［J］. 当代医学，2014，20（32）：34 - 35.

［14］战莲杰，于鲁欣，王雁群，等. 输尿管膀胱内支架管在输尿管结石术后患者中的临床应用研究进展 ［J］. 当代护士（下旬刊），2022，29（12）：32 - 36.

［15］张彩祥，王娟，肖荆，等. 输尿管膀胱内支架管置入后引起疼痛、排尿症状、一般健康问题的危险因素分析 ［J］. 临床泌尿外科杂志，2020，35（6）：471 - 474.

［16］张闯，张夏梦，梅雪峰，等. 输尿管硬镜与膀胱镜在拔除输尿管膀胱内支架管中的随机对照研究 ［J］. 实用中西医结合临床，2020，20（7）：101 - 102.

［17］张力，董晓波，王凯，等. 基于真实世界研究分析输尿管软镜手术前留置输尿管膀胱内支架管的必要性 ［J］. 承德医学院学报，2022，39（2）：121 - 126.

［18］赵腾飞，高兴华，郭龙飞，等. 留置输尿管膀胱内支架管的并发症及其防治 ［J］. 泌尿外科杂志（电子版），2022，14（2）：45 - 50.

［19］周玉海. 输尿管膀胱内支架管在泌尿外科中的临床实用价值分析 ［J］. 中国社区医师，2021，37（6）：98 - 99.

［20］朱汝健. 电子软性膀胱镜检查术的初步体会（附 8 例报告）［C］//2015 年浙江省泌尿外科学男科学学术年会论文汇编，2015.

# 第四节 体外冲击波碎石术配合技术

## 一、概述

体外冲击波碎石术（extracorporeal shock wave lithotripsy，ESWL）定义：利用体外产生的冲击波聚焦于体内的结石使之粉碎，继而将其排出体外的治疗方法。其基本原理：碎石机产生一连串冲击波，即短暂而强烈的震波，在 X 射线或超声成像的引导下，冲击波聚焦在患者体内的结石上，冲击波的能量在结石上释放以后，结石被击碎成碎片，从而容易排出体外，以达到治疗结石病的目的。其因方便、无创、治疗范围广等特点，较药物排石、手术取石等有独特的优势，易为患者所接受，是目前泌尿系结石的首选治疗方法。

## 二、目的

体外冲击波碎石利用体外产生的冲击波聚焦于体内的结石，以达到将结石粉碎并排出体外的目的。

## 三、目标

（1）护士能掌握体外冲击波碎石术的配合技术，减少碎石患者的不适。

（2）患者能掌握体外冲击波碎石术的配合注意事项，复述术前准备要点。

（3）护士能掌握术前与术后患者健康教育情况。

## 四、适用范围

（1）肾结石：直径小于 2 cm。

（2）输尿管结石（患侧肾功能良好）：直径小于 1.5 cm。

（3）膀胱结石（尿道无狭窄及梗阻）：直径小于 3 cm。

## 五、禁忌证

（1）绝对禁忌证：妊娠期尿路结石。

（2）相对禁忌证：①全身因素。慢性肾功能不全、重度肥胖、严重尿路感染、严重骨骼畸形、严重心脑血管疾病、严重糖尿病、未控制的高血压、凝血功能障碍以及正在口服抗凝药的患者。②局部因素。少尿性器质性肾衰、结石远端尿路梗阻、难治性结石（鹿角形结石、胱氨酸结石、输尿管结石嵌顿）、泌尿结核。

（3）有泌尿系统急性炎症者，不适宜进行此治疗，否则易导致炎症扩散。

（4）有严重出血性疾病、重要脏器有严重器质性疾病者应尽量避免此治疗。

（5）孕妇及月经期女性，改期治疗。

# 六、术前、术中准备

## （一）术前准备

### 1. 术前检查

目的：明确结石的诊断；评定 ESWL 的适应证；排除 ESWL 的禁忌证；评估患者耐受 ESWL 的条件。

（1）病史与体格检查：根据 ESWL 相对禁忌证的范畴，重点评估患者有无出血性疾病史、高血压治疗情况、有无服用抗凝药物、月经史和妊娠史。测量患者的体温、血压、心率。

（2）实验室检查：①对有输尿管、膀胱结石者，查尿常规、出凝血时间。②对有肾结石者，查血常规、尿常规、凝血功能五项。③对有尿路感染者，应行尿培养（感染性结石、留置输尿管支架管、存在泌尿系感染、术前应使用抗生素治疗）。④对有高血压、糖尿病、复杂尿路结石者，应检查血生化、肝肾功能、血糖等。

（3）影像学检查：了解结石位置、肾功能、畸形、结石远端梗阻情况。最基本的检查有"B 超＋泌尿系平片＋静脉尿路造影"。选择性检查项目有腹部非增强 CT、逆行尿路造影。

（4）急诊 ESWL 术前检查：对于急性肾绞痛患者，需要血常规、尿常规、凝血功能五项，"泌尿系平片＋B 超"。

### 2. 术前谈话内容

（1）详细告知患者 ESWL 的适应证与并发症，以及替代诊疗方案，如腔镜取石等；征求患者或家属的同意，并签署 ESWL 知情同意书。

（2）体外碎石的必要性。

（3）碎石的基本原理及风险。

（4）术中、术后注意事项。

### 3. 术前用药

（1）输尿管扩张药：硝苯地平片 10 mg（舌下含服）。

（2）利尿剂：呋塞米 20～40 mg，口服或静脉注射（ESWL 前 1 小时）。

（3）抗生素（不常规应用），使用抗菌药物指征：①存在泌尿系统感染。使用有效的抗生素，待尿中白细胞消失和细菌转阴后，方可接受 ESWL。②有潜在感染者，如复杂结石、糖尿病、尿中少量白细胞等，术前应口服抗生素 3 天。

### 4. 肠道准备（不作为常规）

当肠内容较多，尤其是肠道积气时，既影响靶目标的定位，又影响冲击波的传导，因此，术前需要做好肠道准备。必要的建议：番泻叶颗粒 10 g，术前 1 天冲 500 mL 水服用。

### 5. 尿路准备（制造一有液体的环境）

液体摄入：术前 1 小时饮水 500 mL（可增加尿液，有利于结石的粉碎和碎石颗粒的移动）。

充盈膀胱：膀胱结石、下段结石应在常规充盈膀胱后再进行 ESWL。

### 6. 术前支架预置

ESWL 术前无须常规置管，但以下情况建议术前放置输尿管支架：①双侧输尿管结石。②输尿管结石合并重度肾积水。③多发输尿管结石或"石街"。④感染性结石。⑤较大的鹿角形结石。

### （二）术中准备

### 1. 定位技术

ESWL 定位及监控方式主要有 X 线与超声。理想的 ESWL 是采用 X 线和超声双定位系统，选择 X 线寻石，超声跟踪。

操作与技巧：

（1）治疗体位。ESWL 常用体位主要有俯卧位、仰卧位、侧卧位。无论采取何种治疗体位，均应尽量避开骨骼、重要脏器和组织，关注患者的舒适感。

（2）治疗路径。ESWL 路径选择须遵循"冲击路径短、安全性高"的原则，特别注意冲击路径中组织、脏器或毗邻器官的损害程度。

治疗路径主要有：①经背部路径，适用于肾与输尿管上段结石。②经腹部路径，又分为同侧经腹路径与对侧经腹路径。同侧经腹路径适用于输尿管中段及下段结石，特殊情况下可用于肾下盏和输尿管上段结石的治疗；对侧经腹路径常用于输尿管下段结石的治疗。③经坐骨大孔路径，主要用于输尿管下段结石的治疗。

（3）参数设置。选择 ESWL 的治疗参数，兼顾安全性与有效性，包括冲击频率和冲击波能量、冲击波次数和治疗期数。

### 2. 治疗参数

（1）脉冲频率（碎石频率与脉冲频率成正比）。体外冲击波专家共识认为脉冲频率应为 60 次/分，并应用"步进式增能技术"逐级提高能量。"间隙休息法"主要应用于肾或肾下极以上的输尿管结石 ESWL，每冲击 300 ～ 500 次，暂停 2 ～ 3 分钟，既有利于提高碎石效率，又可减少肾出血的发生概率。

（2）冲击剂量（单期冲击次数：肾结石不超过 2 500 次，输尿管结石不超过 3 000 次）。①单期剂量：任何能级碎石机脉冲次数均限于 3 000 次以内。②累加剂量为各期冲击剂量总和。

建议：肾结石不超过 3 期，输尿管结石不超过 4 期。

（3）脉冲能量。定义：指单次冲击波释放的能量。

液电（输入电能）脉冲能量小于 25 J。

电磁（输出声能）脉冲能量小于 70 mJ。

### 3. 镇静/阵痛与麻醉

国产碎石机疼痛指数为 0—4，一般不需要镇痛。进口碎石机疼痛指数 4—6，需要镇痛。常用的止痛药物有哌替啶、曲马朵，慎用双氯芬酸钠止痛。

### 4. 皮肤耦合

ESWL 时须重视耦合技术和耦合剂的选择，确保水囊与人体皮肤之间密切贴合。水囊与皮肤耦合质量直接影响碎石效果。

**5. 术中防护**

（1）冲击波的防护。①肺脏的保护：用聚苯乙烯泡沫。②男性生殖器的保护：育龄者 3 个月内慎用下段 ESWL。③骨骼的保护：儿童重点保护脊椎和股骨头。

（2）X 线的防护。X 线主要危害是当剂量大于 100 rad 时，放射线的致癌性与剂量呈直线关系，有累计现象。

对 X 线的防护主要有：总的透视时间不应超过 300 秒，术中放射线的规避，尽可能限制总辐射量，育龄期妇女不宜用 X 线照射卵巢部，男性应用铝软板遮盖生殖腺，定位系统的 X 光球管应置于治疗台下。

# 七、操作流程

体外冲击波碎石术操作流程见图 3 - 4。

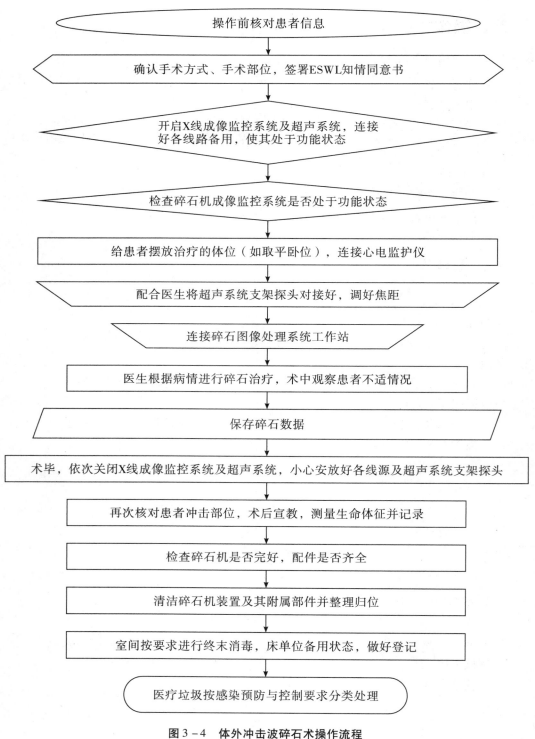

图 3-4　体外冲击波碎石术操作流程

## 八、操作关注点与难点

（一）关注点

（1）注意为患者保暖并尊重患者隐私、X线的防护。

（2）根据患者自身情况，协助其摆放正确的体位。

（3）治疗前后给予患者个性化健康宣教。

（二）难点

碎石后随访。

（1）制订以跟踪评价指标为依据、医护联合管理的标准随访方案。

（2）建立以"结石"为亚专科实践研究方向的护理随访小组或团队。

（3）通过随访平台或途径进行有效沟通与干预。

## 九、管理规程

（一）准入与资质

医护准入条件如下：

（1）"医疗机构执业许可证"在有效期内，执业行为在许可范围内，配置有相关科室或部门。

（2）医生具有"医生执业资格证"，护士具有"护士执业资格证"，执业地点在本院且执业证在有效期内。

（3）医护人员接受过体外冲击波碎石操作技术及配合培训与考核，接受过放射工作人员、辐射安全与防护培训与考核。

（二）碎石室入室制度

（1）非手术人员不得入室。

（2）入室必须换鞋、戴口罩和帽子，着装符合入室要求。

（3）与手术无关的私人物品不得带入手术间。

（三）环境管理

（1）手术间保持温湿度适宜（21～25 ℃，40%～60%）。

（2）室内卫生工作均应采用湿式清扫。

（3）每台手术后用500 mg/L有效氯消毒液对室间初步清洁。

（4）每天手术结束后，对室间进行终末消毒，对各种设备每天用500 mg/L有效氯消毒液擦拭1次。

（5）患者使用床单，应一人一换，做到一人一单。

（四）物品管理

（1）消毒无菌物品。①存放要求：离地大于25 cm，离天花板大于50 cm，离墙大于5 cm；存放温度不高于27 ℃，湿度不超过60%。②按有效期的先后顺序摆放，保证无菌物品均在有效期内。

（2）一次性物品：按照物品基数进行放置，取用一次性物品时按照有效期先后取用。

（3）室间物品：每日手术结束以后，室间内的物品、仪器都须按要求归位整理到位。

# 十、评价指标

体外冲击波碎石术操作评价指标见表 3 - 4。

表 3 - 4　体外冲击波碎石术操作评价指标

| 一级指标 | 二级指标 | 三级指标 | 评价方式 |
|---|---|---|---|
| 结构质量 | 管理规范与工作流程 | （1）熟悉碎石室的管理规范及工作流程。<br>（2）严格按照规范执行护理操作 | 标准质控检查 |
|  | 专业知识与技能 | （1）掌握体外碎石的适应证和禁忌证。<br>（2）掌握术中异常情况的紧急处理措施 |  |
|  | 物品与环境准备 | （1）室内定期消毒，温湿度符合标准。<br>（2）检查常用耗材及药品处置方法。<br>（3）急救药品及物品配备齐全。<br>（4）电源和成像监控系统的保护与维护。<br>（5）碎石机装置及其附属部件的检测与校准。<br>（6）碎石机、监护仪性能良好，处于备用状态。<br>（7）碎石机及相关器械已达标准状态 |  |
| 环节质量 | 护理评估 | （1）正确评估患者一般资料及病史，完善术前相关检查。<br>（2）登记患者信息并告知患者签署知情同意书。<br>（3）医务人员按操作要求做好自身准备。<br>（4）检查碎石机及附属器械性能 | 技术操作考核 |
|  | 护理操作 | （1）根据患者自身情况，协助其摆放正确的体位。<br>（2）注意为患者保暖并尊重患者隐私。<br>（3）协助术者对患者生殖器官、性腺部位充分保护。<br>（4）确保静脉通路通畅，连接心电监护仪。<br>（5）装置连接正确并校准。<br>（6）正确连接电源和成像监控系统并调到合适参数。<br>（7）成像监控系统应清晰准确。<br>（8）协助术者调整焦距，确保采集图像清晰准确。<br>（9）术中密切监测患者生命体征。<br>（10）正确录入信息并及时打印。<br>（11）治疗完毕，医疗垃圾按相关规定正确处置。<br>（12）安全送患者至休息室行术后观察 |  |
|  | 健康教育 | （1）术前与术后对患者进行健康教育。<br>（2）患者知晓本次操作相关知识及注意事项 |  |

· 206 ·

续表 3 - 4

| 一级指标 | 二级指标 | 三级指标 | 评价方式 |
| --- | --- | --- | --- |
| 终末质量 | 护理质量 | （1）患者能够正确理解及配合的程度。<br>（2）碎石一次性完成率 | 现场查检 |
| | 护理服务满意度 | （1）患者对本次检查期间提供护理服务的满意度。<br>（2）术者对本次护理配合质量的满意度 | |

## 十一、不良反应

术后处理及随访观察。

（一）术后处理

（1）血尿：治疗 2 ～ 4 次后消失，一般无须处理。

（2）疼痛：4% ～ 9% 患者术后有肾绞痛，按肾绞痛处理（若术后 6 ～ 8 小时内出现疼痛，怀疑肾内或肾周血肿，用超声复查鉴别）。

（3）排石：多数在 12 小时内首次排石，2 ～ 6 周内排尽（收集碎石，成分分析）。

促进排石的方法有每日均匀饮水 2 ～ 3 L、α - 受体阻滞剂或钙通道阻滞剂、血尿停止后应适当活动。

（4）恶心、呕吐、食欲不振：排石的过程中少数患者可出现，结石排出后症状消失。

（5）并发症：近期并发症有肾包膜下血肿、石街、尿路感染。远期并发症有慢性肾功能不全、高血压（尚无定论）、对儿童身高和肾发育的影响（尚无定论）。

（二）碎石后注意事项

多饮水（无禁忌证者可饮水 2 500 mL 以上），按医嘱服药，定期复查，观察排石情况，若有不适及时咨询和就诊。

（三）术后随访

随访内容包括排石情况、有无并发症、影像学检查（B 超 + 泌尿系平片）、结石成分分析。

（1）近期随访：治疗后 2 周、末次治疗 3 个月内。

（2）疗效评估：满 3 个月评定疗效。

（3）远期随访：末次治疗后 3 个月仍有残石或有血肿者，应继续随访。

（四）不透光结石的随访

ESWL 术后采用超声/泌尿系平片，了解是否存在肾积水/结石碎片。若存在，密切随访，当症状持续存在时，应进一步处理；若不存在，则无须随访。

（1）结石排出量与结石大小相当，两次超声结果均显示无积水、无结石，则终止随访。

（2）有症状、有积水，但超声未能明确结石位置者，则通过 CT 扫描以明确结石位置。

（五）疗效评估

疗效判定标准：①结石排尽。体内无碎石颗粒。②完全粉碎。残石长径小于 4 mm。③部分粉碎。残石长径大于等于 4 mm。④未粉碎。结石主体变化不大。

# 十二、教育与配合

（1）向患者讲解饮食与结石的重要关系，根据结石的成分对患者进行饮食指导、预防方面的指导：①草酸盐结石患者，宜少吃含草酸的食物（如菠菜、苋菜、浓茶、坚果及巧克力等）；口服维生素 $B_6$，20 mg，每日 3 次，可减少尿中草酸盐析出。②磷酸盐结石患者，宜用低磷低钙饮食；口服氯化铵 1 g，每日 3 次，以碱化尿液，保持尿 pH 在 6.5～7 以上。③尿酸结石患者，口服别嘌呤醇，每次 100 mg，每日 2～3 次，以阻抑黄嘌呤氧化醇，使尿酸形成减少。此外，应食用富含维生素的食物。

（2）大量饮水可稀释尿液，防止尿液结晶沉淀，且起到内冲洗作用。告知患者合理的饮水量，应以不少于 2.5 L/d、尿比重小于 1.010 为宜。特别注意的是，饮水不仅限于白天，晚间饮一定量水非常重要，建议每天餐间、就餐时、夜间排尿时各饮 250 mL 无奶液体。

（3）指导患者使用药物预防结石复发，如别嘌呤醇、考来烯胺、磷酸纤维素钠等。

（4）嘱患者术后 7～10 天复查泌尿系平片以了解结石排出情况。若结石已被粉碎，在等待排石期内要定期随诊。若结石长期不能排出，要及时进行处理。

（李杏甜）

**参考文献**

[1] 季良，肖和峰，陈丽梅. 体外冲击波碎石术治疗上尿路结石的临床观察 [J]. 基层医学论坛，2021，25（26）：3705－3370.

[2] 蔡胜章，熊建华. 体外冲击波碎石成功率的影响因素 [J]. 实用临床医学，2020，21（1）：103－107.

[3] 陈军，陈兴发，谷现恩，等. 体外冲击波碎石治疗上尿路结石安全共识 [J]. 现代泌尿外科杂志，2018，23（8）：574－579.

[4] 陈丽琴. 预见性护理干预对预防体外冲击波碎石术后并发症发生的影响 [J]. 中外医学研究，2019，17（30）：107－109.

[5] 陈孝平，汪建平，赵继宗. 外科学 [M]. 9 版. 北京：人民卫生出版社，2018：557－562.

[6] 陈兴发，陈军，贺大林. 体外冲击波碎石的并发症及其防范 [J]. 现代泌尿外科杂志，2019，24（12）：979－982.

[7] 郭万松，杨波，赵航. 体外冲击波碎石术治疗尿路结石研究进展 [J]. 中华腔镜泌尿外科杂志（电子版），2020，14（5）：393－396.

[8] 胡东方，孙晶晶. 体外震波碎石术治疗下尿路结石术后并发症发生因素与护理干预对策 [J]. 护理实践与研究，2018，15（23）：52－53.

[9] 黄锦聪. 体外冲击波碎石术治疗泌尿系结石的临床体会 [J]. 基层医学论坛，2020，24（7）：1024－1026.

［10］李凤燕，刘永存，张宏昭．预见性护理干预在尿路结石体外冲击波碎石术患者中的效果观察［J］．护理实践与研究，2022，19（9）：1344－1347．

［11］李萍，赵琼玲，王赛辉．护士主导的全病程规范化管理模式在经皮肾镜取石碎石术患者管理中的应用［J］．中华现代护理杂志，2021，27（32）：4462－4466．

［12］刘蕊．浅谈整体护理干预在泌尿系结石患者体外冲击波碎石治疗中的应用效果［J］．世界最新医学信息文摘，2020，20（11）：294－295．

［13］祁莹，谷现恩．体外冲击波碎石术的并发症处理及预防［J］．临床外科杂志，2022，30（2）：112－114．

［14］申静，杨红艳．体外冲击波碎石术对泌尿系结石护理干预的影响［J］．黑龙江中医药，2021，50（2）：300－301．

［15］时华，曹其彬，刘智．尿路结石 ESWL 治疗后复发的相关因素和预防方案［J］．当代医学，2021，27（32）：135－136．

［16］时喜春．系统护理在泌尿系结石患者体外冲击波碎石术治疗中的应用效果［J］．中国冶金工业医学杂志，2020，37（4）：426－427．

［17］陶荣镇，周爽，贾春萍，等．体外冲击波碎石后联合物理震动排石治疗上尿路结石的体会［J］．临床泌尿外科杂志，2019，34（4）：305－308．

［18］王雅慧．体外冲击波碎石术治疗泌尿系结石护理干预效果研究［J］．临床医药文献电子杂志，2019，6（93）：118．

［19］巫远华．整体护理干预在泌尿系结石患者体外冲击波碎石术中的应用效果［J］．医疗装备，2020，33（24）：169－170．

［20］吴雪坚．泌尿系结石体外冲击波碎石治疗的护理进展［J］．中西医结合护理（中英文），2019，5（12）：158－160．

［21］席启林．体外冲击波碎石术的操作技巧［J］．临床外科杂志，2022，30（2）：115－117．

［22］杨晨瑜．体外冲击波碎石术治疗尿路结石患者的并发症及护理对策探讨［J］．临床医药文献电子杂志，2019，6（81）：127－130．

［23］杨培．体外冲击波碎石术治疗尿路结石患者的临床应用进展［J］．现代诊断与治疗，2022，33（4）：491－494．

［24］余永当．体外冲击波碎石术治疗肾结石的研究进展［J］．微创医学，2021，16（3）：393－396．

［25］中国研究型医院学会冲击波医学委员会泌尿学组，吕建林，吴非，等．体外冲击波碎石术专家共识［J］．泌尿外科杂志（电子版），2022，14（1）：1－3，7．

# 第五节　结石成分分析技术

## 一、概述

尿路结石是泌尿外科常见疾病，其发病率高、复发率高、病因复杂，同时也是一种终身性疾病，可导致尿路感染、急性尿路梗阻，甚至肾功能不全等并发症。我国成年人泌尿系结石患病率为6.06%。

尿路结石是一个统称，其性质因成分不同而异。尿路结石的成分较为复杂，不同成分的结石在病因、诊断、治疗和预防上也各不一样。尿路结石成分多达三十余种，最常见的有十几种，大体分为四类：①非感染性结石，如草酸钙、磷酸钙和尿酸类；②感染性结石，如磷酸铵镁、碳酸磷灰石和尿酸氢铵；③基因引起的结石，如胱氨酸结石、2－8二羟腺嘌呤、黄嘌呤；④药物性结石，如头孢曲松钙等。

根据结石成分不同，若未采取有效的防治措施，终生复发率接近100%；相反，采取预防性治疗者，复发率仅为10%～15%。结石本身是"果"，而不是"因"，只有追根溯源，明确结石成分，针对病因治疗，才能有效控制结石复发。因此，结石成分分析非常重要。

结石成分分析方法包括物理分析法和化学分析法。红外光谱分析法，是依据样品在红外光区吸收峰的特征来确定化合物结构的一种理想的物理分析方法，也是目前国内比较普遍使用的方法。

## 二、目的

结石成分是尿路结石流行病学调查的主要内容之一。临床结石成分分析相当于尿路结石的"病理"，对结石的病因诊断、治疗选择及预防复发均有重要意义。

（1）在诊断上，明确结石成分，可对非含钙结石的病因诊断提供直接的循证依据，对含钙结石而言，则有助于缩小代谢评估的范围，减少不必要的检查、检验，缩短评估时间。

（2）在治疗上，明确结石成分，是制订精准化治疗方案和选用溶石治疗的重要依据。

（3）在预防上，结石成分直接引导建立个体化、系统化的预防措施。通过结石成分分析，了解结石的硬度和断裂韧性，正确指导体外碎石和预估体内碎石的激光能量。

（4）在科研上，依据红外光谱这一物质"指纹"，可发现和诊断临床新出现的结石成分，为临床科学研究等奠定基础。

## 三、目标

觅石寻源，精准防治，预防和控制结石复发。

## 四、适用范围

适用于人体结石定性分析和定量分析。

## 五、操作流程

结石成分分析操作流程见图3－5。

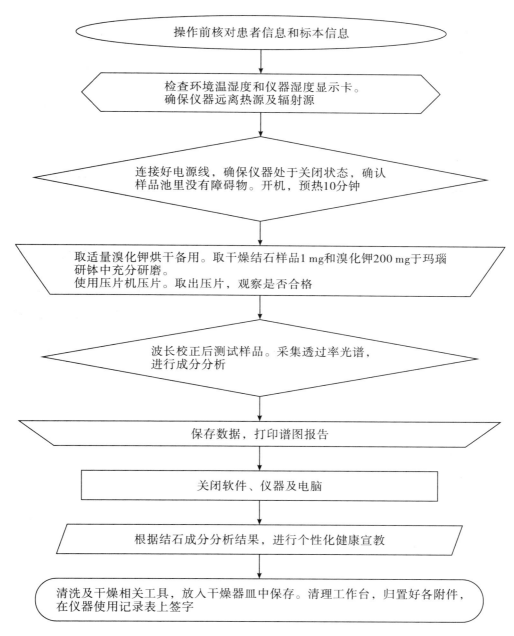

操作前核对患者信息和标本信息

检查环境温湿度和仪器湿度显示卡。
确保仪器远离热源及辐射源

连接好电源线，确保仪器处于关闭状态，确认
样品池里没有障碍物。开机，预热10分钟

取适量溴化钾烘干备用。取干燥结石样品1 mg和溴化钾200 mg于玛瑙
研钵中充分研磨。
使用压片机压片。取出压片，观察是否合格

波长校正后测试样品。采集透过率光谱，
进行成分分析

保存数据，打印谱图报告

关闭软件、仪器及电脑

根据结石成分分析结果，进行个性化健康宣教

清洗及干燥相关工具，放入干燥器皿中保存。清理工作台，归置好各附件，
在仪器使用记录表上签字

**图 3 – 5　结石成分分析操作流程**

## 六、管理规程

### （一）准入与资质

医师、医学检验、护士执业资格者，经过专业技术培训获得培训结业证书。

### （二）环境管理

（1）使用条件：①环境温度为 15 ～ 28 ℃。②相对湿度不超过 60%。③大气压力为 860 ～ 1 060 hPa。④供电电源为 AC100 ～ 240 V，47 ～ 63 Hz，42 W + 15%，有稳压装置。⑤具备除湿设备。

（2）贮存条件：①温度范围为 − 20 ～ 55 ℃。②环境干燥。③通风良好。④仪器存放于专用电子干燥箱，并和地面及墙面至少保持 10 cm 距离。

### （三）物品管理

压片模具用完后，应先轻轻擦除残留物，用相溶的溶剂清洗（若如样品易溶于水，则用水清洗；若样品易溶于有机溶剂，则用乙醇清洗）后，将清洁的模具放在烘箱烘干，放入干燥器内保存。

## 七、评价指标

结石成分分析操作评价指标见表 3 - 5。

表 3 - 5　结石成分分析操作评价指标

| 一级指标 | 二级指标 | 三级指标 | 评价方式 |
|---|---|---|---|
| 结构质量 | 环境管理 | （1）环境温湿度达标率（每日监测记录）。<br>（2）清洁、污染区标识清晰，分区规范。<br>（3）室内空气流通，设有空气消毒设备，每天消毒并有登记 | 标准质控检查达标率/规范率 |
| | 专业知识与技能 | （1）熟练掌握结石成分分析操作流程。<br>（2）熟悉设备异常情况下的处理 | 技术操作考核 |
| | 设备管理 | （1）定期检查设备性能并记录。<br>（2）设备有定期维护保养记录和标识。<br>（3）设备保持清洁，符合感控要求。<br>（4）常用耗材及药品存放和使用后处置符合标准 | 达标率/规范率 |
| | 标本管理 | （1）标本标识清晰，信息正确。<br>（2）标本处置符合感控标准 | 达标率/规范率 |
| 终末质量 | 护理质量 | 5 ～ 7 个工作日患者能收到结石成分分析报告 | 及时率 |
| | 服务满意度 | 患者对结石成分分析检查服务的满意度 | 满意度 |
| | 患者健康知晓度 | 患者对结果的意义及相关知识能理解 | 知晓率 |

## 八、教育与配合

对于不同成分的结石，采用以下不同的预防措施：

（1）草酸钙结石：忌食菠菜、苋菜、欧芹、芦笋、芒果、草莓、李子、浓茶、巧克力以及各种干果（核桃、栗子、花生等，质地越硬，含草酸越多）。患者如果无高钙尿症，一般不必忌牛奶和豆类等含钙食物。

（2）磷酸钙结石：不宜饮用碱性饮料，如各种碳酸饮料等。

（3）尿酸结石：忌食动物内脏和酒类；限食肉、鱼、虾类，每日不超过 100 g；少食蘑菇、豆类。蛋、奶中的嘌呤含量很低，可以食用，以补充人体所需的蛋白质。

（4）磷酸铵镁结石：即感染性结石，注意个人卫生，防止尿路感染。

（5）胱氨酸结石：复发率极高，应严格限食肉、蛋、花生和豆类食品。应以大米为主食，多食蔬菜、水果。遵医嘱终生药物治疗和预防复发。

所有患者还应注意：①大量饮水，保证每日尿量 2 000 mL 以上；②每日限用食盐 5 g 以下，忌食味精、鸡精。③常食用柑橘类水果，有利于增加尿中枸橼酸（结石抑制因子）的含量。

（陈雪花）

**参考文献**

［1］陈雪花，周月，徐彦，等. 红外光谱法对 22750 例泌尿系结石成分分析［J］. 泌尿外科杂志（电子版），2021，13（2）：36 – 39.

［2］孙西钊. 医用冲击波［M］. 北京：中国科学技术出版社，2006：803 – 807.

［3］孙西钊，沈露明，丛小明，等. 结石红外光谱自动分析系统在尿路结石成分分析中的应用［J］. 中华泌尿外科杂志，2011，32（1）：24 – 26.

［4］曾国华，麦赞林，夏术阶，等. 中国成年人群尿石症患病率横断面调查［J］. 中华泌尿外科杂志，2015，36（7）：528 – 532.

［5］GEOFFREY R，IAN A，JOHN D. Coherent scatter computed tomography for structuraland compositional stone analysis：a prospective comparison with infrared spectroscopy［J］. Journal of endourology，2009，23：351 – 357.

［6］SKOLARIKOS A. STRAUB M，KNOLL T，et al. Metabolic evaluation and recurrence prevention for urinary stone patients：EAU guidelines［J］. European urology，2015，67：750 – 763. DOI：10.1016/j. eururo. 2014. 10. 029.

# 第四章

## 中西医结合专科护理类核心技术

# 第一节　穴位贴敷

## 一、概述

穴位贴敷是在中医理论指导下，在人体一定的穴位上贴敷药物，通过药物的经皮吸收，刺激局部经络穴位，激发全身经气，以预防和治疗疾病的一种外治方法。

穴位贴敷疗法是中医治疗学的重要组成部分，有着极为悠久的发展历史，最早见于我国现有最早的医方著作《五十二病方》。其理论基础为整体观念、经络学说。腧穴作为脏腑经络气血汇聚之处，通过发挥药物的吸收作用、激发经气作用、经络腧穴对人体的调节作用，来达到治疗的目的。

穴位贴敷具有如下特点：①以中医传统理论为基础，穴位贴敷是中医针灸保健和药物调理的有机结合。通过药物对穴位的刺激，起到药效、穴效的双重作用。②安全有效，副作用少，穴位贴敷经皮给药，可有效减少对脾胃、肝肾等脏腑功能的伤害，但其也有相对严格的禁忌证。③操作简便，易于接受，便于观察，如有不适，可立即将药物撤除。④适应证广，可用于内、外、妇、儿、皮肤、五官等科疾病的防治。

在穴位贴敷时，将研成粉状的药末放入液状或膏状物质中，混合，制成药饼。药糊或膏剂一般需要使用赋形剂对所用药物进行调和。赋形剂即基质，现代穴位贴敷中常用的赋形剂有水、盐水、白酒或黄酒、醋、生姜汁、蒜泥、蜂蜜、鸡蛋清、凡士林等。

## 二、目的

活血化瘀、消肿止痛、行气消痞、健脾和胃。

## 三、目标

解除或缓解各种疼痛、恶寒呕吐、慢性腹泻、便秘等临床症状。

## 四、适用范围

适用范围广泛，适用于各种疾病引起的恶心、呕吐、腹胀、腹泻、便秘、小便失禁、免疫力下降等症状；适用于多种临床疾患，还可用于防病保健。

## 五、禁忌证

（1）局部皮肤有创伤、溃疡、感染或有较严重的皮肤病者，应禁止贴敷。

（2）颜面五官部位、关节、心脏及大血管附近，慎用贴敷，不宜用刺激性太强的药物进行发泡，避免发泡遗留瘢痕，影响容貌或活动功能。

（3）孕妇腹部、腰骶部以及某些可促进子宫收缩的穴位禁止贴敷，以免引发流产。

（4）糖尿病、血液病、发热、严重心肝肾功能障碍者慎用。

（5）艾滋病、结核病或其他传染病者慎用。

## 六、操作流程

穴位贴敷操作流程见图4-1。

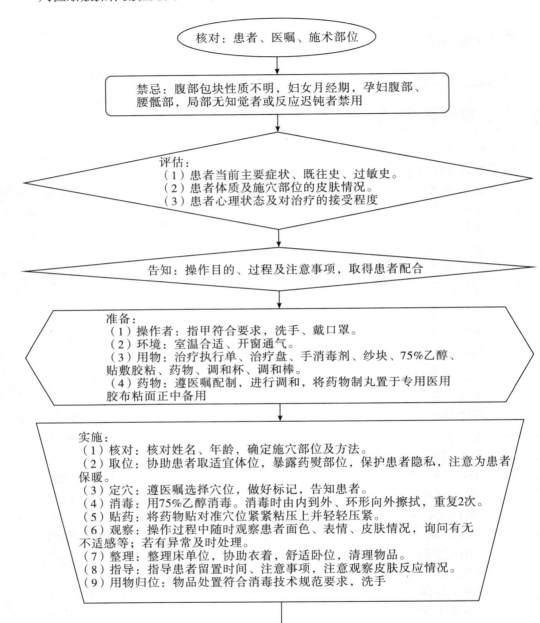

**图4-1 穴位贴敷操作流程**

## 七、操作关注点与难点

（一）关注点

（1）穴位贴敷的疗效及皮肤反应。

（2）根据病情，给予患者个性化健康宣教和随访。

（二）难点

中医辨证及经络穴位异常反应点的选择。

## 八、管理流程

（一）准入与资质

医护准入条件如下：

（1）医生具有"医生执业资格证"，护士具有"护士执业资格证"，执业地点在本院且执业证在有效期内。

（2）掌握中医基础理论、中医辨证、经络腧穴的临床应用。

（3）能正确判断和处理各类中医技术异常情况。

（4）能正确进行病情观察，并能掌握操作过程中异常情况的紧急处理措施。

（5）通过穴位贴敷的理论及操作考核。

（二）环境管理

（1）保持病室或中医操作室内的温湿度适宜（22～26 ℃，40%～60%）。

（2）每日专人检查中医操作室内物品、设备是否在有效期内。

（三）患者教育与配合

（1）饮食：贴完以后尽量以清淡饮食为主，适当多喝温开水。

（2）药物准备：药物制备要求在无菌、清洁、常温的环境下进行，应当天配制使用，取直径 1 cm、高度 0.5 cm 左右的药丸，放入 5 cm×5 cm（小儿患者可适当减小）的脱敏胶布中心固定，备用。

（3）应用时间：可根据病情、年龄、药物、季节调整时间，小儿酌减。一般每天 1 次。一般敷贴 4～8 小时；含有强刺激性中药的，一般敷贴 1～2 小时；为减少过敏反应，一般敷贴时间不超过 12 小时；特殊需要不应超过 20 小时，以保证皮肤呼吸。每次贴敷时取穴应少而精，同一部位不宜连续贴敷过久，以免造成皮肤破溃。注意保持局部干燥。

（4）若出现敷料松动或脱落及时告知护士。

（5）常用穴位定位（同身寸取法）。

中脘：在上腹部，前正中线上，当脐中上寸（胸剑联合中点至脐中为 8 寸）。

神阙：在腹中部，脐中央。

天枢：在腹中部，距脐中 2 寸。

气海：在下腹部，前正中线上，当脐中下 1.5 寸（脐中至耻骨联合上缘为 5 寸）。

关元：在下腹部，前正中线上，当脐中下 3 寸。

中极：在下腹部，前正中线上，当脐中下 4 寸。

肾俞：在腰部，当第 2 腰椎棘突下，旁开 1.5 寸。

膀胱俞：在腰部，当骶正中嵴旁 1.5 寸，平第 2 骶后孔。取穴时常采取俯卧的姿势。

足三里：在小腿前外侧，当犊鼻（屈膝，在膝部髌骨与髌韧带外侧凹陷中）下 3 寸，距胫骨前缘一横指。

三阴交：小腿内侧，足内踝尖上 3 寸，胫骨内侧缘后方。

涌泉：足趾跖屈时，约当足底（去趾）前 1/3 凹陷处。

（6）贴敷药物及穴位。

止吐：吴茱萸。

取穴："合谷 + 内关"。

通便：生大黄。

取穴："神阙 + 双天枢 + 气海 + 关元"。

## 九、评价指标和规范化操作评分

（1）穴位贴敷操作评价指标见表 4-1。

表 4-1　穴位贴敷操作评价指标

| 一级指标 | 二级指标 | 三级指标 | 评价方式 |
|---|---|---|---|
| 结构质量 | 管理规范与工作流程 | （1）熟悉穴位贴敷的工作流程。<br>（2）严格按照规范执行护理操作 | 标准质控检查 |
|  | 专业知识与技能 | （1）握穴位贴敷的适应证和禁忌证。<br>（2）掌握操作过程中异常情况的紧急处理措施 |  |
|  | 物品与环境准备 | （1）环境整洁、光线明亮、温度适宜。<br>（2）疗盘、治疗巾、配制好的药物贴膏、治疗执行单、手消毒剂。<br>（3）必要时备屏风 |  |
| 环节质量 | 护理评估 | （1）正确评估患者的主要症状、临床表现及既往史、过敏史、有无禁忌证。<br>（2）评估患者不适的部位、中医辨证及经络穴位异常反应点，贴敷部位皮肤情况。<br>（3）评估患者心理状态及对操作的接受程度 | 技术操作考核 |
|  | 护理操作 | （1）病室温湿度适宜，空气流通，保护患者隐私。<br>（2）核对患者身份，确保正确。<br>（3）据患者病情或遵医嘱，明确贴敷部位，正确取穴，取舒适体位。<br>（4）消毒清洁贴敷区皮肤。<br>（5）贴药：将药物贴对准穴位紧紧粘压上并轻轻压紧。<br>（6）观察：操作过程中随时观察患者面色、表情、皮肤情况，询问有无不适感等；若有异常及时处理。<br>（7）操作结束，整理好患者衣服，安置患者舒适体位 |  |
|  | 健康教育 | （1）操作前和操作后对患者进行健康。<br>（2）患者知晓本次操作相关知识及注意事项 |  |

续表 4 - 1

| 一级指标 | 二级指标 | 三级指标 | 评价方式 |
|---|---|---|---|
| 终末质量 | 护理质量 | （1）患者能够正确理解及配合的程度。<br>（2）穴位选择及贴敷位置正确。<br>（3）患者不适症状得到缓解。<br>（4）若为缓解疼痛症状，操作前和操作后分别进行视觉模拟评分（VAS）疼痛评估，观察操作后 VAS 评分变化。若为缓解便秘症状，应评估患者自解大便情况，可用布里斯托大便分类法评估大便情况 | 现场查检 |
| | 护理服务满意度 | 患者对本次穴位贴敷操作护理服务的满意度 | |

（2）穴位贴敷规范化操作评分见表 4 - 2。

### 表 4 - 2 穴位贴敷规范化操作评分

护理单元： 操作者： 成绩：

| 程序 | | 规范项目说明 | 分值 | 评分标准 | 扣分 | 得分 |
|---|---|---|---|---|---|---|
| 操作前准备（40分） | 素质要求 | （1）仪表大方，举止端庄，态度和蔼。<br>（2）服装、鞋帽整洁 | 5 | 仪表不规范扣 1 ～ 3 分，衣、帽不整洁扣 1 分 | | |
| | 核对 | （1）遵照医嘱，双人核对治疗单、贴敷部位。<br>（2）核对患者床号、姓名、年龄、性别 | 4 | 未核对扣 4 分，1 处不符合扣 1 分 | | |
| | 评估 | （1）患者当前主要症状、既往史、过敏史。<br>（2）患者体质及施穴部位的皮肤情况。<br>（3）心理状态及对治疗的接受程度。<br>（4）女性患者的生育史、当前有无妊娠 | 5 | 未评估扣 5 分，评估不全 1 项扣 1 分 | | |
| | 告知 | 解释操作目的、过程、相关事项 | 5 | 少 1 项扣 2 分或不符合要求扣 1 分 | | |
| | 环境 | 清洁、安静、温度适宜 | 3 | 少 1 项或不符合要求扣 1 分 | | |
| | 护士 | 指甲符合要求，洗手、戴口罩 | 2 | 少 1 项或不符合要求扣 1 分 | | |
| | 物品 | 治疗执行单、治疗盘、手消毒剂、纱块、75% 乙醇、贴敷胶粘、药物、调和杯、调和棒 | 6 | 少 1 件或不符合要求扣 1 分 | | |
| | 药物 | 遵医嘱配制，进行调和，将药物制丸置于专用医用胶布粘面正中，备用 | 10 | 不符合规范酌情扣 1 ～ 5 分 | | |

续表 4-2

| 程序 | | 规范项目说明 | 分值 | 评分标准 | 扣分 | 得分 |
|---|---|---|---|---|---|---|
| 操作流程（35分） | 核对 | 核对姓名、年龄、确定施穴部位及方法 | 3 | 无核对扣3分，少1项扣1分 | | |
| | 体位 | 协助患者取舒适合理体位，暴露贴敷部位，注意为患者保暖，保护患者隐私 | 3 | 少1项或不符合要求扣1分 | | |
| | 定穴 | 遵医嘱选择穴位，做好标记，告知患者 | 5 | 手法不正确按要求分别扣1～5分 | | |
| | 消毒 | 用75%乙醇消毒。消毒时由内到外、环形向外擦拭，重复2次 | 5 | 不符合规范酌情扣1～5分 | | |
| | 贴药 | 将药物贴对准穴位紧紧粘贴上并轻轻压紧 | 5 | 手法不正确按要求分别扣1～5分 | | |
| | 观察 | 操作过程中随时观察患者面色、表情、皮肤情况，询问有无疼痛、不适感等；若有异常及时处理 | 5 | 观察患者情况不全分别扣1分，未询问患者感受扣3分 | | |
| | 指导 | 指导患者留置时间、注意事项 | 5 | 无指导扣5分，语言、态度不符合要求各扣1分，沟通无效扣2分 | | |
| | 整理 | 协助患者取舒适卧位，整理床单位 | 4 | 未协助患者取舒适体位扣2分，未整理扣2分 | | |
| 操作后（10分） | 清洁 | 用物归位，物品处置符合消毒技术规范，洗手 | 5 | 不符合规范酌情扣1～3分，无洗手扣2分 | | |
| | 记录 | 签名、记录时间、局部皮肤情况、患者反应 | 5 | 1处不符合要求扣1～5分 | | |
| 评价（15分） | 操作 | 动作熟练、规范，取穴准确、符合操作原则 | 5 | 不符合规范酌情扣1～5分 | | |
| | 沟通 | 语言通俗，态度和蔼，沟通有效 | 5 | 语言、态度不符合要求各扣1分，沟通无效扣5分 | | |
| | 理论 | 回答全面、正确 | 5 | 不全面或不正确酌情扣1～5分 | | |
| 合计 | | | 100 | | | |

专家签名：　　　　　　　　　　　　　　检查时间：　　年　　月　　日

## 十、不良反应

贴敷后局部皮肤可出现潮红、轻微红肿、小水疱、微痒、烧灼感、色素沉着等情况，均为药物的正常刺激作用，不需要特殊处理，不要搓、抓，不要使用洗浴用品及涂抹其他止痒药品，防止对局部皮肤进一步刺激。若出现以下异常情况，应及时进行处理。

（1）贴敷处有烧灼或针刺样剧痛，难以忍受时，可提前揭去药物，及时终止贴敷。

（2）皮肤过敏可外涂抗过敏药膏，若出现范围较大、程度较重的皮肤红斑、水疱、瘙痒现象，应立即停药，进行对症处理。出现全身性皮肤过敏症状者，应及时到医院就诊处理。

（3）皮肤出现小水疱，可任其自然吸收。水疱较大者，可用一次性注射器抽出泡液，破溃水疱处涂以消炎软膏，以防感染。如果水疱体积巨大，或水疱中有脓性分泌物，或出现皮肤破溃、露出皮下组织、出血等现象，应及时对症治疗。

（4）局部贴药后可出现药物颜色、油渍等污染衣物的情况。对于残留在皮肤上的药膏，清洗时要非常注意，最好用清水清洗，不能用汽油、肥皂等有刺激性的物质清洗、擦洗。

（钟春红　陈娟　李思逸）

**参考文献**

［1］边致远，边金，寿升芸，等. 冬病夏治穴位贴敷对患者皮肤反应的观察研究［J］. 护士进修杂志，2017，32（12）：1146－1147.

［2］陈华燕. 评判性思维在中药穴位贴敷中的应用［J］. 中国急救医学，2015（zl）：99－100.

［3］贺燕萍，肖小芹，邓桂明，等. 中药穴位贴敷作用机理研究概况［J］. 中国中医药信息杂志，2017，24（3）：134－136.

［4］姜小燕，陈娟，孟超. 中医穴位贴敷法防治腹腔镜全身麻醉术后恶心呕吐的临床分析［J］. 世界复合医学，2023，9（6）：142－145.

［5］黎秋艳，李砺，吴树芬. 吴茱萸姜汁穴位贴敷对全身麻醉下行妇科手术患者胃肠道功能的影响［J］. 中西医结合护理（中英文），2022，8（1）：61－64.

［6］李国芳. 中药穴位贴敷治疗盆腔炎的疗效观察与护理体会［J］. 中医外治杂志，2019，28（1）：58－59.

［7］李红，王淑娟. 穴位贴敷防治疾病作用机制研究简况［J］. 实用中医内科杂志，2016，30（9）：117－118.

［8］陆月娥，高木兰，陈小曼. 同货化管理在穴位贴敷技术操作中的应用［J］. 健康必读，2020（31）：248.

［9］苏宇虹. 中医改良穴位贴敷法在危重病人护理中的效果［J］. 健康周刊，2018，4（4）.

［10］万桃红. "子午流注"指导吴茱萸穴位贴敷预防全身麻醉术后恶心、呕吐的临床研究［J］. 药品评价，2021，18（12）：734－736.

［11］张志军，魏戍，张然星，等. 中药穴位贴敷防治骨科全麻术后恶心呕吐的临床观察［J］. 中国骨伤，2021，34（9）：814－820.

[12] 赵亚楠, 吴文忠, 刘成勇, 等. 基于"内外同治之理"探讨穴位贴敷疗法的中医理论体系 [J]. 针灸临床杂志, 2019, 35 (7): 5 - 8.

[13] 中国中医药信息学会外治分会. 中药穴位贴敷疗法临床外用技术规范 (草案) [J]. 中国实验方剂学杂志, 2020, 26 (9): 102 - 105.

[14]《针灸技术操作规范第 9 部分: 穴位贴敷》项目组. 中华人民共和国国家标准 (GB/T21709. 9—2008) 针灸技术操作规范第 9 部分: 穴位贴敷 [J]. 中国针灸, 2009, 29 (4): 329 - 331.

[15] 中医穴位贴敷基层临床应用技术操作规范 T/CACM 1355 - 2021 [S]. 2021.

[16] 张广清, 彭刚艺. 中医护理技术规范 [M]. 广州: 广东科技出版社, 2012: 3.

[17] 孙秋华. 中医护理学 [M]. 北京: 人民卫生出版社, 2017.

[18] 徐桂华, 刘虹. 中医护理学基础 [M]. 2 版. 北京: 中国中医药出版社, 2012: 8.

[19] 徐桂华, 张先庚. 中医临床护理学: 中医特色 [M]. 2 版. 北京: 人民卫生出版社, 2017.

[20] 朱宝, 宋瑞平, 张彦军. 中药穴位贴敷疗法的理论与机制探讨 [J]. 甘肃医药, 2016, 35 (8): 578 - 580.

# 第二节 中药热熨

## 一、概述

中药热熨是根据中医辨证论治的原理, 选择适当的中药和适当的辅材, 经过加热后装入布袋, 在人体局部或一定穴位上移动, 利用温热之力使药性通过体表透入经络、血脉, 从而达到温经通络、行气活血、散寒止痛、祛瘀消肿等作用的一种操作方法。

中药热熨是传统中医疗法, 距今已有两千年历史。我国现存最早的医方著作《五十二病方》里即有用盐炒热后热熨治疗破伤风的记载。《黄帝内经·素问》"血气形志"篇里亦有"病生于筋, 治之以熨引"的描述。《黄帝内经》所述"熨法"即热敷法, 分为干热敷和湿热敷。现代临床应用通常是将中药通过炒或微波炉加热后包裹于棉纱布袋或毛巾内热敷, 或将中药放入煎药锅内煎煮并保温, 再用毛巾浸药液后绞干, 包裹于治疗单中, 外敷。热敷疗法具有温热散寒、活血化瘀、消肿止痛等功效。至清代,《理瀹骈文》提出了"外治之理, 即内治之理"的重要观点, 标志着中医外治法的发展与成熟, 也为现代中医外治法的传承应用和创新提供了理论基础。

以下重点介绍中药热熨法的干热敷法 (热奄包治疗法)。

中药热熨巧妙地将穴位理论、中药学及温热刺激相结合, 疗效显著。热奄包治疗的优势主要体现在以下 3 个方面:

第一, 中药热熨除了药物本身的治疗作用外, 尚具有热疗的作用, 通过加热后产生的热力与封包中的中草药结合, 产生药物热气, 药物热气再作用于患处肌肤。由于人体皮下血管丰富, 患处病灶经皮肤充分吸收药物加热后的有效挥发成分, 深入病变组织内部, 增加药物吸收及利用率, 使药物直达病灶, 有效地增加了药物浓度, 达到局部高效给药的目的。

第二，相对于传统内服中药，中药热熨通过施药于外（皮肤、孔窍、腧穴）而力远于内，同时可避免口服药物经消化道吸收所遇到的多环节灭活作用及药物内服带来的某些不良反应，从而避免药物毒性和不良反应的发生。特别对体质虚弱或晚期不能口服药物的患者而言，中药外治更具优势。

第三，中药热熨具有经济适用、操作简单、安全有效的特点，患者易于接受，止痛作用迅速，维持时间长，疗效可靠，无依赖性、成瘾性。

## 二、目的

散寒止痛、温中止呕、助阳止泻等。

## 三、目标

有效改善各种风寒湿型筋骨痹痛、跌打损伤、腹胀痛及尿潴留等症。

## 四、适用范围

（1）尿潴留、肾绞痛、良性前列腺增生患者术后尿痛。

（2）胃脘不舒、胃胀痛、纳呆，腹部手术后促进肠蠕动。

（3）各种慢性炎症性疼痛、瘢痕、肌肉痉挛。

（4）可治疗和缓解骨性关节炎症状，还可用于运动损伤及术后康复。

## 五、禁忌证

（1）皮肤破损处、溃疡、感染或有较严重的皮肤疾病患者。

（2）中药过敏者，跌打损伤早期者，阴虚内热、实热者。

（3）血液病患者，各种脏器出血，水肿患者，肢体感觉障碍者如截瘫、偏瘫、严重糖尿病等。

（4）孕妇腹部、腰骶部；妇女经期。

（5）艾滋病、结核病或其他传染病患者慎用。

（6）麻醉未清醒者、腹部包块性质不明者禁用。

## 六、操作流程

中药热熨操作流程见图4-20。

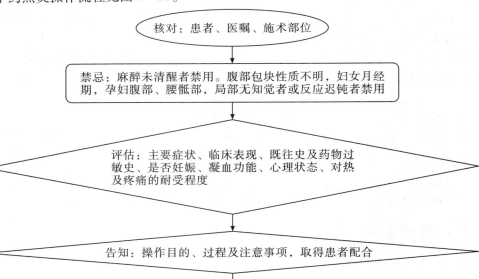

核对：患者、医嘱、施术部位

禁忌：麻醉未清醒者禁用。腹部包块性质不明，妇女月经期，孕妇腹部、腰骶部、局部无知觉者或反应迟钝者禁用

评估：主要症状、临床表现、既往史及药物过敏史、是否妊娠、凝血功能、心理状态、对热及疼痛的耐受程度

告知：操作目的、过程及注意事项，取得患者配合

准备：
（1）操作者：洗手、戴口罩。
（2）环境：室温合适、开窗通气。
（3）用物：治疗盘、治疗卡、遵医嘱准备药物及器具、布袋（规格22 cm×18 cm）、纱布或纸巾、测温计，必要时备凡士林、棉签、大毛巾等

实施：
（1）药物加热：根据医嘱，将药物用文火加热至60～70℃备用。备齐用物，携至床旁。
（2）取位：取适宜体位，暴露药熨部位，保护患者隐私。
（3）测温：操作前，再次测量药袋温度，确认温度安全。
（4）药烫：将药袋置于患处或相应穴位处烫敷，随时移动药袋，用力均匀，以患者耐受为宜。来回推烫，开始时用力轻、速度快，随着药温降低，用力增加，同时速度减慢，用时10分钟。
（5）观察：操作过程中随时观察患者面色、表情、皮肤情况，询问有无不适感等；若有异常及时处理。
（6）热敷：将热熨药包平铺于药熨部位皮肤上（必要时用棉签在药熨部位涂一层凡士林），留置20分钟，期间注意巡视观察患者有无不适。
（7）撤包：时间到后，撤走药物。检查治疗部位皮肤情况。
（8）整理：整理床单位，协助衣着，舒适卧位，清理物品。
（9）指导：指导患者注意事项，注意观察皮肤情况，有无水疱、搔痒等不适症状出现；治疗后多喝温开水，可在室内散步，半小时内不得外出，注意避风，防止着凉。2小时内尽量避免冲凉

记录：
（1）患者的一般情况、实施药熨治疗后的客观情况、施术部位皮肤情况。
（2）异常情况、处理措施及效果

**图4-2　中药热熨操作流程**

## 七、操作关注点与难点

（一）关注点

（1）中药热熨时，药包温度的把控需要严格、有效。针对不同患者皮肤反应不同，对温度的要求按患者情况设定。

（2）中药热熨开始时的熨烫手法要柔和、有力、均匀，之后根据皮肤反应及时调整，并要移动熨烫部位，避免烫伤皮肤，造成组织损伤。

（3）取适宜体位，暴露药熨部位，保护患者隐私。

（4）检查前后给予患者个性化健康宣教，并随访。

（5）以评价指标为依据，了解中药热熨的疗效。

（二）难点

（1）中医辨证及经络穴位异常反应点的选择。

（2）中药热熨使用的熨烫手法及力度的把握。

## 八、管理流程

（一）准入与资质

医护准入条件如下：

（1）医生具有"医生执业资格证"，护士具有"护士执业资格证"，执业地点在本院且执业证在有效期内。

（2）掌握中医基础理论、中医辨证、经络腧穴的临床应用。

（3）能正确判断和处理各类中医技术异常情况。

（4）能正确进行病情观察，并能掌握操作过程中异常情况的紧急处理措施。

（5）通过穴位贴敷的理论及操作考核。

（二）环境管理

（1）保持病室或中医操作室内的温湿度适宜（22～26 ℃，40%～60%）。

（2）每日专人检查中医操作室内物品、设备是否在有效期内。

（三）患者教育与配合

（1）操作前嘱患者排空小便，注意保暖。饥饿患者应先进食或喝些糖水。

（2）药物加热。将药物搅拌均匀后置于锅中，用文火炒，用竹铲或竹筷翻拌，切忌用大火、猛火，否则易造成药物损坏。文火一般指微火、小火，火力小而缓。

（3）中药热熨操作时采用的体位以患者舒适并能持久为原则。热熨腰腹部多采用仰卧位，热熨腰背颈部可采用俯卧位或仰卧位，热熨头面部采用仰卧位，热熨肩肋部可采用侧卧，热熨四肢可取仰卧或坐卧位。

（4）药熨温度适宜，熨包温度以患者有温热而不烫伤皮肤为度，一般保持50～60 ℃，不宜超过70 ℃，年老、婴幼儿及感觉障碍者，药熨温度不宜超过50 ℃。操作前先让患者试温。皮肤感觉迟钝或嫩薄者可涂油脂，以保护皮肤。

（5）热熨后，饮食清淡，多喝温开水，可在室内散步，半小时内不得外出，注意避风，防止着凉。2小时内尽量避免冲凉。消除患者思想顾虑，使其保持心态平和。

## 九、评价指标和规范化操作评分

（1）中药热熨操作评价指标见表4-3。

表4-3　中药热熨操作评价指标

| 一级指标 | 二级指标 | 三级指标 | 评价方式 |
|---|---|---|---|
| 结构质量 | 管理规范与工作流程 | （1）熟悉中医治疗的管理规范及工作流程。<br>（2）严格按照规范执行中医护理操作 | 标准质控检查 |
| | 专业知识与技能 | （1）掌握中药热熨法的适应证和禁忌证。<br>（2）掌握治疗后异常情况的处理措施 | |
| | 物品与环境准备 | （1）中医治疗室每日消毒，温湿度符合标准，所有治疗物品固定放置 | |
| 环节质量 | 护理评估 | （1）主要症状、临床表现及既往史。<br>（2）药热熨法部位皮肤情况：有无出血、破损、肿胀及瘢痕等。<br>（3）女性患者的生育史，有无流产史，当前是否妊娠，心理状况，75%乙醇及胶布过敏史。<br>（4）患者对疼痛的敏感度、对此操作的接受程度等。 | 技术操作考核 |
| | 护理操作 | （1）准备：药物加热。根据医嘱，将药物用文火加热至60～70℃备用。备齐用物，携至床旁。<br>（2）体位：协助患者取适宜体位，暴露药熨部位，保护患者隐私。<br>（3）测温：操作前，再次测量药袋温度，确认温度安全。<br>（4）药烫：将药袋置于患处或相应穴位处烫敷，随时移动药袋，用力均匀，以患者耐受为宜。来回推烫，开始时用力轻、速度快，随着药温降低，用力增加，同时速度减慢，用时10分钟。<br>（5）热敷：将热熨药包平铺于药熨部位皮肤上（必要时用棉签在药熨部位涂一层凡士林）。<br>（6）观察：操作过程中随时观察患者面色、表情、皮肤情况，询问有无不适感等；若有异常及时处理。留置20分钟，其间注意巡视观察患者有无不适。<br>（7）撤包：时间到后，撤走药物。检查治疗部位皮肤情况，取合适体位（常取坐位或侧卧位），暴露中药热熨法部位。<br>（8）整理：操作完毕，安排舒适体位，整理床单位。清理好用物 | |
| | 健康教育 | （1）指导患者注意事项，注意观察皮肤情况，有无水疱、瘙痒等不适。<br>（2）治疗后多喝温开水，可在室内散步，半小时内不得外出，注意避风，防止着凉。2小时内尽量避免冲凉。告知患者注意事项 | |

续表 4 - 3

| 一级指标 | 二级指标 | 三级指标 | 评价方式 |
|---|---|---|---|
| 终末质量 | 护理质量 | （1）选穴正确，解除或缓解各种急、慢性疾病的临床症状。<br>（2）患者知晓本次操作相关知识及注意事项 | 现场查检 |
| | 护理服务满意度 | （1）患者对治疗期间提供护理服务的满意度。<br>（2）患者对护理质量的满意度 | |

（2）中药热熨规范化操作评分见表 4 - 4。

### 表 4 - 4 中药热熨规范化操作评分

护理单元：　　　　　　　　　　操作者：　　　　　　　　成绩：

| 程序 | | 规范项目说明 | 分值 | 评分标准 | 扣分 | 得分 |
|---|---|---|---|---|---|---|
| 操作前准备（35分） | 素质要求 | （1）仪表大方，举止端庄，态度和蔼。<br>（2）服装、鞋帽整洁 | 5 | 仪表不规范扣 1 ～ 3 分，衣、帽不整洁扣 1 分 | | |
| | 核对 | （1）遵照医嘱要求，双人核对治疗单、热熨部位。<br>（2）核对患者床号、姓名、年龄、性别 | 5 | 未核对扣 2 分，1 处不符合扣 1 分 | | |
| | 评估 | （1）主要症状、临床表现、既往史及过敏史、是否妊娠、凝血功能、心理状态，以及对热、疼痛的耐受程度。<br>（2）患者体质及施术部位的皮肤情况 | 5 | 未评估扣 5 分，评估不全 1 项扣 1 分 | | |
| | 告知 | 解释操作目的、过程、相关事项 | 5 | 少 1 项扣 2 分或不符合要求扣 1 分 | | |
| | 环境 | 清洁、安静、温度适宜 | 3 | 少 1 项或不符合要求扣 1 分 | | |
| | 护士 | 洗手，戴口罩 | 2 | 未洗手、未戴口罩各扣 1 分 | | |
| | 物品 | 治疗盘、治疗卡、遵医嘱准备药物及器具、布袋（规格 22 cm×18 cm）、纱布或纸巾、测温计，必要时备凡士林、棉签、大毛巾等 | 5 | 少 1 件或不符合要求扣 1 分 | | |
| | 药物 | 根据医嘱备好药物，加热至 60 ～ 70 ℃备用 | 5 | 药物加热方法不对扣 3 ～ 5 分 | | |

续表 4-4

| 程序 | | 规范项目说明 | 分值 | 评分标准 | 扣分 | 得分 |
|---|---|---|---|---|---|---|
| 操作流程（40分） | 核对 | 核对姓名、年龄、治疗项目 | 3 | 无核对扣3分，少1项扣1分 | | |
| | 定位 | 确定药烫部位；协助患者取合适体位，暴露药烫部位；做好患者隐私保护、注意患者保暖 | 3 | 部位不正确扣3分，无保暖扣2分 | | |
| | 检查 | 再次检查药包，测量温度，确认合适 | 5 | 无检查扣2分，无测温扣3分 | | |
| | 药烫 | 将药袋置于患处或相应穴位处烫敷，随时移动药袋，用力均匀，以患者耐受为宜。来回推烫，开始时用力轻、速度快，随着药温降低，用力增加，同时速度减慢，用时10分钟 | 10 | 手法不正确按要求分别扣5～10分 | | |
| | | 用热熨药包平铺于药熨部位皮肤上（必要时用棉签在药熨部位涂一层凡士林），留置20分钟 | 5 | 热熨包平铺时未交待注意事项扣3分，平铺期间未做好安全措施扣2分 | | |
| | | 20分钟后，撤走药物 | 2 | 操作时间不准扣2分 | | |
| | 观察 | 操作过程中随时观察患者面色、表情、对热感的反应、皮肤情况，询问有无不适感等；若有异常及时处理 | 5 | 观察患者情况不全分别扣1分，未询问患者感受扣3分 | | |
| | 指导 | 正确指导患者注意事项，语言通俗，态度和蔼，沟通有效 | 5 | 无指导扣3分，语言、态度不符合要求各扣1分，沟通无效扣2分 | | |
| | 整理 | 清洁局部皮肤，协助患者衣着，取舒适卧位，整理床单位 | 2 | 无清洁皮肤扣1分，未协助患者取舒适体位扣1分，未整理扣2分 | | |
| 操作后（10分） | 清洁 | 清理用物归位，物品处置符合消毒技术规范要求，洗手 | 5 | 不符合规范酌情扣1～3分，无洗手扣2分 | | |
| | 记录 | 患者的一般情况、实施药物治疗后的客观情况、处理措施及效果，以及皮肤情况 | 5 | 1处不符合要求扣1～5分 | | |

续表 4 - 4

| 程序 | | 规范项目说明 | 分值 | 评分标准 | 扣分 | 得分 |
|---|---|---|---|---|---|---|
| 评价（15分） | 操作 | 动作熟练、规范，符合操作原则 | 5 | 不符合规范酌情扣1～5分 | | |
| | 理论 | 回答全面、正确 | 5 | 不符合规范酌情扣1～5分 | | |
| | 沟通 | 语言通俗，态度和蔼，沟通有效 | 5 | 语言、态度不符合要求各扣1分，沟通无效扣5分 | | |
| 合计 | | | 100 | | | |

专家签名： 检查时间： 年 月 日

# 十、不良反应

（1）药熨过程中应随时听取患者对温度的感受，观察患者皮肤颜色变化，一旦患者出现水疱或者烫伤，应立即停止，并立即通知医生处理。

（2）一旦患者出现水疱、红肿、丘疹、奇痒等，停止操作，并立即通知医生处理。

（3）治疗过程中若出现头晕眼花、恶心、心慌出汗等不适，要立即停止治疗，予平卧，可按压内关穴、水沟（人中）穴等，并立即通知医生对症处理。

（钟春红 陈莉 李思逸）

**参考文献**

[1] 蔡晓珊，李湘萍，林钊莉，等. 子午流注配合中药热奄包在妇科腹腔镜术后患者中的应用 [J]. 海南医学，2020，31（3）：336-339.

[2] 陈杏桃，梁春花，曾爱媚. 中药热奄包护理联合手指点穴在肾绞痛患者中的应用 [J]. 齐鲁护理杂志，2019，25（20）：105-107.

[3] 丁明明，陈文莉，戴益辉，等. 简述中药热奄包的临床应用近况 [J]. 江西中医药，2019，50（8）：72-74.

[4] 侯静，许媛，涂阳林. 腕踝针联合中药热奄包治疗肾绞痛临床观察 [J]. 中国中医药现代远程教育，2021，19（12）：132-134.

[5] 刘威，陈支援，黄吟吟，等. 热奄包治疗疼痛现状 [J]. 中医学报，2021，36（4）：769-772. DOI：10.16368/j. issn. 1674-8999. 2021. 04. 164.

[6] 麦丽心，伍丽容，黄艳君. 四子散热奄包热熨法用于全麻术后男性导管相关膀胱刺激征的临床观察 [J]. 海峡药学，2019，31（7）：187-189.

[7] 齐艳秋，郭晓能，徐红蕾，等. 中药热奄包结合麦肯基疗法治疗非特异性下腰痛患者效果观察 [J]. 齐鲁护理杂志，2021，27（24）：129-131.

[8] 王雄华，沈刚，徐王磊，等. 吴茱萸外敷对腹部手术后小肠功能恢复的作用 [J]. 中国中西医结合外科杂志，2011，17（5）：494-496.

[9] 谢平英，庄玲玲. 中药热奄包缓解输尿管结石患者腰腹部绞痛的疗效观察 [J]. 福建中医药，2018，49（5）：86-87. DOI：10.13260/j. cnki. jfjtcm. 011718.

[10] 杨剑辉，杨敏怡，冯桂贞，等. 吴茱萸热奄包热熨法联合耳穴压豆对肾绞痛患者的影响 [J]. 国际护理学杂志，2020（5）：839-841.

[11] 章志霞，李静，潘兰兰，等. 循经中药熨烫结合自我按摩预防混合痔术后尿潴留的临床观察 [J]. 中国民间疗法，2019，27（7）：20-22. DOI：10.19621/j. cnki. 11-3555/r. 2019. 07. 11.

[12] 张广清，彭刚艺. 中医护理技术规范［M］. 广州：广东科技出版社，2012：3.

[13] 孙秋华. 中医护理学［M］. 北京：人民卫生出版社，2017.

[14] 徐桂华，刘虹. 中医护理学基［M］. 2版. 北京：中国中医药出版社，2012：8.

[15] 徐桂华，张先庚. 中医临床护理学：中医特色［M］. 2版. 北京：人民卫生出版社，2017.

[16] 曾桓聪，严超，文卫军，等. 良性前列腺增生经尿道前列腺电切术后应用热奄包外敷临床观察
［J］. 实用中医药杂志，2020，36（8）：1089－1091.

# 第三节　耳穴压豆

## 一、概述

　　耳，甲骨文字形，像耳朵形。《说文》谓其"主听也"。作为最重要的听觉器官，耳的神性意义有时可与眼睛并重，合称"耳目"，如《鬼谷子》云："耳目者，心思之助也。"耳与经络之间有着密切的联系，《黄帝内经·素问》"金匮真言论"篇论述了耳与心（神）的直接联系："南方赤色，入通于心，开窍于耳，藏精于心。"医学帛书《阴阳十一脉灸经》还记述了"耳脉"。《黄帝内经》对耳与经脉、经别、经筋的关系做了详细的阐述。六阳经经脉循行于耳或分布于耳周，六阴经经脉通过各自的经别间接上达于耳。故《黄帝内经·灵枢》"口问"篇说："耳者，宗脉之所聚也。"

　　耳与脏腑的关系密切，据《黄帝内经》《难经》等书记载，耳与五脏均有生理与功能上的联系，如《黄帝内经·灵枢》"脉度"篇曰"肾和则耳能闻五音矣"，因此，形成耳穴治病、耳郭视诊的主要依据。

　　耳穴就是分布于耳郭上的腧穴，也叫反应点、刺激点。人体某一部分有病时，就会反应在耳郭的一定部位上，这些部位就是耳针治疗的刺激点，统称为耳穴。刺激耳穴的主要方法有针刺、埋针、放血、耳穴贴压、磁疗、按摩等。

　　耳穴埋籽法，又称耳穴贴压法，是用代替耳针的药丸、药籽、谷类或其他物品置于发布上，贴于穴位，用手指按压，刺激耳郭上的穴位或反应点，通过经络传导，达到防治疾病目的的一种操作方法。它具有以丸代针、刺激持久、有效确切、取材方便、易学易懂、操作简便、不良反应小等特点，在临床护理中使用十分广泛。

## 二、目的

　　通过耳与经络的联系，疏通气血，平衡阴阳，使脏腑和人体各部分功能保持协调，以达到防病治病的目的。

## 三、目标

　　遵照医嘱选择穴位，解除或缓解各种急、慢性疾病的临床症状。

## 四、适用范围

　　适用于多种疾患，如胆石症、胆囊炎、腹痛、痛经、颈椎病、失眠、高血压、眩晕、便秘、哮喘、尿潴留等。

## 五、禁忌证

耳部炎症、冻伤的部位，以及有习惯性流产史的孕妇。

## 六、操作流程

耳穴压豆操作流程见图4-3。

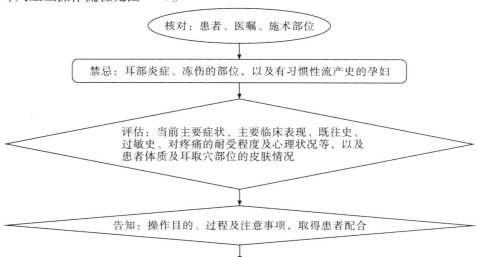

**图4-3 耳穴压豆操作流程**

## 七、操作关注点与难点

（一）关注点

（1）压豆后指导患者要定时按压，按压时压力不可过大，切勿揉搓，以免搓破皮肤造成耳穴感染。每日自行按压 3 ～ 5 次（每次按压处微痛为度），每次每穴按压 5 ～ 10 分钟。按揉前 20 分钟饮水 250 ～ 500 mL，适当增加活动，可增加效果。耳穴压贴期间，患者总感觉到局部热、胀、麻、痛或感觉循经络放射传导，此为"得气"，应密切观察局部皮肤反应及患者有无不适等变化情况。

（2）留籽时间：视季节气候而定。夏季可留置埋籽 1 ～ 3 天，春秋季 2 ～ 3 天，冬季 5 ～ 7 天。天气炎热、汗多可缩短时间。

（二）难点

（1）中医辨证及经络穴位异常反应点的选择。

（2）操作过程中按压患者有无酸、胀、痛等"得气"感。

## 八、管理流程

（一）准入与资质

医护准入条件如下：

（1）医生具有"医生执业资格证"，护士具有"护士执业资格证"，执业地点在本院且执业证在有效期内。

（2）掌握中医基础理论、中医辨证、经络腧穴的临床应用。

（3）能正确判断和处理各类中医技术操作中出现的异常情况。

（4）能正确进行病情观察，并能掌握操作过程中异常情况的紧急处理措施。

（5）通过耳穴压豆的理论及操作考核。

（二）环境管理

（1）保持病室或中医操作室内温湿度适宜（22 ～ 26 ℃，40% ～ 60%）。

（2）每日专人检查中医操作室内物品、设备是否在有效期内。

（三）患者教育与配合

（1）耳穴压豆期间注意防水，局部皮肤不湿水，以免脱落。若胶布潮湿或脱落应及时更换。

（2）对于过度饥饿、疲劳、精神高度紧张、年老体弱者及孕妇，按压宜轻，急性疼痛性病症宜重手法、强刺激。

（3）起居有常，劳逸结合，保持睡眠充足。

（4）耳穴贴压每次选择一侧耳穴，双侧耳穴轮流使用。

## 九、辨证施护

（一）选穴原则

（1）按相应部位取穴。当机体患病时，在耳郭的相应部位上有一定的敏感点，它便是本病的首选穴位，如胃病取"胃"穴等。

（2）按辨证取穴。根据中医基础理论辨证选用相关的耳穴，如脱发取"肾"穴等。

（3）按现代医学理论取穴。耳穴中一些穴名是根据现代医学理论命名的，如"交感""肾上腺""内分泌"穴等，这些穴的功能基本上与现代医学理论一致，故在选穴时应考虑到其功能。

（4）按临床经验取穴。在临床实践中发现，有些耳穴对某些疾病具有特殊的治疗作用，如"外生殖器"穴可治疗腰腿痛。

（二）临床常用的病症取穴

（1）尿潴留：取肾、膀胱、交感、三焦穴。

（2）尿频、尿急：取交感、外生殖器、肾、内分泌穴。

（3）肠胀气：取肺、大肠、小肠、胃、交感、三焦穴。

（4）失眠、不寐：取皮质下、神门、心、交感、肾穴。

（三）耳穴定位探查方法

耳穴的分布：耳前外侧面的排列像一个在子宫内倒置的胎儿，头部朝下，臀部及下肢朝上，胸部及躯干在中间。

（1）直接观察法：耳郭的形态、色泽等病理性的改变，如脱屑、水疱、充血、硬结、色素沉着等阳性反应点。

（2）压痛点探查法：当身体患病时，往往在耳郭上出现压痛点，而这些压痛点，大多是压豆刺激所选用的穴位。

（四）用耳穴定位

（1）神门：三角窝后1/3的上部。

（2）皮质下（别名：脑）：对耳屏内侧面。

（3）交感：在对耳轮下脚末端与耳轮内缘相交处。

（4）心：在耳甲腔正中凹陷处。

（5）肺：在心、气管区周围处。

（6）大肠：在耳郭脚上方前部。

（7）小肠：在耳郭脚上方中部。

（8）胃：在耳郭脚消失处。

（9）内分泌：在屏间切迹内，耳甲腔的前下部。

（10）肾：在对耳轮下脚下方后部。

（11）膀胱：在对耳轮下脚下方中部。

（12）三焦：在外耳门后下、肺与内分泌区之间。

## 十、评价指标和规范化操作评分

（1）耳穴压豆操作评价指标见表4-5。

表4-5　耳穴压豆操作评价指标

| 一级指标 | 二级指标 | 三级指标 | 评价方式 |
| --- | --- | --- | --- |
| 结构质量 | 管理规范与工作流程 | （1）熟悉中医治疗的管理规范及工作流程。<br>（2）严格按照规范执行中医护理操作 | 标准质控检查 |
| | 专业知识与技能 | （1）掌握耳穴压豆的适应证和禁忌证。<br>（2）掌握治疗后异常情况的处理措施 | |
| | 物品与环境准备 | 中医治疗室每日消毒，温湿度符合标准，所有治疗物品固定放置 | |
| 环节质量 | 护理评估 | （1）当前主要症状、临床表现及既往史。<br>（2）耳穴压贴部位皮肤情况：有无出血、破损、肿胀及瘢痕等。<br>（3）女性患者的生育史，当前是否妊娠，以及患者的心理状况，有无75%乙醇及胶布过敏史。<br>（4）患者对疼痛的敏感度、对此操作的接受程度等 | 技术操作考核 |
| | 护理操作 | （1）准备：协助患者取合适体位（常取坐位或侧卧位），暴露耳朵部位。<br>（2）定位：根据患者疾症，按区选择正确的耳穴部位。术者一手持耳轮后上方，另一手持耳穴探棒探查耳穴。<br>（3）消毒：用75%乙醇由内向外、由上向下对耳郭消毒。<br>（4）埋豆：将王不留行籽胶布用镊子取出，贴于所选穴位上，并用食指指腹按压。<br>（5）得气：一边按压一边询问患者有无酸、胀、痛等得气感。<br>（6）压豆：压好豆后进行按压，力度适中，以患者承受为宜，切勿揉搓。每日自行按压3～5次（每次以按压处微痛为度），每次每穴按压5～10分钟。<br>（7）留豆：留豆时间视季节而定，夏天可留置1～3天，冬天可留置3～5天。在留置期间应密切观察患者有无不适等情况。<br>（8）撤豆：撤除胶布，观察局部皮肤有无红肿、破损，若有，应及时给予处理。<br>（9）整理：操作完毕，安排舒适体位，整理床单位，清理好用物 | |
| | 健康教育 | （1）指导患者或其家属按压的方法，告知注意事项。<br>（2）患者知晓本次操作相关知识及注意事项 | |

续表4－5

| 一级指标 | 二级指标 | 三级指标 | 评价方式 |
|---|---|---|---|
| 终末质量 | 护理质量 | （1）选穴正确，解除或缓解各种急、慢性疾病的临床症状。<br>（2）患者或家属按压的方法及注意事项 | 现场查检 |
| | 护理服务满意度 | 患者对治疗期间提供护理服务的满意度 | |

（2）耳穴压豆规范化操作评分见表4－6。

表4－6　耳穴压豆规范化操作评分

护理单元：　　　　　　　　　　　操作者：　　　　　　成绩：

| 程序 | | 规范项目说明 | 分值 | 评分标准 | 扣分 | 得分 |
|---|---|---|---|---|---|---|
| 操作前准备（30分） | 素质要求 | （1）仪表大方，举止端庄，态度和蔼。<br>（2）服装、鞋帽整洁 | 5 | 仪表不规范扣1～3分，衣、帽不整洁扣1分 | | |
| | 核对 | （1）遵照医嘱要求，双人核对治疗单、压豆部位。<br>（2）核对患者床号、姓名、年龄、性别 | 4 | 未核对扣4分，1处不符合扣1分 | | |
| | 评估 | （1）患者当前主要症状、既往史、过敏史，有无感觉迟钝/障碍。<br>（2）患者体质及耳朵施穴部位的皮肤情况。<br>（3）心理状态及对疼痛的耐受程度。<br>（4）女性患者的生育史、当前有无妊娠 | 5 | 未评估扣5分，评估不全1项扣1分 | | |
| | 告知 | 解释操作目的、过程、相关事项 | 5 | 少1项扣2分或不符合要求扣1分 | | |
| | 环境 | 清洁、安静、温湿度适宜 | 3 | 少1项或不符合要求扣1分 | | |
| | 物品 | 治疗执行单、治疗盘、手消毒剂、棉签、75%乙醇、镊子、王不留行籽耳贴、耳穴探棒、耳模、弯盘 | 6 | 少1件或不符合要求扣1分 | | |
| | 护士 | 洗手、戴口罩 | 2 | 少1项或不符合要求扣1分 | | |

续表 4 – 6

| 程序 | | 规范项目说明 | 分值 | 评分标准 | 扣分 | 得分 |
|---|---|---|---|---|---|---|
| 操作流程（45分） | 核对 | 核对姓名、年龄、确定施穴部位及方法 | 5 | 无核对扣5分，少1项扣3分 | | |
| | 体位 | 协助患者取舒适体位 | 5 | 部位不正确扣3分 | | |
| | 定穴 | 遵医嘱选择穴位，手持探棒自耳轮后上方由上而下在选区内寻找耳穴的敏感点，做好标记，询问患者有无感觉 | 5 | 手法不正确按要求分别扣1～5分 | | |
| | 消毒 | 用75%乙醇消毒。消毒时应自上而下、由内到外、从前到后，重复2次 | 5 | 不符合规范酌情扣1～5分 | | |
| | 埋豆 | 一手手指托持耳郭，另一手用镊子夹取备好的耳豆贴，对准穴位紧紧粘压上并轻轻压紧 | 5 | 手法不正确按要求分别扣1～5分 | | |
| | 压豆 | 耳穴压豆过程中应询问患者有无轻微热、麻、胀、痛的感觉。叮嘱患者用手定时按压，进行压迫刺激，以加强疗效 | 5 | 无询问扣2分，无叮嘱扣2分 | | |
| | 观察 | 操作过程中随时观察患者面色、表情、皮肤情况，询问有无疼痛、不适感等，若有异常，应及时处理 | 5 | 观察患者情况不全分别扣1分，未询问患者感受扣3分 | | |
| | 指导 | 正确指导患者留豆按压方法，告知注意事项；语言通俗，态度和蔼，沟通有效 | 5 | 无指导扣3分，语言、态度不符合要求各扣1分，沟通无效扣2分 | | |
| | 整理 | 协助患者取舒适卧位，整理床单位 | 5 | 未协助患者取舒适体位扣2分，未整理扣2分 | | |
| 操作后（10分） | 清洁 | 清理用物归位，物品处置符合消毒技术规范要求，洗手 | 5 | 不符合规范酌情扣1～3分，无洗手扣2分 | | |
| | 记录 | 签名，记录时间、耳穴压豆治疗局部皮肤情况、患者反应 | 5 | 1处不符合要求扣1～5分 | | |

续表 4-6

| 程序 | | 规范项目说明 | 分值 | 评分标准 | 扣分 | 得分 |
|---|---|---|---|---|---|---|
| 评价（15分） | 操作 | 动作熟练、规范，符合操作原则 | 5 | 不符合规范酌情扣 1 ～ 5 分 | | |
| | 沟通 | 语言通俗，态度和蔼，沟通有效 | 5 | 语言、态度不符合要求各扣 1 分，沟通无效扣 5 分 | | |
| | 理论 | 回答全面、正确 | 5 | 不全面或不正确酌情扣 1 ～ 5 分 | | |
| 合计 | | | 100 | | | |

专家签名：　　　　　　　　　　　　　　　　检查时间：　　　年　　月　　日

# 十一、不良反应

（1）眩晕（如晕针）。患者在过于饥饿、疲劳、精神紧张状态下，不宜立即进行耳穴压豆，操作前应适当休息。对身体虚弱、气虚血亏的患者，刺激时手法不宜过强，并应尽量让患者取卧位。对初次接受耳针疗法或精神紧张者做好解释工作。

（2）出现皮肤损伤时，要及时取下耳豆，做好皮肤消毒、清洁工作，防止感染。

（3）刺激过强。选用磁珠贴耳时，采用的磁体不宜过大或过小，磁场强度不宜过强，有的患者在行磁疗时出现头晕、恶心、乏力、局部灼热或刺痒等症状，5 分钟不缓解，将磁体取下。

（钟春红　陈莉　李思逸）

**参考文献**

［1］中华护理学会. 便秘的耳穴贴压技术：T/CNAS 02—2019 ［S］. 北京：中华护理学会团体标准，2019.

［2］毕玉竑，郑利平，莫伟栋，等. 耳穴压豆辅助治疗输尿管结石的临床研究 ［J］. 健康研究，2018，38（5）：566 - 568，571.

［3］华青芬，毛聪波. 中药穴位贴敷和耳穴压豆在上尿路结石体外冲击波碎石术后促排石方面的效果研究 ［J］. 新中医，2020，52（11）：126 - 129.

［4］居道琴. 耳穴压豆联合穴位贴敷在腹腔镜胆囊切除术后患者中的应用效果 ［J］. 反射疗法与康复医学，2022，3（10）：4 - 7.

［5］梁倩华，陈凤婷，陈栩，等. 艾灸联合耳穴压豆在前列腺剜除术后防治膀胱痉挛中的临床研究 ［J］. 临床护理杂志，2018，17（5）：17 - 19.

［6］廖涛，喻杉，伍倩云，等. 耳穴埋豆联合子午流注纳子法对夜班护士睡眠障碍改善的效果评价 ［J］. 中西医结合护理，2023，9（6）：143 - 148.

［7］廖潇. 耳穴压豆对输尿管结石患者排石率及疼痛的影响 ［J］. 全科护理，2023，21（29）：4127 - 4129.

[8] 刘晓燕，于德兰，王筱蓉. 耳穴压豆联合神阙贴敷预防经尿道前列腺切除（TURP）术后并发症随机平行对照研究 [J]. 实用中医内科杂志，2018，32（9）：75-77.

[9] 马巧珍，卢微，王烽萍. 耳穴压豆、穴位贴敷联合现代医学常规疗法预防脑卒中卧床患者便秘临床研究 [J]. 新中医，2022，54（15）：192-195.

[10] 任秀亚，谢薇，冷羽，等. 循经拍打操联合耳穴埋豆对围绝经期失眠的影响研究 [J]. 现代中西医结合杂志，2021，30（5）：543-546，550.

[11] 孙秋华. 中医护理学 [M]. 4版. 北京：人民卫生出版社，2017.

[12] 唐荣欣，李明，刘新灿，等. 耳穴压豆联合体外反搏对慢性心力衰竭患者睡眠质量、生活质量及心理状态的影响 [J]. 护理研究，2021，35（5）：901-904.

[13] 肖莉，金胜琼，杨晓云，等. 耳穴压豆联合穴位贴敷治疗输尿管软镜下钬激光碎石术后疼痛的效果评价 [J]. 泌尿外科杂志（电子版），2019，11（2）：19-22，27.

[14] 徐桂华，刘虹. 中医护理学基础 [M]. 2版. 北京：中国中医药出版社，2012：8.

[15] 徐桂华，张先庚. 中医临床护理学 [M]. 2版. 北京：人民卫生出版社，2017.

[16] 尹华伟. 耳穴压豆结合穴位贴敷对面瘫患者焦虑情绪的影响分析 [J]. 中国现代药物应用，2023，17（19）：157-160.

[17] 余自娟，张艳，张倍倍，等. 耳穴压豆疗法在护理领域的研究现状和展望 [J]. 全科护理，2018，16（12）：1449-1451.

[18] 张广清，彭刚艺. 中医护理技术规范 [M]. 广州：广东科技出版社，2012：3.

# 第四节　推拿、拔罐

## 一、穴位推拿

（一）概述

穴位推拿是在中医基础理论指导下，根据病情，运用各种手法作用于人体体表特定部位或穴位，从而防治疾病的一种方法。该法具有疏通经络、扶正祛邪、强筋壮骨、滑利关节、散寒止痛、健脾和胃、消积导滞等作用，为无创性操作，具有安全性、有效性、方便性的特点，广泛应用于临床实践。

（二）目的

缓解患者临床症状。

（三）目标

（1）护士能掌握穴位推拿技术，缓解患者不适。
（2）患者能掌握穴位推拿的配合注意事项，复述穴位推拿后的注意事项。

（四）适用范围

（1）适用于各种急、慢性疾病所致的痛症，如头痛、肩颈痛、腰腿痛、痛经等。
（2）适用于有疲劳、失眠、便秘、腹胀等症状。

（五）禁忌证

（1）严重心脏病、出血性疾病、急性炎症及急性传染病者禁止推拿。

（2）恶性肿瘤的局部、皮肤有破损的部位禁止推拿。

（3）孕妇的腰腹部禁止推拿。

（六）操作流程

穴位推拿操作流程见图4-4。

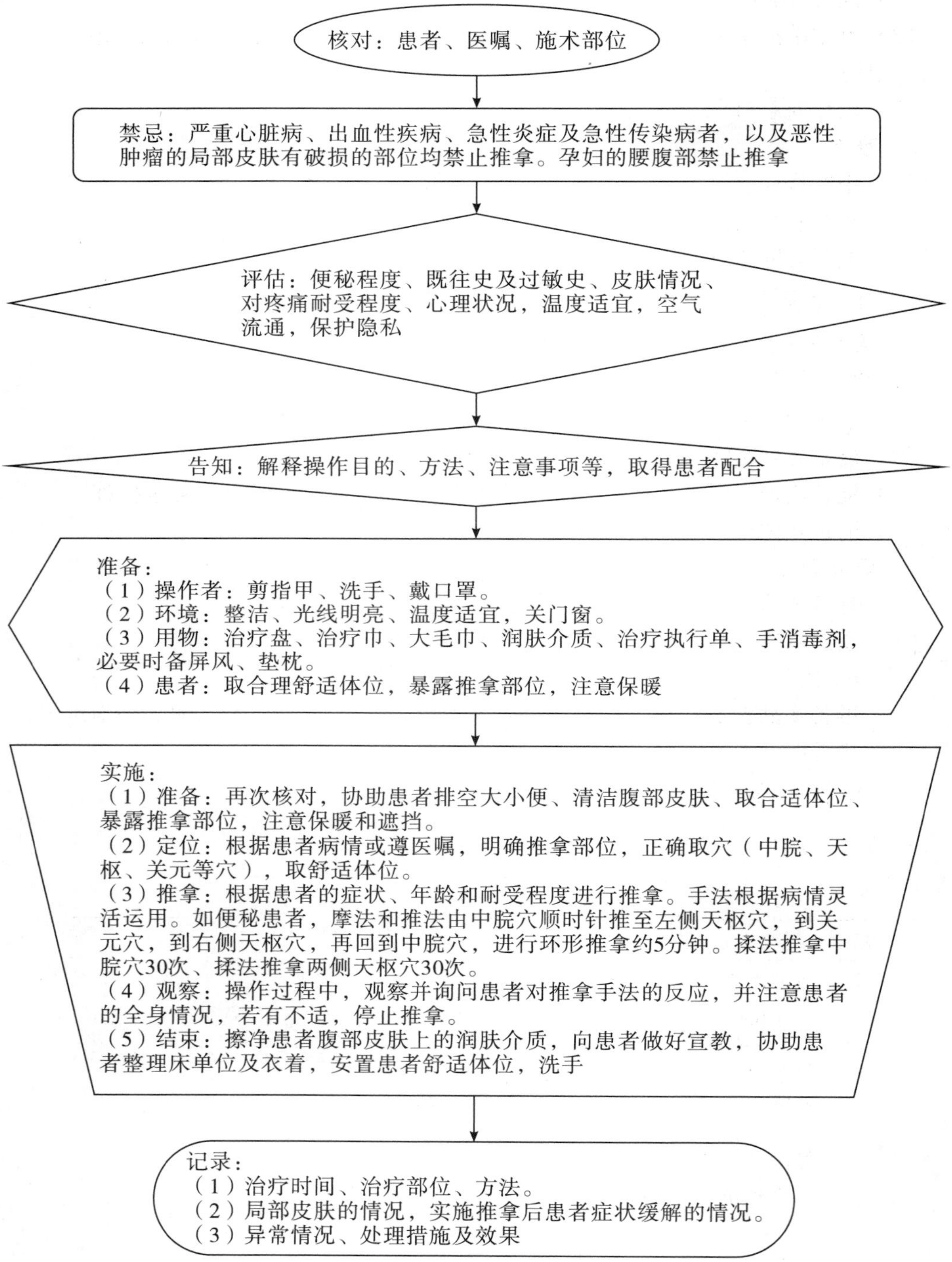

核对：患者、医嘱、施术部位

禁忌：严重心脏病、出血性疾病、急性炎症及急性传染病者，以及恶性肿瘤的局部皮肤有破损的部位均禁止推拿。孕妇的腰腹部禁止推拿

评估：便秘程度、既往史及过敏史、皮肤情况、对疼痛耐受程度、心理状况，温度适宜，空气流通，保护隐私

告知：解释操作目的、方法、注意事项等，取得患者配合

准备：
（1）操作者：剪指甲、洗手、戴口罩。
（2）环境：整洁、光线明亮、温度适宜，关门窗。
（3）用物：治疗盘、治疗巾、大毛巾、润肤介质、治疗执行单、手消毒剂，必要时备屏风、垫枕。
（4）患者：取合理舒适体位，暴露推拿部位，注意保暖

实施：
（1）准备：再次核对，协助患者排空大小便、清洁腹部皮肤、取合适体位、暴露推拿部位，注意保暖和遮挡。
（2）定位：根据患者病情或遵医嘱，明确推拿部位，正确取穴（中脘、天枢、关元等穴），取舒适体位。
（3）推拿：根据患者的症状、年龄和耐受程度进行推拿。手法根据病情灵活运用。如便秘患者，摩法和推法由中脘穴顺时针推至左侧天枢穴，到关元穴，到右侧天枢穴，再回到中脘穴，进行环形推拿约5分钟。揉法推拿中脘穴30次、揉法推拿两侧天枢穴30次。
（4）观察：操作过程中，观察并询问患者对推拿手法的反应，并注意患者的全身情况，若有不适，停止推拿。
（5）结束：擦净患者腹部皮肤上的润肤介质，向患者做好宣教，协助患者整理床单位及衣着，安置患者舒适体位，洗手

记录：
（1）治疗时间、治疗部位、方法。
（2）局部皮肤的情况，实施推拿后患者症状缓解的情况。
（3）异常情况、处理措施及效果

**图4-4 穴位推拿操作流程**

（七）操作关注点与难点

**1. 关注点**

（1）注意为患者保暖和尊重患者隐私。

（2）推拿手法要求柔和、有力、持久、均匀，运力能达组织深部，禁用暴力，以防组织损伤。

（3）治疗前后给予患者个性化健康宣教。

**2. 难点**

（1）中医辨证及经络穴位异常反应点的选择。

（2）根据病情灵活运用手法。

（3）按摩力度的把握。

（八）管理规程

**1. 准入与资质**

医护准入条件如下：

（1）掌握中医基础理论、中医辨证、经络腧穴的临床应用。

（2）能正确判断和处理各类中医技术操作中出现的异常情况。

（3）能正确进行病情观察，并能掌握操作过程中异常情况的紧急处理措施。

（4）通过穴位推拿的理论及操作考核。

**2. 环境管理**

（1）环境整洁、光线明亮，关门窗。

（2）温湿度适宜。

**3. 物品管理**

（1）准备物品：治疗盘、治疗巾、大毛巾、润肤介质、治疗执行单、手消毒剂。

（2）必要时备屏风、垫枕。

（九）评价指标和规范化操作评分

（1）穴位推拿操作评价指标见表4-7。

表4-7 穴位推拿操作评价指标

| 一级指标 | 二级指标 | 三级指标 | 评价方式 |
|---|---|---|---|
| 结构质量 | 管理规范与工作流程 | （1）熟悉穴位推拿工作流程。<br>（2）严格按照规范执行护理操作 | 标准质控检查 |
| | 专业知识与技能 | （1）掌握穴位推拿的适应证和禁忌证。<br>（2）掌握操作过程中异常情况的紧急处理措施 | |
| | 物品与环境准备 | （1）环境整洁、光线明亮、温度适宜，关门窗。<br>（2）治疗盘、治疗巾、大毛巾、润肤介质、治疗执行单、手消毒剂。<br>（3）必要时备屏风、垫枕 | |

续表 4 -7

| 一级指标 | 二级指标 | 三级指标 | 评价方式 |
|---|---|---|---|
| 环节质量 | 护理评估 | （1）正确评估患者的主要症状、临床表现、既往史、过敏史，以及有无禁忌证。<br>（2）评估患者不适的部位、中医辨证及经络穴位异常反应点，推拿部位的皮肤情况。<br>（3）评估患者心理状态及对疼痛的耐受程度，对推拿的接受程度。<br>（4）病室温度适宜，空气流通，保护患者隐私 | 技术操作考核 |
| | 护理操作 | （1）根据患者病情或遵医嘱，明确推拿部位，正确取穴，取舒适体位。<br>（2）注意患者保暖、遮挡，并尊重患者隐私。<br>（3）清洁推拿区皮肤。<br>（4）推拿部位涂抹润肤介质。<br>（5）根据患者的症状、发病部位、年龄和耐受程度进行推拿，手法应熟练，并要求柔和、有力、持久、均匀，运力能达组织深部，禁用暴力，以防组织损伤。一般每次推拿时长 15 ～ 20 分钟。<br>（6）操作过程中随时观察患者全身情况，若有不适，应立即停止操作。<br>（7）推拿结束，擦净患者皮肤上的润肤介质，安置患者位于舒适体位 | |
| | 健康教育 | （1）操作前和操作后对患者进行健康教育。<br>（2）患者知晓本次操作相关知识及注意事项 | |
| 终末质量 | 护理质量 | （1）患者能够正确理解及配合的程度。<br>（2）患者不适症状得到缓解。<br>（3）若为缓解疼痛症状，操作前和操作后分别进行 VAS 疼痛评估，观察操作后 VAS 评分变化。若为缓解便秘症状，应评估患者自解大便情况，可用布里斯托大便分类法评估大便情况 | 现场查检 |
| | 护理服务满意度 | 患者对本次穴位推拿操作护理服务的满意度 | |

（2）穴位推拿规范化操作评分见表 4 - 8。

**表 4 - 8　穴位推拿规范化操作评分**

护理单元：　　　　　　　　　　操作者：　　　　　　　　成绩：

| 程序 | 规范项目说明 | 分值 | 评分标准 | 扣分 | 得分 |
|---|---|---|---|---|---|
| 操作前准备（25分） | 仪表端庄，着装整洁 | 2 | 衣、帽不整洁扣 1～2 分 | | |
| | 患者、医嘱、施术部位 | 5 | 未核对扣 5 分，1 处不符合扣 1 分 | | |
| | 操作前评估：症状程度、既往史及过敏史、皮肤情况、对疼痛耐受程度、心理状况 | 7 | 未评估扣 4 分，评估不全 1 项扣 1 分，未解释扣 2 分 | | |
| | 洗手 | 3 | 未洗手扣 3 分 | | |
| | 用物准备：治疗盘、治疗巾、大毛巾、润肤介质、治疗执行单、手消毒剂，必要时备屏风、垫枕 | 8 | 少 1 件或不符合要求扣 1 分 | | |
| 操作流程（54分） | 携用物到患者床旁，核对床号、姓名 | 5 | 未核对扣 3 分，核对不全扣 1～2 分 | | |
| | 做好解释，协助患者取舒适体位，暴露推拿部位，注意保暖、遮挡 | 5 | 未解释扣 3 分，体位不适扣 2 分 | | |
| | 实施：<br>（1）准备：再次核对，协助患者排空大小便、清洁腹部皮肤。<br>（2）定位：根据患者病情或遵医嘱，明确推拿部位，正确取穴（中脘、天枢、关元等穴）。<br>（3）推拿：根据患者的症状、年龄和耐受程度进行推拿。手法根据病情灵活运用。如便秘患者，摩法和推法由中脘穴顺时针推至左侧天枢穴，到关元穴，到右侧天枢穴，再回到中脘穴，进行环形推拿约 5 分钟。揉法推拿中脘穴 30 次、揉法推拿两侧天枢穴 30 次 | 30 | 少 1 项或 1 项不符合要求扣 3～5 分 | | |
| | 观察：操作过程中，观察并询问患者对推拿手法的反应，并注意患者全身情况，若有不适，停止推拿 | 5 | 未询问患者感受扣 2 分，未观察患者反应扣 3 分 | | |

续表 4-8

| 程序 | 规范项目说明 | 分值 | 评分标准 | 扣分 | 得分 |
|---|---|---|---|---|---|
| 操作流程（54分） | 擦净患者推拿部位皮肤上的润肤介质，向患者做好宣教 | 5 | 未清洁皮肤扣3分，未宣教扣2分 | | |
| | 整理床单位，协助患者取舒适体位，整理用物 | 6 | 未整理床单位扣2分，未协助患者取舒适体位扣2分，污物乱放、未分类归置扣2分 | | |
| 操作后（6分） | 洗手 | 2 | 未洗手扣2分 | | |
| | 记录：<br>（1）治疗时间、治疗部位、方法。<br>（2）局部皮肤的情况，实施推拿后患者症状缓解情况。<br>（3）异常情况及其处理措施及效果。<br>（4）签名 | 4 | 1处不符合要求扣1分 | | |
| 评价（15分） | 物品处置符合消毒技术规范要求 | 5 | 不符合规范酌情扣1～5分 | | |
| | 语言通俗，态度和蔼，沟通有效 | 5 | 语言、态度不符合要求各扣1分；沟通无效扣5分 | | |
| | 动作熟练、规范，符合操作原则 | 5 | 1处不符合要求扣1～2分 | | |

专家签名：　　　　　　　　　　　　　　检查时间：　　　年　　月　　日

（十）不良反应

（1）皮肤损伤：为预防皮肤损伤，操作者应修剪指甲。

（2）穴位推拿后局部可能出现酸痛的感觉，为正常现象。操作者注意规范推拿手法，禁用暴力，以防引起组织损伤。

（陈娟　李思逸　钟春红）

**参考文献**

[1] 陈丽坚，萧鲲，肖明月，等. 基于数据挖掘的便秘患者选穴规律分析［J］. 中华护理杂志，2018，53（4）：457-461.

[2] 陈丽霞，郭苗苗，施慧，等. 近20年穴位按摩干预术后腹胀选穴规律的数据挖掘［J］. 护理研究，2022，36（13）：2275-2280.

[3] 陈芊妤，廖若夷，张月娟，等. 中医特色护理技术在中风后偏瘫患者康复护理中的应用进展［J］. 护理研究，2018，32（5）：677-681.

［4］陈晓燕，赵翠萍，胡红云，等. 近8年穴位按摩文献临床应用及质量分析［J］. 世界科学技术－中医药现代化，2021，23（3）：961－966.

［5］何东盈，刘晓霞，刘天，等. 茵陈五苓散联合穴位按摩治疗痰湿型肥胖2型糖尿病的临床疗效观察［J］. 中华中医药学刊，2022，40（5）：227－230.

［6］黄瑞盈，马小琴，颜新凌. 穴位按摩治疗失眠的辩证选穴规律分析［J］. 中华护理杂志，2021，56（3）：404－408.

［7］金婕，钟美容，于秀婷，等. 急性缺血性脑卒中患者中医延续性护理方案的构建与应用研究［J］. 中华护理杂志，2021，56（8）：1125－1132.

［8］刘杨，罗健，谢霖，等. ICU获得性衰弱患者中医护理研究进展［J］. 护理学杂志，2020，35（19）：18－20.

［9］梅花，林思婷，张蓓华，等. 穴位按摩联合中药封包对视疲劳相关眼干燥症患者的效果研究［J］. 解放军护理杂志，2021，38（12）：30－32，37.

［10］沈意娜，许丽媛. 带状疱疹后神经痛护理文献研究进展［J］. 中国疼痛医学杂志，2022，28（1）：60－64.

［11］孙敏，张磊，张华敏，等. 穴位按摩对高血压伴失眠的影响：一项基于随机对照试验的Meta分析［J］. 时珍国医国药，2021，32（6）：1528－1531.

［12］孙秋华. 中医护理学［M］. 北京：人民卫生出版社，2019：169.

［13］谭君花，王蕾，余德海，等. 新型冠状病毒肺炎气阴两虚出院患者的中医肺康复［J］. 护理学杂志，2021，36（9）：19－21.

［14］项春雁，张微，陈晓燕，等. 穴位按摩随机对照试验文献质量分析［J］. 护理研究，2020，34（12）：2228－2230.

［15］中国中西医结合学会麻醉专业委员会，甘肃省中西医结合学会麻醉专业委员会. 穴位刺激辅助治疗术后疼痛临床实践指南（2021）［J］. 中华麻醉学杂志，2021，41（10）：1159－1165.

［16］BUSCHL, KEZIBAN Y, DÄHNEL, et al. The impact of skin massage frequency on the intrafollicular transport of silica nanoparticles: validation of the ratchet effect on an ex vivo porcine skin model［J］. European journal of pharmaceutics and biopharmaceutics, 2021, 158: 266－272.

［17］DA ROCHA RODRIGUES M G, BOLLONDI PAULY C, THENTZC, et al. Impacts of touch massage on the experience of patients with chronic pain: a protocol for a mixed method study［J］. Complementary therapiesin clinical practice, 2021, 43: 101276.

［18］GOKER A, KOSOVA F, DURGUN S S, et al. The effect of postpartum period back massage on serum ghrelin, leptin, adiponectin and visfatin levels［J］. Complementary therapies in clinical practice, 2021, 42: 101284.

［19］RAPAPORT M H, SCHETTLER P J, LARSON E R, et al. Six versus twelve weeks of Swedish massage therapy for generalized anxiety disorder: preliminaryfindings［J］. Complement therapies in medicine, 2021, 56: 102593.

# 二、火熨术

## （一）概述

火熨术由古代针灸疗法中的灸术演变而成，其历史源远流长。火熨之术源于灸，但区别于灸。灸常以点为主，火熨则强调点面结合，使用药热之力将药效透骨。

火熨术的熨烫之理在于将药物涂抹在一定治疗部位上，借用火熨之热力，透药性于内，通经活络，强力穿透，行快速热力、热温、热药之术，达散寒通瘀、解表活血之功；同时，将药酒燃烧汽化，行药酒之气于表，散发酒香、药香的混合之气，达到内外汽化、燃烧热化合一的境界。火熨术借火熨之力，透药、透气入筋、入骨、入脏，达到燃烧祛邪、温经散寒、扶阳固脱、消瘀散结、扶助正气等作用。

刘氏火熨术为重庆刘氏家族的刘光瑞先生继承刘氏先辈而世代传承的医术，作为国家级非物质文化遗产名录项目之一，传承了中医学的生命观、疾病观的核心理念。其核心理念是建立在内病外治的中医理论基础之上，通过辨病施术和辨证施术相结合的原则进行治疗，以达到标本兼治的目的。这种疗法主要是通过药物、技法共同作用于人体经络、穴位，达到治愈疾病的目的。

（二）目的

确保患者安全并达到缓解症状效果。

（三）目标

（1）温经散寒。

（2）扶阳固脱。

（3）消瘀散结。

（4）扶助正气。

（四）适用范围

（1）头痛失眠，如肝气不舒引发头痛、失眠等。

（2）寒湿痹证，如肩痹之畏寒肢冷、关节疼痛等。

（3）腰腿痛等关节疼痛，如颈椎病、腰椎间盘突出、强直性脊柱炎、腰腿麻木等。

（4）慢性疲劳综合征，如四肢乏力、肌肉酸痛、活动迟缓等。

（5）妇科疾病，如月经不调等。

（6）胃肠类疾病，如便秘、便溏、腹胀、消化不良、腹痛等。

（五）禁忌证

（1）患有急性疾病者、接触性过敏或75%乙醇过敏者、不明原因内出血者禁用。

（2）孕妇腰骶部和腹部禁用。

（3）严重外伤未缝合伤口局部处禁用。

（4）患传染性疾病者禁用。

（5）糖尿病末梢神经损伤者慎用。

（6）情绪激动者、精神病患者、醉酒者、吸毒人员禁用。

（六）操作流程

火熨术操作流程见图4-5。

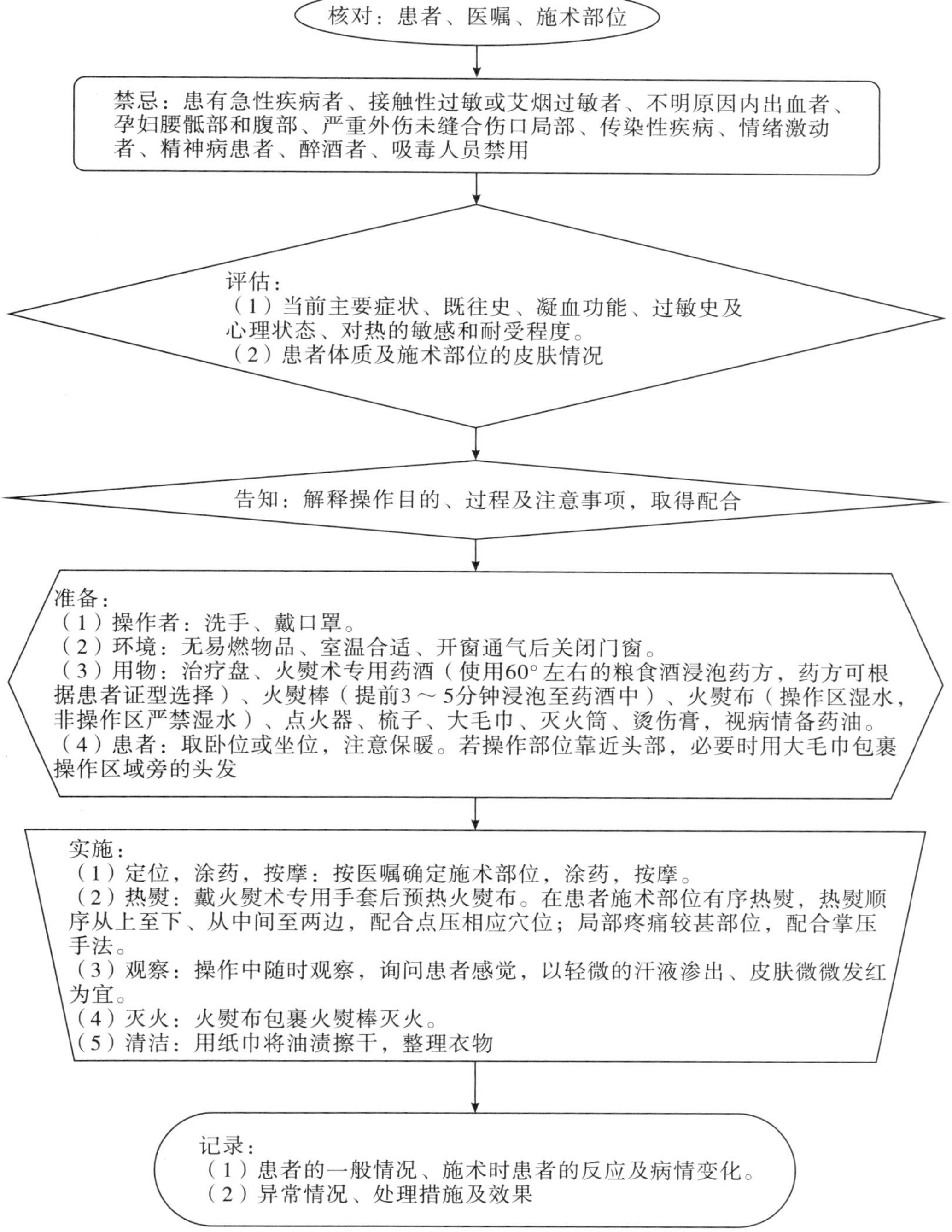

核对：患者、医嘱、施术部位

禁忌：患有急性疾病者、接触性过敏或艾烟过敏者、不明原因内出血者、孕妇腰骶部和腹部、严重外伤未缝合伤口局部、传染性疾病、情绪激动者、精神病患者、醉酒者、吸毒人员禁用

评估：
（1）当前主要症状、既往史、凝血功能、过敏史及心理状态、对热的敏感和耐受程度。
（2）患者体质及施术部位的皮肤情况

告知：解释操作目的、过程及注意事项，取得配合

准备：
（1）操作者：洗手、戴口罩。
（2）环境：无易燃物品、室温合适、开窗通气后关闭门窗。
（3）用物：治疗盘、火熨术专用药酒（使用60°左右的粮食酒浸泡药方，药方可根据患者证型选择）、火熨棒（提前3～5分钟浸泡至药酒中）、火熨布（操作区湿水，非操作区严禁湿水）、点火器、梳子、大毛巾、灭火筒、烫伤膏，视病情备药油。
（4）患者：取卧位或坐位，注意保暖。若操作部位靠近头部，必要时用大毛巾包裹操作区域旁的头发

实施：
（1）定位，涂药，按摩：按医嘱确定施术部位，涂药，按摩。
（2）热熨：戴火熨术专用手套后预热火熨布。在患者施术部位有序热熨，热熨顺序从上至下、从中间至两边，配合点压相应穴位；局部疼痛较甚部位，配合掌压手法。
（3）观察：操作中随时观察，询问患者感觉，以轻微的汗液渗出、皮肤微微发红为宜。
（4）灭火：火熨布包裹火熨棒灭火。
（5）清洁：用纸巾将油渍擦干，整理衣物

记录：
（1）患者的一般情况、施术时患者的反应及病情变化。
（2）异常情况、处理措施及效果

图4-5　火熨术操作流程

## （七）操作关注点与难点

### 1. 关注点

（1）点火位置：在火熨布上方点火，以免75%乙醇滴落引起烫伤。

（2）操作结束后火熨棍放入专用不锈钢灭火筒中，切忌放回药酒盅，以免引起火灾。

（3）治疗前后给予患者个性化健康宣教。

### 2. 难点

（1）根据患者对热的敏感和耐受程度定时移动火熨布。

（2）点压穴位及掌压手法的把握。

## （八）管理规程

### 1. 准入与资质

医护准入条件如下：

（1）掌握中医基础理论、经络腧穴的临床应用。

（2）能正确判断和处理各类中医技术操作中出现的异常情况。

（3）能正确进行病情观察，并处理相关技术的异常情况。

（4）通过火熨术操作及理论考核。

### 2. 环境管理

（1）环境整洁、光线明亮、无易燃物品。

（2）温湿度适宜。

### 3. 物品管理

（1）治疗盘、火熨术专用药酒（使用60°左右的粮食酒浸泡药方，药方可根据患者证型选择）、火熨棒（提前3～5分钟浸泡至药酒中）、火熨布（操作区湿水，非操作区严禁湿水）、点火器、梳子、大毛巾、灭火筒、烫伤膏，视病情备药油。

（2）无菌物品均在有效期内。

## （九）评价指标和规范化操作评分

（1）火熨操作评价指标见表4-9。

表4-9　火熨操作评价指标

| 一级指标 | 二级指标 | 三级指标 | 评价方式 |
|---|---|---|---|
| 结构质量 | 管理规范与工作流程 | （1）熟悉火熨术工作流程。<br>（2）严格按照规范执行护理操作 | 标准质控检查 |
| | 专业知识与技能 | （1）掌握火熨术的适应证和禁忌证。<br>（2）掌握操作过程中异常情况的紧急处理措施 | |
| | 物品与环境准备 | （1）环境整洁、光线明亮、温湿度适宜。<br>（2）物品：治疗盘、火熨术专用药酒（使用60°左右的粮食酒浸泡药方，药方可根据患者证型选择）、火熨棒（提前3～5分钟浸泡至药酒中）、火熨布（操作区湿水，非操作区严禁湿水）、点火器、梳子、大毛巾、灭火筒、烫伤膏，视病情备药油 | |

续表4-9

| 一级指标 | 二级指标 | 三级指标 | 评价方式 |
|---|---|---|---|
| 环节质量 | 护理评估 | （1）正确评估患者一般资料，有无禁忌证。<br>（2）评估患者不适的部位及治疗部位的皮肤情况。<br>（3）评估患者心理状态，对热的敏感和耐受程度 | 技术操作考核 |
| | 护理操作 | （1）根据患者自身情况，协助其摆放正确的体位。<br>（2）注意为患者保暖并尊重患者隐私。<br>（3）暴露施术部位，涂抹药酒或药油。<br>（4）火熨布中间位置打湿后，悬空点燃火熨布，预热火熨布。<br>（5）将火熨布摊平于患者操作部位，手持火熨棍在火熨布上下游动，定时移动火熨布，配合不同的操作手法熨热操作部位，至局部皮肤微微泛红即可。<br>（6）熨烫手法方面。慢熨：右手持火熨棍在火熨布上下游动，左手移动火熨布，用慢熨温热皮肤至微微泛红即可。<br>猛熨：加大火力，在疼痛部位或相关穴位快速火熨，热灼按压，压穴三掌为宜，三掌逐渐加力，一掌轻且慢，再掌快且重，三掌缓且长，至局部皮肤发红，深部组织发热为度。<br>（7）操作过程中随时观察患者面色、表情、皮肤情况，询问有无疼痛、不适感等；若有异常要及时处理 | |
| | 健康教育 | （1）操作前和操作后对患者进行健康教育。<br>（2）患者知晓本次操作相关知识及注意事项 | |
| 终末质量 | 护理质量 | （1）患者能够正确理解及配合程度。<br>（2）患者不适症状得到缓解。<br>（3）若为缓解疼痛症状，操作前和操作后分别进行 VAS 疼痛评估，观察操作后 VAS 评分变化。 | 现场查检 |
| | 护理服务满意度 | 患者对本次火熨术操作护理服务的满意度 | |

（2）火熨术规范化操作评分见表4－10。

**表4－10 火熨术规范化操作评分**

护理单元： 操作者： 成绩：

| 程序 | 规范项目说明 | 分值 | 评分标准 | 扣分 | 得分 |
|---|---|---|---|---|---|
| 操作前准备（25分） | 仪表端庄，着装整洁 | 2 | 衣、帽不整洁扣1～2分 | | |
| | 患者、医嘱、施术部位 | 5 | 未核对扣5分，1处不符合扣1分 | | |
| | 操作前评估：<br>（1）当前主要症状、既往史、凝血功能、过敏史及心理状态、对热的敏感和耐受程度。<br>（2）患者体质及施术部位的皮肤情况。<br>（3）解释操作目的、告知相关事项 | 7 | 未评估扣4分，评估不全1项扣1分，未解释扣2分 | | |
| | 洗手 | 3 | 未洗手扣3分 | | |
| | 用物准备：治疗盘、火熨术专用药酒（使用60°左右的粮食酒浸泡药方，药方可根据患者证型选择）、火熨棒（提前3～5分钟浸泡至药酒中）、火熨布（操作区湿水，非操作区严禁湿水）、点火器、梳子、大毛巾、灭火筒、烫伤膏，视病情备药油 | 8 | 少1件或不符合要求扣1分 | | |
| 操作流程（54分） | 携用物到患者床旁，核对床号、姓名 | 5 | 未核对扣3分，核对不全扣1～2分 | | |
| | 做好解释，协助患者取舒适体位，暴露治疗部位，注意为患者保暖、遮挡 | 5 | 未解释扣3分，体位不适扣2分 | | |
| | 实施：<br>（1）按医嘱确定施术部位，涂药，按摩。<br>（2）热熨：戴火熨术专用手套后预热火熨布。在患者施术部位有序热熨，热熨顺序从上至下、从中间至两边，配合点压相应穴位；局部疼痛较甚部位，配合掌压手法 | 30 | 少1项或1项不符合要求扣3～5分 | | |

续表 4－10

| 程序 | 规范项目说明 | 分值 | 评分标准 | 扣分 | 得分 |
|---|---|---|---|---|---|
| 操作流程（54分） | 观察：操作中随时观察，询问患者感觉，以轻微的汗液渗出、皮肤微微发红为宜 | 5 | 未询问患者感受扣 2 分，未观察患者反应扣 3 分 | | |
| | 灭火：火熨布包裹火熨棒灭火 | 1 | 手法不对扣 3 分 | | |
| | 擦净患者腹部皮肤上的润肤介质，向患者做好宣教 | 2 | 未清洁皮肤扣 1 分，未宣教扣 1 分 | | |
| | 整理床单位，协助患者取舒适体位，整理用物 | 6 | 未整理床单位扣 2 分，未协助患者取舒适体位扣 2 分，污物乱放、未分类归置扣 2 分 | | |
| 操作后（6分） | 洗手 | 2 | 未洗手扣 2 分 | | |
| | 记录：<br>（1）患者的一般情况、施术时患者的反应及病情变化。<br>（2）异常情况、处理措施及效果。<br>（3）签名 | 4 | 1 处不符合要求扣 1 分 | | |
| 评价（15分） | 物品处置符合消毒技术规范要求 | 5 | 不符合规范酌情扣 1 ～ 3 分 | | |
| | 语言通俗，态度和蔼，沟通有效 | 5 | 语言、态度不符合要求各扣 1 分，沟通无效扣 5 分 | | |
| | 动作熟练、规范，符合操作原则 | 5 | 1 处不符合要求扣 1 ～ 2 分 | | |

专家签名：　　　　　　　　　　　　　　检查时间：　　　年　　月　　日

（十）不良反应

治疗后皮肤出现微红、热感，属于正常现象。若出现小水疱，无须处理，可自行吸收；若水疱较大，可用无菌注射器抽吸泡液，外涂烫伤膏后用无菌纱布覆盖，胶布固定。

（陈娟　李思逸　陈莉）

**参考文献**

[1] 李琼，刘春丽，汪翠萍，等. 火熨术对慢性宫颈炎不同程度及分型疗效观察分析 [J]. 浙江中医药大学学报，2012，36（2）：226–227.

[2] 刘春丽，冯金英. 火熨术治疗宫颈糜烂86例 [J]. 安徽中医学院学报，2006（2）：11–12.

[3] 刘光瑞. 中国民间火熨术 [M]. 成都：四川科学技术出版社，2008：12–14.

[4] 香卫红，冯金英. 火熨术治疗宫颈炎286例 [J]. 中医药学刊，2006（3）：572–573.

[5] 张慧敏. 重庆刘氏刺熨疗法的传承与保护研究 [D]. 重庆：重庆师范大学，2021.

# 三、火龙罐

## （一）概述

火龙罐是通过对传统的火罐进行改良，集中医推拿、刮痧、腧穴点灸于一体的中医特色疗法。火龙罐由刘伟承发明并申请专利，由玄石加紫砂混合，烧制成设计尺寸大小的罐体。罐体内有三根钢钉固定一个艾炷，罐口为不规则花瓣形结构。它有普通罐和金银罐，金银罐罐内与罐口是利用韩国专利技术鎏金鎏银的方法，将金银与罐体通过高温融为一体，取金补银泻的治疗作用。罐体内点燃地道药材蕲艾制成的艾炷，生发纯阳之性，如火龙之口驱寒、除湿、化瘀，因此取名"火龙罐"。

火龙罐综合灸选用道地药材纯蕲艾，含油量多、药力强，能最大程度地发挥远红外线与近红外线的不同治疗作用。此外，艾烟有极强的消炎、抑菌作用。蕲艾全草入药，有温经、祛湿、散寒、止血、消炎、平喘、止咳、安胎、抗过敏等作用。《本草纲目》记载："艾叶自成化以来，则以蕲州者为胜，用充方物，天下重之，谓之蕲艾。"蕲艾与其他艾的不同之处在于其植株大，可达1.8～2.5米，含挥发油较多，气味浓郁，具有奇香，叶厚、纸质，含十七种已知化合物，对多种疾病的治疗具有辅助作用。

火龙罐以中医经络学说为基础，沿经络走向，通过走罐、刮痧、穴位按摩，发挥其通、调、温、补的作用。通，即使十二经脉运行顺畅；调，即调理五脏六腑气机，平和气血；温，即通过艾灸的热力来温散寒邪；补，即扶助正气，祛散邪气，补阳行气，进而增强体质。

## （二）目的

缓解患者临床不适症状。

## （三）目标

（1）护士操作规范，能掌握火龙罐技术。

（2）患者的不适感得到缓解。

## （四）适用范围

（1）中医的风、寒、湿邪所致的痹证。

（2）胃肠类疾病：如便秘、便溏、腹胀、消化不良。

（3）脊柱外伤及腰背部肌肉劳损：如颈椎病、腰椎间盘突出症、强直性脊柱炎。

（4）妇科疾病：如月经不调、痛经、子宫肌瘤。

（5）过敏及变态反应性病症：如咳嗽、过敏性鼻炎、哮喘、荨麻疹。

（6）慢性疾病或并发症：如脑卒中后遗症、糖尿病微循环障碍所致的酸麻胀痛、睡眠障碍等。

（五）禁忌证

（1）麻醉未清醒者、情绪激动者、精神病患者、醉酒者、吸毒人员。

（2）不明原因内出血者。

（3）孕妇腰骶部及腹部。

（4）施罐部位皮肤有破损，严重外伤未缝合伤口局部。

（5）患传染性疾病者。

（六）操作流程

火龙罐操作流程见图 4 - 6。

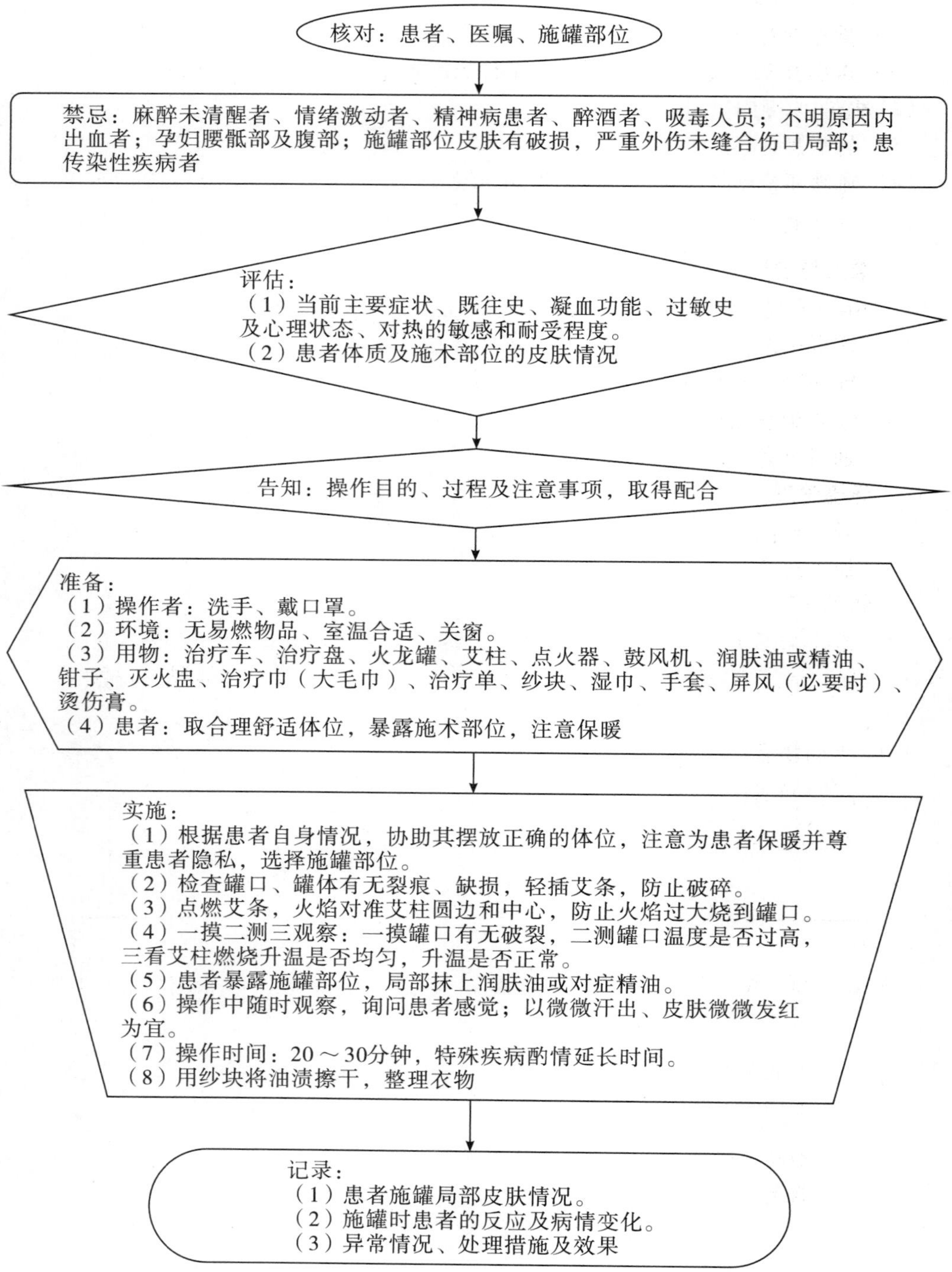

核对：患者、医嘱、施罐部位

禁忌：麻醉未清醒者、情绪激动者、精神病患者、醉酒者、吸毒人员；不明原因内出血者；孕妇腰骶部及腹部；施罐部位皮肤有破损，严重外伤未缝合伤口局部；患传染性疾病者

评估：
（1）当前主要症状、既往史、凝血功能、过敏史及心理状态、对热的敏感和耐受程度。
（2）患者体质及施术部位的皮肤情况

告知：操作目的、过程及注意事项，取得配合

准备：
（1）操作者：洗手、戴口罩。
（2）环境：无易燃物品、室温合适、关窗。
（3）用物：治疗车、治疗盘、火龙罐、艾柱、点火器、鼓风机、润肤油或精油、钳子、灭火盅、治疗巾（大毛巾）、治疗单、纱块、湿巾、手套、屏风（必要时）、烫伤膏。
（4）患者：取合理舒适体位，暴露施术部位，注意保暖

实施：
（1）根据患者自身情况，协助其摆放正确的体位，注意为患者保暖并尊重患者隐私，选择施罐部位。
（2）检查罐口、罐体有无裂痕、缺损，轻插艾条，防止破碎。
（3）点燃艾条，火焰对准艾柱圆边和中心，防止火焰过大烧到罐口。
（4）一摸二测三观察：一摸罐口有无破裂，二测罐口温度是否过高，三看艾柱燃烧升温是否均匀，升温是否正常。
（5）患者暴露施罐部位，局部抹上润肤油或对症精油。
（6）操作中随时观察，询问患者感觉；以微微汗出、皮肤微微发红为宜。
（7）操作时间：20～30分钟，特殊疾病酌情延长时间。
（8）用纱块将油渍擦干，整理衣物

记录：
（1）患者施罐局部皮肤情况。
（2）施罐时患者的反应及病情变化。
（3）异常情况、处理措施及效果

图 4 - 6　火龙罐操作流程

（七）操作关注点与难点

**1. 关注点**

（1）注意为患者保暖并尊重患者隐私。

（2）操作前查看罐口、罐体有无裂痕或缺损。

（3）点燃艾条时火焰对准艾炷圆边和中心，防止火焰过大烧到罐口。

**2. 难点**

（1）针对患者症状选择合适的施罐部位。

（2）施罐手法。

（八）管理规程

**1. 准入与资质**

医护准入条件如下：

（1）掌握中医基础理论、经络腧穴的临床应用。

（2）能正确判断和处理各类中医技术操作中出现的异常情况。

（3）能正确进行病情观察，并处理相关技术的异常情况。

（4）通过火龙罐的理论及操作考核。

**2. 环境管理**

（1）环境整洁、光线明亮、无易燃物品。

（2）温度适宜。

**3. 物品管理**

（1）准备治疗车、治疗盘、火龙罐、艾炷、点火器、鼓风机、润肤油或精油、钳子、灭火盅、治疗巾（大毛巾）、治疗单、纱块、湿巾、手套、屏风（必要时）、烫伤膏。

（2）无菌物品均在有效期内。

（九）评价指标和规范化操作评分

（1）火龙罐操作评价指标见表4-11。

表4-11　火龙罐操作评价指标

| 一级指标 | 二级指标 | 三级指标 | 评价方式 |
|---|---|---|---|
| 结构质量 | 管理规范与<br>工作流程 | （1）熟悉火龙罐工作流程。<br>（2）严格按照规范执行护理操作 | 标准质控<br>检查 |
| | 专业知识与<br>技能 | （1）掌握火龙罐的适应证和禁忌证。<br>（2）掌握操作过程中异常情况的紧急处理措施 | |
| | 物品与环境<br>准备 | （1）环境整洁、光线明亮、温度适宜。<br>（2）治疗车、治疗盘、火龙罐、艾炷、点火器、鼓风机、润肤油或精油、钳子、灭火盅、治疗巾（大毛巾）、治疗单、纱块、湿巾、手套、屏风（必要时）、烫伤膏 | |

续表 4 – 11

| 一级指标 | 二级指标 | 三级指标 | 评价方式 |
|---|---|---|---|
| 环节质量 | 护理评估 | （1）当前主要症状、既往史、凝血功能、过敏史及心理状态、对热的敏感和耐受程度、有无禁忌证。<br>（2）患者体质及施术部位的皮肤情况 | 技术操作考核 |
| | 护理操作 | （1）根据患者自身情况，协助其摆放正确的体位，注意为患者保暖并尊重患者隐私，选择施罐部位。<br>（2）检查罐口、罐体有无裂痕或缺损，轻插艾条，防止破碎。<br>（3）点燃艾条，火焰对准艾炷圆边和中心，防止火焰过大烧到罐口。<br>（4）一摸二测三观察：一摸罐口有无破裂；二测罐口温度是否过高；三看艾炷燃烧升温是否均匀，升温是否正常。<br>（5）患者暴露施罐部位，局部抹上润肤油或对症精油。<br>（6）操作中随时观察，询问患者感觉；以轻微的汗液渗出、皮肤微微发红为宜。<br>（7）操作时间：20～30分钟，特殊疾病酌情延长操作时间。<br>（8）用纱块将油渍擦干，整理衣物 | |
| | 健康教育 | （1）操作前和操作后对患者进行健康教育。<br>（2）患者知晓本次操作相关知识及注意事项 | |
| 终末质量 | 护理质量 | （1）患者能够正确理解及配合程度。<br>（2）患者不适症状得到缓解。<br>（3）若为缓解疼痛症状，操作前和操作后分别进行 VAS 疼痛评估，观察操作后 VAS 评分变化 | 现场查检 |
| | 护理服务满意度 | 患者对本次火龙罐操作护理服务的满意度 | |

（2）火龙罐规范操作评分见表4-12。

表4-12　火龙罐规范化操作评分

护理单元：　　　　　　　　　　　　操作者：　　　　　　　成绩：

| 程序 | 规范项目说明 | 分值 | 评分标准 | 扣分 | 得分 |
|---|---|---|---|---|---|
| 操作前准备（23分） | 仪表端庄，着装整洁 | 2 | 衣、帽不整洁扣1～2分 | | |
| | 患者、医嘱、施术部位 | 5 | 未核对扣5分，1处不符合扣1分 | | |
| | 操作前评估：<br>（1）当前主要症状、既往史、凝血功能、过敏史及心理状态、对热的敏感和耐受程度。<br>（2）患者体质及施术部位的皮肤情况。<br>（3）解释操作目的、告知注意事项 | 5 | 未评估扣4分，评估不全1项扣1分，未解释扣2分 | | |
| | 洗手 | 3 | 未洗手扣3分 | | |
| | 用物准备：治疗车、治疗盘、火龙罐、艾炷、点火器、鼓风机、润肤油或精油、钳子、灭火盅、治疗巾（大毛巾）、治疗单、纱块、湿巾、手套、屏风（必要时）、烫伤膏 | 8 | 少1件或不符合要求扣1分 | | |
| 操作流程（56分） | 携用物到患者床旁，核对床号、姓名 | 5 | 未核对扣3分，核对不全扣1～2分 | | |
| | 做好解释，根据患者自身情况协助其摆放正确的体位，注意为患者保暖并尊重患者隐私，选择施罐部位 | 5 | 未解释扣3分，体位不适扣2分 | | |
| | 实施：<br>（1）检查罐口、罐体有无裂痕、缺损，轻插艾条，防止破碎。<br>（2）点燃艾条，火焰对准艾炷圆边和中心，防止火焰过大烧到罐口。<br>（3）一摸二测三观察：一摸罐口有无破裂；二测罐口温度是否过高；三看艾炷燃烧升温是否均匀，升温是否正常。<br>（4）施罐部位局部抹上润肤油或对症精油。<br>（5）操作时间：20～30分钟，特殊疾病酌情延长操作时间 | 30 | 少1项或1项不符合要求扣3～5分 | | |

续表 4－12

| 程序 | 规范项目说明 | 分值 | 评分标准 | 扣分 | 得分 |
|---|---|---|---|---|---|
| 操作流程（56分） | 观察：操作中随时观察，询问患者感觉，以轻微的汗液渗出、皮肤微微发红为宜 | 5 | 未询问患者感受扣2分，未观察患者反应扣3分 | | |
| | 擦净患者腹部皮肤上的润肤介质，向患者做好宣教 | 5 | 未清洁皮肤扣3分，未宣教扣2分 | | |
| | 整理床单位，协助患者取舒适体位，整理用物 | 6 | 未整理床单位扣2分，未协助患者取舒适体位扣2分，污物乱放、未分类归置扣2分 | | |
| 操作后（6分） | 洗手 | 2 | 未洗手扣2分 | | |
| | 记录：<br>（1）患者施罐局部皮肤情况。<br>（2）施罐时患者的反应及其病情变化。<br>（3）异常情况、处理措施及效果。<br>（4）签名 | 4 | 1处不符合要求扣1分 | | |
| 评价（10分） | 物品处置符合消毒技术规范要求 | 5 | 不符合规范酌情扣1～5分 | | |
| | 语言通俗，态度和蔼，沟通有效 | 5 | 语言、态度不符合要求各扣1分，沟通无效扣5分 | | |
| | 动作熟练、规范，符合操作原则 | 5 | 1处不符合要求扣1～2分 | | |

专家签名：　　　　　　　　　　　　　　　检查时间：　　年　　月　　日

（十）不良反应

（1）治疗过程若出现头晕眼花、恶心、心慌出汗等不适症状，要立即停止治疗，嘱患者平卧，可按压内关穴、水沟（人中）穴等，并立即通知医生对症处理。

（2）治疗后皮肤出现微红、热感，属于正常现象。若出现小水疱时，无须处理，可自行吸收；若水疱较大，可用无菌注射器抽吸泡液，外涂烫伤膏后用无菌纱布覆盖，胶布固定。

（陈娟　李思逸　钟春红）

**参考文献**

［1］ 陈珺，王睿，王宝玉，等. "经痹点" 理论下火龙罐循经取穴治疗寒湿痹阻型腰痛病的疗效观察
　　　［J］. 中国现代医生，2021，59（12）：134 – 137.

［2］ 陈妍，胡珊，宁艳，等. 火龙罐治疗脾胃虚弱型妊娠剧吐30例［J］. 中国针灸，2021，41（4）：
　　　449 – 450.

［3］ 陈珍珍，刘伟承. 刘伟承火龙罐综合疗法治疗月经过少验案举隅［J］. 中国民族民间医药，
　　　2019，28（7）：63 – 64.

［4］ 崔冬雯，刘伟承. 刘伟承火龙罐辅治老年性便秘疗效观察［J］. 实用中医药杂志，2021，37
　　　（4）：640 – 641.

［5］ 贺海霞，陈静，文希，等. 火龙罐综合灸改善宫颈癌化疗患者心脾两虚型睡眠障碍的效果［J］.
　　　护理学杂志，2022，37（15）：46 – 48，76.

［6］ 林少霞，卢春键，袁金筠，等. 针刺联合火龙罐治疗恢复期贝尔面瘫的临床观察［J］. 广州中医
　　　药大学学报，2022，39（7）：1567 – 1572.

［7］ 施兰来，杨毅华，黄荷贤，等. 火龙罐疗法对心肾不交型围绝经期患者睡眠障碍的影响［J］. 护
　　　理学杂志，2021，36（12）：56 – 59.

［8］ 王淑秀，梅露露，赵丽红，等. 火龙罐疗法治疗原发性痛经的效果观察［J］. 中国卫生标准管
　　　理，2021，12（14）：119 – 122.

［9］ 巫柳萍，王智伟，赵琨，等. 火龙罐综合灸治疗寒湿痹阻型腰椎间盘突出症80例临床观察［J］.
　　　中医临床研究，2021，13（1）：109 – 111.

［10］ 谢婧娜，伍书丽，刘香萍. 火龙罐联合黄帝内针治疗带状疱疹后遗神经痛临床研究［J］. 实用
　　　中医药杂志，2022，38（6）：1039 – 1040.

［11］ 徐丽梅，秦志华，梁惠婷. 火龙罐治疗对改善心胸外科患者术后早期腹胀排便困难的临床疗效
　　　［J］. 黑龙江医药，2022，35（4）：893 – 896.

［12］ 徐昕，刘灿娜，张迎春，等. 火龙罐联合中药及低分子量肝素治疗复发性流产血栓前状态的临
　　　床观察［J］. 时珍国医国药，2021，32（10）：2462 – 2464.

［13］ 郑娟霞，郑娟丽，黄碧芳，等. 火龙罐治疗在腰椎间盘突出症患者中的应用［J］. 护理研究，
　　　2020，34（22）：4098 – 4100.

［14］ 曾秋霞，钟华，冉白灵，等. 火龙罐疗法改善脑卒中后肩手综合征患者症状［J］. 护理学杂志，
　　　2021，36（12）：52 – 55.

# 第五节　针法

## 一、腕踝针

### （一）概述

腕踝针（wrist-ankle acupuncture）是一种只在腕踝部特定的针刺点、循着肢体纵轴，用针灸行皮下浅刺治病的针刺疗法。其特点是把人体两侧分为6个纵区，在每个纵区腕

踝部针刺点实行皮下针刺而不需要得气，具有简便快捷、阻断效应、治疗面广等优点。

针刺用于镇痛有上千年的历史，在两千多年前的《黄帝内经》中就有不少关于针刺治疗痛证的记载。腕踝针属于传统中医操作的浮刺法、浅刺法。腕踝针在围手术期疼痛患者中的应用，主要通过针刺患者的腕踝部特定区域、皮部的浮络，经过皮→络→经→腑→脏来振奋皮部之经气，依次推动体内气血的运行，使阴阳调而安，并通过神经末梢的传导引起病灶部位的解痉，改善血液循环，从而使症状缓解或消除。

（二）目的

使用腕踝针技术达到缓解症状的效果并确保患者安全。

（三）目标

（1）护士能掌握腕踝针技术，减少行腕踝针时患者的不适感。

（2）患者的各类疼痛得到缓解，神经精神症状得到调节。

（四）适用范围

（1）各种急性和慢性疼痛：如急性扭伤引起的疼痛、手术后疼痛、换药疼痛、慢性腰痛、癌性疼痛等；也用于治疗泌尿外科围手术期的疼痛，如伤口换药疼痛、围手术期头痛或偏头痛、急性肾绞痛、腰痛等。

（2）某些神经精神疾病：治疗泌尿外科围手术期神经精神症状，如失眠、焦虑、抑郁、应激反应、创伤后应激障碍等。

（3）其他：内科、外科、妇科、耳鼻喉科、眼科、皮肤科等各科的某些病症。

（五）禁忌证

（1）有全身出血倾向。

（2）进针部位皮肤有瘢痕、伤口、溃疡及肿物者。

（3）妊娠期3个月内者不宜针双下1区。

（六）操作流程

腕踝针操作流程见图4-7。

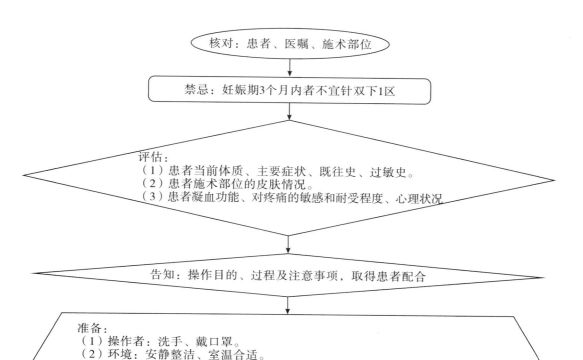

核对：患者、医嘱、施术部位

禁忌：妊娠期3个月内者不宜针双下1区

评估：
（1）患者当前体质、主要症状、既往史、过敏史。
（2）患者施术部位的皮肤情况。
（3）患者凝血功能、对疼痛的敏感和耐受程度、心理状况

告知：操作目的、过程及注意事项，取得患者配合

准备：
（1）操作者：洗手、戴口罩。
（2）环境：安静整洁、室温合适。
（3）用物：治疗盘、一次性不锈钢针灸针（0.25 mm×25 mm）、皮肤消毒液（安尔碘/75%乙醇）、棉签、弯盘、纸胶布、治疗巾。
（4）患者：取合理舒适体位，暴露操作部位，排空二便

实施：
（1）根据评估结果确定腕踝针治疗方案：选取进针位置、调针的手法及留置时间。
（2）定区：根据病情选取疼痛同侧区域，为操作部位。
（3）选针：检查针柄与针尖连接处有否松动、针尖有无弯曲带钩等情况。
（4）进针：消毒局部皮肤，进针角度＜30°，浅刺，不需要得气，针身全部刺入。
（5）调针：上抬下压法、左右摆动法。
（6）留针观察：用纸胶布将针柄固定于皮肤上，留针30分钟，操作过程中随时观察患者面色、表情、皮肤情况，询问患者有无不适感，若出现晕针、皮下出血须及时处理。
（7）拔针：拔除腕踝针，清点针数正确后丢弃至锐器盒，检查针口处皮肤有无出血。
（8）整理：整理床单位，协助衣着，舒适卧位，清理物品

记录：
（1）记录操作时间，并签名。
（2）记录患者症状改善情况，异常情况及处理措施和效果

图4-7 腕踝针操作流程

（七）操作关注点与难点

**1. 关注点**

（1）注意为患者保暖并尊重患者隐私。

（2）根据患者自身情况，协助其摆放正确的体位。

（3）治疗前后给予患者个性化健康宣教。

**2. 难点**

（1）针对患者症状选择合适的分区进针。

（2）进针不应有得气感。

（八）管理规程

**1. 准入与资质**

医护准入条件如下：

（1）掌握中医基础理论、经络腧穴的临床应用。

（2）掌握各类中医技术，尤其是身体分区的定位。

（3）能正确判断和处理各类中医技术操作中出现的异常情况。

（4）能正确进行病情观察，并处理相关技术的异常情况。

**2. 环境管理**

（1）环境整洁、光线明亮、温湿度适宜。

（2）准备治疗盘、一次性不锈钢针灸针（0.25 mm×25 mm）、皮肤消毒液（安尔碘/75％乙醇）、棉签、弯盘、纸胶布、治疗巾。无菌物品均在有效期内。

**3. 患者教育与配合**

（1）若出现头晕、目眩、面色苍白、胸闷、欲呕等晕针现象，及时报告医师并处理。

（2）留针期间，保持针刺口周围干洁，防止感染。

（3）过于饥饿、疲劳、精神过于紧张时，不宜立即进行针刺。

（4）针刺治疗结束后患者须休息片刻方可活动或离开，防止晕针延迟反应现象的发生。

（九）评价指标和规范化操作评分

（1）腕踝针操作评价指标见表 4-13。

表 4-13　腕踝针操作评价指标

| 一级指标 | 二级指标 | 三级指标 | 评价方式 |
|---|---|---|---|
| 结构质量 | 管理规范与工作流程 | （1）熟悉腕踝针工作流程。<br>（2）严格按照规范执行护理操作 | 标准质控检查 |
| | 专业知识与技能 | （1）掌握腕踝针的适应证和禁忌证。<br>（2）掌握操作过程中异常情况的紧急处理措施 | |
| | 物品与环境准备 | （1）环境整洁、光线明亮、温湿度适宜。<br>（2）一次性不锈钢针灸针（0.25 mm×25 mm）、皮肤消毒液（安尔碘/75%乙醇）、棉签、治疗巾等无菌物品均在有效期内。准备治疗盘、弯盘、纸胶布。<br>（3）必要时备毛毯、屏风、垫枕 | |
| 环节质量 | 护理评估 | （1）正确评估患者一般资料，有无禁忌证。<br>（2）评估患者不适的部位。<br>（3）医务人员按无菌操作要求做好自身准备 | 技术操作考核 |
| | 护理操作 | （1）根据患者自身情况，协助其摆放正确的体位。<br>（2）注意患者保暖并尊重患者隐私。<br>（3）选择合适的腕踝针分区和部位。<br>（4）局部皮肤消毒以进针点为中心，直径大于 5 cm。<br>（5）检查针体有无弯折、针尖有无带勾等异常情况。<br>（6）左手固定在进针点下部，右手持针柄，针尖朝向病变部位，针身与皮肤呈 30°快速刺入皮下，不需针感。<br>（7）让患者活动针刺侧肢，留针 30 分钟。<br>（8）拔针时清点针数，避免遗漏 | |
| | 健康教育 | （1）操作前和操作后对患者进行健康教育。<br>（2）患者知晓本次操作相关知识及注意事项 | |
| 终末质量 | 护理质量 | （1）患者能够正确理解及配合的程度。<br>（2）患者不适症状得到缓解。<br>（3）若为缓解疼痛症状，操作前和操作后分别进行 VAS 疼痛评估，观察操作后 VAS 评分变化 | 现场查检 |
| | 护理服务满意度 | 患者对本次腕踝针操作护理服务的满意度 | |

（2）腕踝针规范化操作评分见表4－14。

表4－14 腕踝针规范化操作评分

护理单元： 操作者： 成绩：

| 程序 | 规范项目说明 | 分值 | 评分标准 | 扣分 | 得分 |
|---|---|---|---|---|---|
| 操作前准备（25分） | 仪表端庄，着装整洁 | 2 | 衣、帽不整洁扣1分 | | |
| | 核对医嘱、治疗单 | 5 | 未核对扣5分，1处不符合扣1分 | | |
| | 操作前评估：<br>（1）患者当前主要症状、既往史、晕针史、过敏史。<br>（2）患者体质、心理状态、对操作的配合程度。<br>（3）解释操作目的、告知相关事项 | 10 | 未评估扣4分，评估不全1项扣1分，未解释扣2分 | | |
| | 洗手 | 2 | 未洗手扣2分 | | |
| | 用物准备：治疗盘、0.25 mm×25 mm毫针、75%乙醇棉球、一次性无菌敷贴、污物杯、手消毒剂、治疗执行单，必要时备屏风、垫枕 | 6 | 少1件或不符合要求扣1分 | | |
| 操作流程（56分） | 携用物到患者床旁，核对床号、姓名 | 5 | 未核对扣3分，核对不全扣1～2分 | | |
| | 做好解释，协助患者取舒适体位，暴露针刺部位，注意为患者保暖、遮挡 | 5 | 未解释扣3分，体位不适扣2分 | | |
| | 实施：<br>（1）定位：根据患者病症，按区选择正确的针刺部位。<br>（2）消毒：局部皮肤消毒以进针点为中心，直径大于5 cm。<br>（3）检查毫针：检查针的有效期并取出毫针，检查针体有无弯折、针尖有无带勾等异常情况。<br>（4）进针：再次核对床号、姓名、确认针刺部位，左手固定在进针点下部，右手持针柄，针尖朝向病变部位，针身与皮肤呈30°快速刺入皮下。<br>（5）行针、调针：将针紧贴皮肤表面，刺入皮下浅层，不需针感。<br>（6）留针：固定，让患者活动针刺侧肢，留针30分钟。病情严重者适当延长留针时间，最多不超过24小时。 | 30 | （1）定位不准扣2分。<br>（2）消毒不规范扣2分。<br>（3）操作前未检查毫针扣2分。<br>（4）进针角度不合适、动作粗暴扣5分。<br>（5）行针不正确扣2分，调针不正确扣3分。<br>（6）留针未固定扣2分，留针后未让患者活动针刺侧肢体扣5分。<br>（7）拔针动作粗暴扣2分，未查针点数扣5分 | | |

续表 4 - 14

| 程序 | 规范项目说明 | 分值 | 评分标准 | 扣分 | 得分 |
|---|---|---|---|---|---|
| 操作流程（56分） | （7）向患者做好宣教，协助患者整理床单位，安置舒适体位。整理用物，洗手。<br>（8）拔针：一手捻动针柄，将针退至皮下，迅速拔出；另一手拇（食）指按压针孔周围皮肤，轻压片刻，以防出血。检查针数，防遗漏 | | | | |
| | 操作中注意观察患者的不良反应，若出现晕针、皮下出血等，及时处理。<br>操作时间10分钟 | 5 | 未询问患者感受扣3分，操作时间不准扣2分 | | |
| | 操作后观察患者留针过程中的反应，若有疼痛等，及时调整 | 5 | 未观察患者扣5分 | | |
| | 整理床单位，协助患者取舒适体位，整理衣物 | 6 | 未整理床单位扣2分，未协助患者取舒适体位扣2分，污物乱放、未分类归置扣2分 | | |
| 操作后（4分） | 洗手 | 2 | 1处不符合要求扣2分 | | |
| | 记录：在治疗单上签名、记录时间 | 2 | 1处不符合要求扣1分 | | |
| 评价（15分） | 物品处置符合消毒技术规范要求 | 5 | 不符合规范酌情扣1～5分 | | |
| | 正确指导患者：<br>（1）针刺过程中指导患者放松，配合操作。<br>（2）针刺后常常立即起效，并且有持续效应，定时巡视患者，观察患者症状改善情况。<br>（3）指导患者留针期间减少活动，尽量卧床休息，保留30分钟后再拔针 | 5 | 未指导扣5分，1项指导不全扣2分 | | |
| | 语言通俗，态度和蔼，沟通有效 | 5 | 语言、态度不符合要求各扣1分，沟通无效扣5分 | | |
| | 动作熟练、规范，符合操作原则 | 5 | 1处不符合要求扣1～2分 | | |

专家签名：　　　　　　　　　　　　　　　　　　检查时间：　　年　　月　　日

（十）不良反应

（1）皮下出血：由于腕踝针进针部位在关节处，且四肢末端血液供应丰富，针刺过程中极易发生皮下出血。选择穿刺点时应避开皮下可见的血管。进针时，若患者出现不可忍受的疼痛，应及时更换穿刺点；若已发生皮下出血，应立即用消毒棉签压迫止血。

（2）晕针：易发生于个别敏感患者。针刺过程中，应密切观察患者反应，若出现头晕、目眩、面色苍白、胸闷、欲呕等晕针现象，应立即拔针并及时报告医师处理。患者过于饥饿、疲劳、精神过于紧张时，不宜立即进行针刺。针刺治疗结束后患者须休息片刻方可活动或离开，防止晕针延迟反应现象的发生。

（李思逸　陈娟　钟春红）

**参考文献**

[1] 方华，戴红霞，曾漫琳，等. 腕踝针防治前列腺电切术后膀胱痉挛的效果研究 [J]. 护理管理杂志，2022，22（9）：682-686.

[2] 封蕾，黄双英. 腕踝针配合药罐为主治疗神经根型颈椎病疗效观察 [J]. 上海针灸杂志，2018，37（1）：70-73.

[3] 韩欣芮，岳微，陈善霞，等. 腕踝针缓解术后疼痛的范围综述 [J]. 护理研究，2022，36（22）：4041-4048.

[4] 黄乐乐，周庆辉，曹程兵，等. 基于 VOSviewer 和 CiteSpace 腕踝针研究进展的可视化分析 [J]. 中国医药导报，2023，20（29）：8-14.

[5] 黄立师，何天翔，金富锐，等. 腕踝针联合三步推拿法对颈型颈椎病功能恢复及实验室指标的影响 [J]. 重庆医学，2022，51（2）：267-270.

[6] 蒋慧，刘亚萍，董蕾，等. 痛舒膏联合腕踝针及硫酸吗啡缓释片治疗肝癌骨转移疼痛临床研究 [J]. 辽宁中医杂志，2021，48（9）：143-145.

[7] 倪娟，刘佳，彭廷云，等. 腕踝针联合耳穴压豆对肺癌骨转移患者的镇痛效果观察 [J]. 湖南中医杂志，2021，37（8）：114-116，125.

[8] 王玲玲，林雪冬，全碧泉，等. 腕踝针联合阿片类药物治疗肝癌癌痛的疗效观察 [J]. 上海针灸杂志，2021，40（11）：1336-1340.

[9] 王梅萍，张科军. 腕踝针治疗腹腔镜下胆囊切除术后疼痛的临床效果 [J]. 中国中西医结合外科杂志，2021，27（6）：891-895.

[10] 王琼，周庆辉. 腕踝针疗法的理论根源和临床应用探析 [J]. 中国针灸，2017，37（5）：509-512.

[11] 夏娟，黄平. 腕踝针配合耳穴埋针对老年髋部骨折置换术后疼痛及功能恢复的影响 [J]. 上海针灸杂志，2023，42（1）：50-55.

[12] 薛青，张雪姣，刘霞，等. 腕踝针对分娩镇痛效果及减少并发症的影响 [J]. 河北中医药学报，2021，36（5）：35-37.

[13] 杨克，杜玉茉，石晶，等. 利用数据挖掘技术探析腕踝针疗法的优势病种及临床应用特点 [J]. 中国针灸，2019，39（6）：673-678.

[14] 叶美杏，黎结美，张小娟，等. 腕踝针联合皮内针治疗强直性脊柱炎的临床观察 [J]. 广州中

医药大学学报，2022，39（7）：1562 – 1567.

［15］张蓓，吴凡. 腕踝针联合耳穴贴压治疗卒中后肩手综合征的疗效观察［J］. 上海针灸杂志，2023，42（8）：814 – 819.

［16］张心曙，凌昌全，周庆辉. 实用腕踝针疗法［M］. 北京：人民卫生出版社，2002：15 – 27.

［17］张心曙. 腕踝针［M］. 北京：人民军医出版社，1997：11.

［18］赵玲，沈雪勇. 从简帛书"环"、脉口、根结标本理论为腕踝针溯源［J］. 中国针灸，2021，41（3）：339 – 341.

［19］曾建峰，赖海标，钟嘁，等. 腕踝针治疗输尿管下段结石内镜术后腰痛的临床疗效［J］. 中国全科医学，2016，19（S1）：142 – 143.

［20］HOU J, LI Y, WU Y, et al. Safety and efficacy of wrist-ankle acupuncture in treating catheter-related bladder discomfort after transurethral resection of the prostate：a double-blind randomized clinical trial［J］. Gland surgery, 2022, 11（9）：1464 – 1471.

［21］WU L, LIU Q, YIN X, et al. Wrist-ankle acupuncture combined with pain nursing for the treatment of urinary calculi with acute pain［J］. World journal of clinical cases, 2023, 11（18）：4287 – 4294.

# 二、穴位注射

## （一）概述

穴位注射技术又称"水针"，是近代以来针灸刺激穴位疗法的创新技术。这种独特的注射方式以中西医结合理论为指导，通过将小剂量药物注入穴位内，将针刺穴位作用和药物的理化作用及时间效应有机地结合在一起，既取针刺的通经活络之功效，又利用药物对中枢神经系统的抑制作用，降低迷走神经和膈神经的兴奋性，发挥经络、穴位刺激与药物药效的多重效应，整合效能为多种疾病治疗过程中药物输送体系提供高效的药效。穴位注射技术具有一定的趋向性、靶向性、归经性，可放大药物的药理效应，且药物注射穴位后，滞留时间较长，对穴位产生持续的刺激，可延续针刺作用，提高治疗效果。大量研究发现，穴位注射技术可以通过注射不同类型的药物对多种疾病治疗达到良好的效果，目前该技术已广泛应用于各类疾病的治疗。

## （二）目的

将药物注入穴位中，以达到治疗疾病的效果并确保患者安全。

## （三）目标

（1）护士能掌握穴位注射技术，减少穴位注射时患者的不适感。

（2）患者的不适感得到缓解。

## （四）适用范围

适用于多种慢性疾病引起的（如眩晕、呃逆、腹胀、尿潴留等）症状。

## （五）禁忌证

（1）婴幼儿禁用。

（2）孕妇下腹部及腰骶部不宜用此法。

（3）诊断尚不清的意识障碍患者。

（4）对某种药物过敏者，禁用该药。

（六）操作流程

穴位注射操作流程见图4-8。

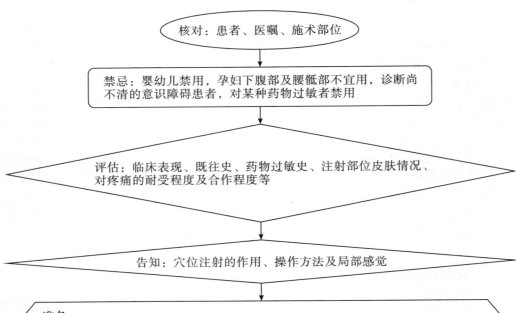

核对：患者、医嘱、施术部位

禁忌：婴幼儿禁用，孕妇下腹部及腰骶部不宜用，诊断尚不清的意识障碍患者，对某种药物过敏者禁用

评估：临床表现、既往史、药物过敏史、注射部位皮肤情况、对疼痛的耐受程度及合作程度等

告知：穴位注射的作用、操作方法及局部感觉

准备：
（1）物品：①治疗盘、药物、一次性注射器、无菌棉签、皮肤消毒液、污物碗、锐器盒、快速手消毒剂。②遵医嘱配药。
（2）患者：按腧穴选择合理体位，充分暴露注射部位皮肤，注意保暖

实施：
（1）选取穴位：按压取穴，通过询问患者感受确定穴位的准确位置。
（2）消毒皮肤：沿注射部位由内向外消毒，范围大于5 cm。
（3）注入药物：①再次核对医嘱，排气。②一手绷紧皮肤，另一手持注射器，对准穴位快速刺入皮下，然后用针刺手法将针身推至一定深度，至患者有酸胀感等得气感应，若无回血，即可将药物缓慢推入。
（4）注射完毕：迅速拔针，用无菌棉签按压针孔片刻。处理用物。
（5）观察患者情况，整理衣物，协助取舒适体位

记录：
（1）穴位注射时患者的反应及病情变化。
（2）异常情况、处理措施及效果

**图4-8 穴位注射操作流程**

（七）操作关注点与难点

**1. 关注点**

（1）注意为患者保暖并尊重患者隐私。

（2）根据患者自身情况，协助其摆放正确的体位。

（3）治疗前后给予患者个性化健康宣教。

（4）注意药物配伍禁忌，不宜采用刺激性强的药物。凡能引起过敏反应的药物，必须先做皮试，结果为阴性者方可使用。

**2. 难点**

（1）针对患者症状选择相应穴位进针。

（2）针刺不宜过深，避开脏器和血管，注射时若回抽有血，必须避开血管后再注射。

（八）管理规程

**1. 准入与资质**

医护准入条件如下：

（1）掌握中医基础理论、经络腧穴的临床应用。

（2）掌握各类中医技术，尤其是常见穴位的定位。

（3）能正确判断和处理各类中医技术操作中出现的异常情况。

（4）能正确进行病情观察，并处理相关技术的异常情况。

**2. 环境管理**

（1）环境整洁、光线明亮、无易燃物品。

（2）温湿度适宜。

**3. 患者教育与配合**

（1）患者疲乏、饥饿或精神高度紧张时不宜进行注射。

（2）局部皮肤有感染、瘢痕、有出血倾向及高度水肿者不宜进行注射。

（3）孕妇下腹部及腰骶部不宜进行注射。

（4）严格执行"三查七对"及无菌操作规程。

（5）遵医嘱配置药物剂量，注意配伍禁忌。

（6）注意针刺角度，观察有无回血。避开血管丰富部位，避免将药液注入血管内。患者有触电感时，针体往外退出少许后再进行注射。

（7）注射药物时，若患者如出现不适，应立即停止注射并观察患者的病情变化。

（九）评价指标和规范化操作评分

（1）穴位注射操作评价指标见表4-15。

表4-15 穴位注射操作评价指标

| 一级指标 | 二级指标 | 三级指标 | 评价方式 |
|---|---|---|---|
| 结构质量 | 管理规范与工作流程 | （1）熟悉穴位注射工作流程。<br>（2）严格按照规范执行护理操作 | 标准质控检查 |
| | 专业知识与技能 | （1）掌握穴位注射的适应证和禁忌证。<br>（2）掌握操作过程中异常情况的紧急处理措施 | |
| | 物品与环境准备 | （1）环境整洁、光线明亮、温湿度适宜。<br>（2）治疗盘、药物、一次性注射器、无菌棉签、皮肤消毒剂、污物碗、锐器盒、快速手消毒剂。<br>（3）必要时备毛毯、屏风、垫枕 | |
| 环节质量 | 护理评估 | （1）正确评估患者一般资料，有无禁忌证。<br>（2）评估患者当前主要症状及注射部分的皮肤情况。<br>（3）医务人员按无菌操作要求做准备 | 技术操作考核 |
| | 护理操作 | （1）根据患者自身情况，协助其摆放正确的体位。<br>（2）注意为患者保暖并尊重患者隐私。<br>（3）根据患者症状选择适宜的穴位。<br>（4）局部皮肤消毒以进针点为中心，直径大于5 cm。<br>（5）检查针体有无弯折、针尖有无带勾等异常情况。<br>（6）一手绷紧皮肤，另一手持注射器，对准穴位垂直快速刺入皮下，用针刺手法将针身推至一定深度，至患者有酸胀等得气感觉后，若无回血，即可将药物缓慢推入。<br>（7）若所用药量较多，可于推入部分药液后，将针头稍微提起后再注入余药。<br>（8）注射完毕拔针，用无菌棉签按压针孔片刻 | |
| | 健康教育 | （1）操作前和操作后对患者进行健康教育。<br>（2）患者知晓本次操作相关知识及注意事项 | |
| 终末质量 | 护理质量 | （1）患者能够正确理解及配合的程度。<br>（2）患者不适症状得到缓解。<br>（3）若为缓解疼痛症状，操作前和操作后分别进行VAS疼痛评估，观察操作后VAS评分变化 | 现场查检 |
| | 护理服务满意度 | 患者对本次穴位注射操作护理服务的满意度 | |

（2）穴位注射规范化操作评分见表4－16。

表4－16  穴位注射规范化操作评分

护理单元：　　　　　　　　　　　　操作者：　　　　　　　　成绩：

| 程序 | | 规范项目说明 | 分值 | 评分标准 | 扣分 | 得分 |
|---|---|---|---|---|---|---|
| 操作前准备（35分） | 素质要求 | （1）仪表大方，举止端庄，态度和蔼。（2）服装、鞋帽整洁 | 5 | 仪表不规范扣1～3分，衣、帽不整洁扣1分 | | |
| | 核对 | （1）遵照医嘱要求，双人核对治疗单、注射部位。（2）核对患者床号、姓名、年龄、性别 | 4 | 未核对扣4分，1处不符合扣1分 | | |
| | 评估 | （1）患者当前主要症状、既往史、过敏史。（2）患者体质及注射部位的皮肤情况。（3）心理状态及对治疗的接受程度。（4）女性患者的生育史、当前有无妊娠 | 5 | 未评估扣5分，评估不全1项扣1分 | | |
| | 告知 | 解释操作目的、过程、相关事项 | 5 | 少1项扣2分或不符合要求扣1分 | | |
| | 环境 | 清洁、安静、温度适宜 | 3 | 少1项或不符合要求扣1分 | | |
| | 护士 | 指甲符合要求，洗手、戴口罩 | 2 | 少1项或不符合要求扣1分 | | |
| | 物品 | 用物准备：治疗盘、药物、一次性注射器（1 mL、2 mL）、无菌棉签、皮肤消毒液、污物碗、利器盒、快速手消毒剂 | 11 | 少1件或不符合要求扣1分，不符合规范酌情扣1～5分 | | |
| 操作流程（40分） | 核对 | 核对床号、姓名、年龄，确定注射部位及方法 | 3 | 无核对扣3分，少1项扣1分 | | |
| | 体位 | 协助患者取舒适、合理体位，暴露施灸部位，注意为患者保暖，注意保护患者隐私 | 3 | 少1项或不符合要求扣1分 | | |
| | 定位 | 遵医嘱选择部位，做好标记，告知患者。 | 2 | 手法不正确，按要求分别扣1～5分 | | |
| | 消毒 | 局部皮肤消毒以进针点为中心，直径大于5 cm，重复2次 | 2 | 不符合规范酌情扣1～5分 | | |

续表 4－16

| 程序 | | 规范项目说明 | 分值 | 评分标准 | 扣分 | 得分 |
|---|---|---|---|---|---|---|
| 操作流程（40分） | 操作 | 实施：<br>（1）再次核对医嘱，排气。<br>（2）一手绷紧皮肤，另一手持注射器，对准穴位快速刺入皮下，然后用针刺手法将针身推至一定深度，至患者有酸胀等得气感应后，若无回血，即可将药物缓慢推入。若所用药量较多，可于推入部分药液后，将针头稍微提起后再注入余药。<br>（3）注射过程中观察患者是否晕针，以及针体是否有弯针、折针等情况。<br>（4）注射完毕拔针，用无菌棉签按压针孔片刻 | 16 | 手法不正确按要求分别扣1～16分 | | |
| | 观察 | 操作中随时观察，询问患者感觉，观察患者面色、表情、皮肤情况，询问患者有无疼痛、不适感等；若有异常应及时处理 | 5 | 观察患者情况不全分别扣1分，未询问患者感受扣3分 | | |
| | 指导 | 指导患者注意事项 | 5 | 无指导扣5分，指导不全面扣1～3分 | | |
| | 整理 | 协助患者取舒适体位，整理床单位 | 4 | 未协助患者取舒适体位扣2分，未整理扣2分 | | |
| 操作后（10分） | 清洁 | 用物归位，物品处置符合消毒技术规范要求，洗手 | 5 | 不符合规范酌情扣1～3分，无洗手扣2分 | | |
| | 记录 | 签名，记录时间、局部皮肤情况、患者反应 | 5 | 1处不符合要求扣1～5分 | | |
| 评价（15分） | 操作 | 动作熟练、规范，符合操作原则 | 5 | 不符合规范酌情扣1～5分 | | |
| | 沟通 | 语言通俗，态度和蔼，沟通有效 | 5 | 语言、态度不符合要求各扣1分，沟通无效扣5分 | | |
| | 理论 | 回答全面、正确 | 5 | 不全面或不正确酌情扣1～5分 | | |
| 合计 | | | 100 | | | |

专家签名：　　　　　　　　　　　　　　　　　检查时间：　　年　　月　　日

（十）不良反应

（1）过敏：免疫系统对注入药物产生的不良反应有局部红肿、皮疹，严重者可出现呼吸困难、意识丧失。发生过敏反应后应立即停止注射并拔针，报告医生进行紧急处理。

（2）皮下出血：选择穿刺点时应避开皮下可见的血管。进针时，若患者出现不可忍受的疼痛，应及时更换穿刺点；若已发生皮下出血，应立即用消毒棉签压迫止血。

（3）晕针：易发于个别敏感患者。穴位注射过程中，应密切观察患者反应，若出现头晕、目眩、面色苍白、胸闷、欲呕等晕针现象，应立即停止注射并及时报告医师处理。患者过于饥饿、疲劳或精神过于紧张时，不宜立即进行穴位注射。穴位注射结束后患者须休息片刻方可活动或离开，防止晕针延迟反应现象的发生。

（李思逸　陈娟　钟春红）

**参考文献**

［1］白娇，党媛. 中医穴位贴敷联合穴位注射甲钴胺在痰瘀阻络型中风病患者肢体麻木护理中的应用［J］. 贵州医药，2023，47（6）：970－971.

［2］边新娜. 针刺联合穴位注射治疗特发性耳鸣49例临床观察［J］. 湖南中医杂志，2023，39（10）：77－79.

［3］陈思宇，鄢燕. 中医外治法治疗顽固性面瘫的研究进展［J］. 中国医药科学，2023，13（17）：49－52.

［4］高大红，刘德春，王友刚，等. 天窗穴注射联合筋膜针法治疗交感神经型颈椎病［J］. 吉林中医药，2023，43（9）：1100－1103.

［5］李南臻，段颖钰，李滋平. 李滋平"针药相须"理论治疗腓总神经损伤经验［J］. 广州中医药大学学报，2023，40（7）：1803－1809.

［6］梁媛，赵丽，耿秀苹. 穴位注射联合红外线治疗对无创通气腹胀患者胃肠功能的影响［J］. 湖北中医药大学学报，2023，25（3）：92－94.

［7］邱帅辉，王佩云，谷娜，等. 针刀联合穴位注射及温针灸治疗肩袖损伤疗效观察［J］. 广西中医药大学学报，2023，26（4）：19－23.

［8］宋道阳，陈义. 穴位注射治疗肝郁气滞型黄褐斑的临床研究［J］. 中华中医药杂志，2023，38（10）：5114－5116.

［9］王俊，老锦雄，李倩，等. 温针灸配合穴位注射治疗湿热型腰椎间盘突出症的临床观察［J］. 广州中医药大学学报，2023，40（5）：1173－1178.

［10］吴小娟，曹刘，赵志勇. 穴位注射治疗耳鸣相关中枢功能改变的fMRI研究［J］. 四川中医，2023，41（8）：188－191.

［11］徐晓萱，孙忠人，崔杨，等. 穴位注射治疗周围性面瘫的研究进展［J］. 中国中医急症，2023，32（4）：740－743.

［12］闫美玲. 穴位注射物质的组织传输、代谢动力学及其免疫刺激效应［D］. 北京：中国科学院大学，2022.

［13］张曙，朱丽群，韦玉洁，等. 足三里穴位注射联合应用胃肠起搏仪改善老年人功能性便秘的效果观察［J］. 护理研究，2023，37（10）：1866－1869.

[14] 张旭杰，曾丽元，曹硕. 带状疱疹后遗神经痛患者中医护理研究进展 [J]. 护理研究，2023，37（12）：2208 – 2212.

[15] 朱瑾怡，殷建涛，王艳，等. 针刺治疗脑卒中后痉挛的研究进展 [J]. 中国中医急症，2023，32（10）：1872 – 1876.

[16] 朱瑜艾，张永健，曹亮，等. 穴位注射治疗脾虚痰湿型糖尿病周围神经病变的疗效观察 [J]. 上海针灸杂志，2023，42（9）：910 – 916.

# 三、皮内针

## （一）概述

皮内针是一类用于皮内埋藏的特制针具。其针尾呈椭圆形颗粒状的称为颗粒型皮内针，又称麦粒型皮内针；而针尾呈环形并垂直于针身的称为揿钉形皮内针，又称图钉形皮内针。

皮内针技术是种表浅刺激方法，其理论基础主要是中医针灸的十二皮部理论。十二皮部是十二经脉在人体表面皮肤上相应的投影区域，通过对皮肤的刺激调动皮部与十二经脉、络脉乃至脏腑气血的沟通和联系而发挥治疗作用。皮内针术后留针时间较长，是基于留针法发展而来。《黄帝内经》阐释了留针的目的在于调气，实现阴平阳秘、阴阳平衡，尤其是对里证、寒证、虚证均可通过久留针而祛除病邪。

皮内针在我国最早由针灸学家承淡安先生推广，是依据浅刺法和针刺留针发展而来，相当于《黄帝内经》所记载的"浮刺"、"毛刺"和"扬刺"。埋针疗法能给皮部以弱而长时间的刺激，调整经络脏腑功能，以达到防治疾病的目的。

操作皮内针时，选穴原则有四个：

（1）近部取穴。在病变的局部或距离病变部位较近的范围内选穴。

（2）远部取穴。在病变部位所属的经络上距病变部位较远的部位选穴。

（3）对症选穴。根据临床表现及特殊症状选穴。

（4）辨证取穴。根据症候特点、病因、发展进程和特点进行辨证选穴。

施术部位一般选用耳穴、阿是穴反应点，常用经穴、经外奇穴等。埋针时间根据疾病情况，一般为 1 ～ 2 天，多者可埋针 6 ～ 7 天，暑热天埋针不宜超过 2 天，以防感染。

## （二）目的

使用皮内针技术缓解患者临床不适并确保患者安全。

## （三）目标

（1）护士能掌握皮内针技术，减少行皮内针时患者的不适感。

（2）患者的不适感得到缓解。

## （四）适用范围

（1）慢性疾病，如高血压、哮喘、面肌痉挛、遗尿、尿频、痹证等。

（2）神经性头痛、偏头痛、胃痛、胆绞痛、胁痛、腕踝关节扭伤等。

（3）腰腿痛等关节疼痛，如颈椎病、腰椎间盘突出、肩周炎等。

（4）妇科疾病，如月经不调等。

（5）头痛失眠，如肝气不舒引发头痛、失眠等。

（五）禁忌证

（1）关节处、局部皮肤红肿、皮肤化脓感染处、紫癜和瘢痕处。

（2）孕妇、皮肤过敏患者、出血性疾病患者。

（六）操作流程

皮内针操作流程见图4-9。

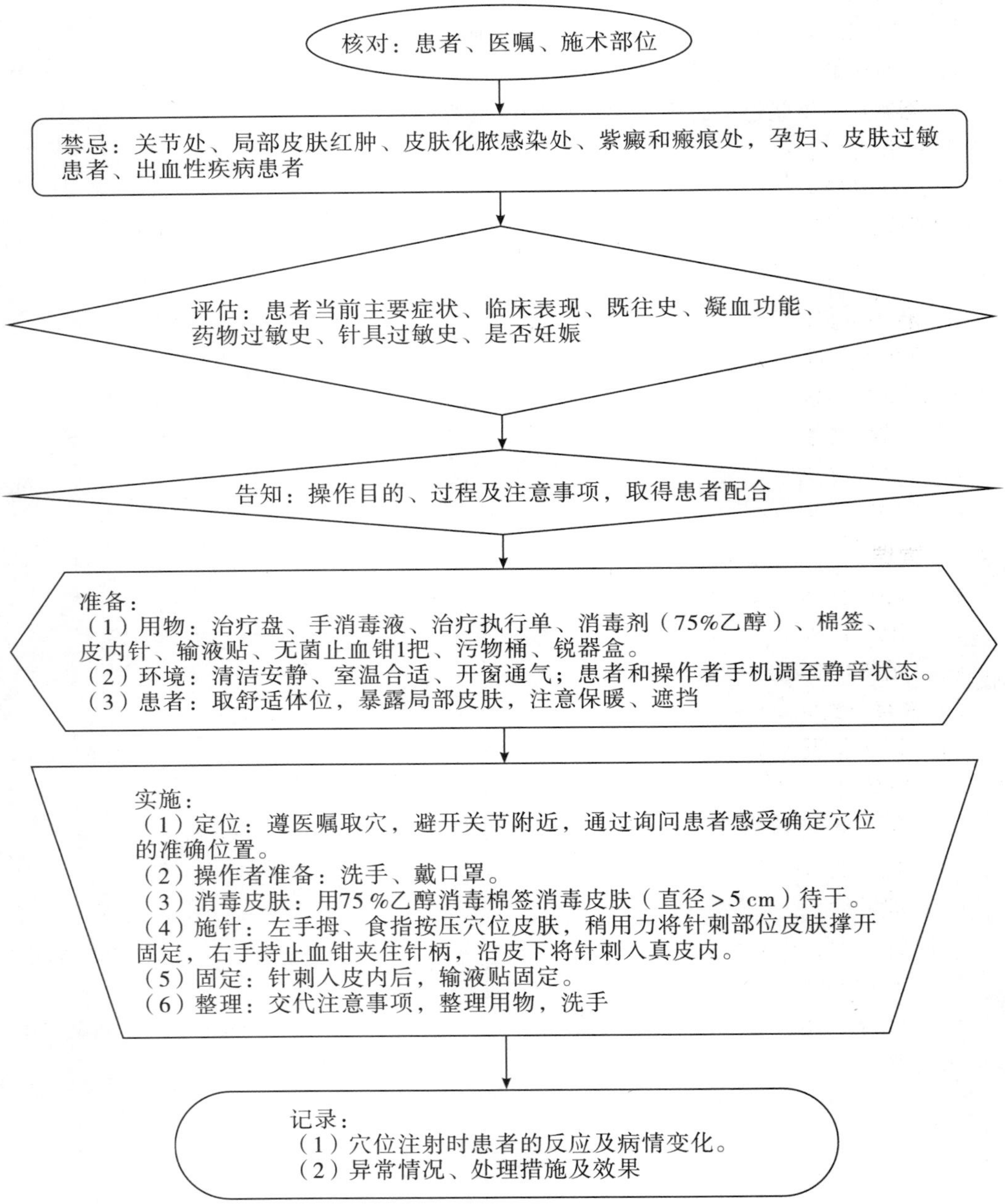

核对：患者、医嘱、施术部位

禁忌：关节处、局部皮肤红肿、皮肤化脓感染处、紫癜和瘢痕处，孕妇、皮肤过敏患者、出血性疾病患者

评估：患者当前主要症状、临床表现、既往史、凝血功能、药物过敏史、针具过敏史、是否妊娠

告知：操作目的、过程及注意事项，取得患者配合

准备：
（1）用物：治疗盘、手消毒液、治疗执行单、消毒剂（75%乙醇）、棉签、皮内针、输液贴、无菌止血钳1把、污物桶、锐器盒。
（2）环境：清洁安静、室温合适、开窗通气；患者和操作者手机调至静音状态。
（3）患者：取舒适体位，暴露局部皮肤，注意保暖、遮挡

实施：
（1）定位：遵医嘱取穴，避开关节附近，通过询问患者感受确定穴位的准确位置。
（2）操作者准备：洗手、戴口罩。
（3）消毒皮肤：用75%乙醇消毒棉签消毒皮肤（直径>5 cm）待干。
（4）施针：左手拇、食指按压穴位皮肤，稍用力将针刺部位皮肤撑开固定，右手持止血钳夹住针柄，沿皮下将针刺入真皮内。
（5）固定：针刺入皮内后，输液贴固定。
（6）整理：交代注意事项，整理用物，洗手

记录：
（1）穴位注射时患者的反应及病情变化。
（2）异常情况、处理措施及效果

**图4-9　皮内针操作流程**

（七）操作关注点与难点

**1. 关注点**

（1）注意为患者保暖并尊重患者隐私。

（2）根据患者自身情况，协助其摆放正确的体位。

（3）治疗前后给予患者个性化健康宣教。

**2. 难点**

（1）针对患者症状选择相应穴位进行皮内针操作。

（2）针刺应避开脏器和血管，埋针后，患者感觉刺痛或妨碍肢体活动时，应将针取出重埋或改用其他穴位。

（八）管理规程

**1. 准入与资质**

医护准入条件如下：

（1）掌握中医基础理论、经络腧穴的临床应用。

（2）掌握各类中医技术，尤其是复杂施针手法。

（3）能正确判断和处理各类中医技术操作中出现的异常情况。

（4）能正确进行病情观察，并处理相关技术的异常情况。

**2. 管理**

（1）环境整洁、光线明亮、温湿度适宜。

（2）准备治疗盘、手消毒液、治疗执行单、消毒剂（75%乙醇）、棉签、皮内针、输液贴、无菌止血钳1把、污物桶、锐器盒。

**3. 教育与配合**

（1）以下情况不得施针：关节处、局部皮肤红肿、皮肤化脓感染处、紫癜和瘢痕处，均不宜施针；孕妇、皮肤过敏患者、出血性疾病患者也不宜施针。

（2）每次取穴，一般取单侧，或取两侧对称同名穴。

（3）埋针要选择易于固定和不妨碍肢体活动的穴位。

（4）埋针后，患者感觉刺痛或妨碍肢体活动时，应将针取出重埋或改用其他穴位。

（5）针刺前，应对针体进行详细检查，以免发生折针事故。

（6）注意消毒，暑热天埋针时间不超过2天，以防感染。

（7）埋针期间埋针处暂不湿水，以免感染。若发现埋针局部感染，应将针去除，并对症处理。

（九）评价指标和规范化操作评分

（1）皮内针操作评价指标见表 4 – 17。

表 4 – 17　皮内针操作评价指标

| 一级指标 | 二级指标 | 三级指标 | 评价方式 |
|---|---|---|---|
| 结构质量 | 管理规范与工作流程 | （1）熟悉皮内针工作流程。<br>（2）严格按照规范执行护理操作 | 标准质控检查 |
| | 专业知识与技能 | （1）掌握皮内针的适应证和禁忌证。<br>（2）掌握操作过程中异常情况的紧急处理措施 | |
| | 物品与环境准备 | （1）环境整洁、光线明亮、温湿度适宜。<br>（2）治疗盘、手消毒液、治疗执行单、消毒剂（75%乙醇）、棉签、皮内针、输液贴、无菌止血钳1把、污物桶、锐器盒。<br>（3）必要时备毛毯、屏风、垫枕 | |
| 环节质量 | 护理评估 | （1）正确评估患者一般资料，有无禁忌证。<br>（2）评估患者当前主要症状，针刺穴位部位的皮肤情况。<br>（3）医务人员按无菌操作要求做好自身准备 | 技术操作考核 |
| | 护理操作 | （1）根据患者自身情况，协助其摆放正确的体位。<br>（2）注意为患者保暖并尊重患者隐私。<br>（3）根据患者症状选择适宜的穴位。<br>（4）局部皮肤消毒以进针点为中心，直径大于 5 cm，重复 2 次。<br>（5）检查针体有无弯折、针尖有无带勾等异常情况。<br>（6）左手拇、食指按压穴位皮肤，稍用力将针刺部位皮肤撑开固定，右手持止血钳夹住针柄，沿皮下将针刺入真皮内，针身可沿皮下平行埋入，针刺方向与经脉平行方向平行，背腹部与经脉循行方向垂直。<br>（7）针刺入皮内后，用输液贴固定。以保护针身固定在皮内，以免因活动而致针具移动或丢失。<br>（8）拔针时清点针数，避免遗漏 | |
| | 健康教育 | （1）操作前和操作后对患者进行健康教育。<br>（2）患者知晓本次操作相关知识及注意事项 | |
| 终末质量 | 护理质量 | （1）患者能够正确理解及配合的程度。<br>（2）患者的不适症状得到缓解。<br>（3）若为缓解疼痛症状，操作前和操作后分别进行 VAS 疼痛评估，观察操作后 VAS 评分变化；若为缓解恶心呕吐症状，则采用世界卫生组织的 PONV 四级评分标准，操作前后分别进行评分，观察评分变化 | 现场查检 |
| | 护理服务满意度 | 患者对本次皮内针操作护理服务的满意度 | |

（2）皮内针规范化操作评分见表4－18。

表4－18　皮内针规范化操作评分

护理单元：　　　　　　　　　　操作者：　　　　　　成绩：

| 程序 | | 规范项目说明 | 分值 | 评分标准 | 扣分 | 得分 |
|---|---|---|---|---|---|---|
| 操作前准备（35分） | 素质要求 | （1）仪表大方，举止端庄，态度和蔼。（2）服装、鞋帽整洁 | 5 | 仪表不规范扣1～3分，衣、帽不整洁扣1分 | | |
| | 核对 | （1）遵照医嘱要求，双人核对治疗单、针刺部位。（2）核对患者床号、姓名、年龄、性别 | 4 | 未核对扣4分，1处不符合扣1分 | | |
| | 评估 | （1）患者当前主要症状、临床表现、既往史、凝血功能、药物过敏史、针具过敏史、是否妊娠。（2）患者体质及针刺部位的皮肤情况。（3）患者心理状态及对治疗的接受程度 | 5 | 未评估扣5分，评估不全1项扣1分 | | |
| | 告知 | 解释操作目的、过程、相关事项 | 5 | 少1项扣2分或不符合要求扣1分 | | |
| | 环境 | 清洁、安静、温度适宜 | 3 | 少1项或不符合要求扣1分 | | |
| | 护士 | 指甲符合要求，洗手、戴口罩 | 2 | 少1项或不符合要求扣1分 | | |
| | 物品 | 用物准备：治疗盘、手消毒液、治疗执行单、消毒剂（75%乙醇）、棉签、皮内针、输液贴、无菌止血钳1把、污物桶、锐器盒 | 11 | 少1件或不符合要求扣1分，不符合规范酌情扣1～5分 | | |
| 操作流程（40分） | 核对 | 核对床号、姓名、年龄，确定针刺部位及方法 | 3 | 无核对扣3分，少1项扣1分 | | |
| | 体位 | 协助患者取舒适、合理体位，暴露针刺部位，注意为患者保暖，注意保护患者隐私 | 3 | 少1项或不符合要求扣1分 | | |
| | 定位 | 遵医嘱取穴，避开关节附近，通过询问患者感受确定穴位的准确位置 | 2 | 手法不正确按要求分别扣1～5分 | | |
| | 消毒 | 局部皮肤消毒以进针点为中心，直径大于5 cm，重复2次 | 2 | 不符合规范酌情扣1～5分 | | |

续表4-18

| 程序 | | 规范项目说明 | 分值 | 评分标准 | 扣分 | 得分 |
|---|---|---|---|---|---|---|
| 操作流程（40分） | 操作 | （1）施针：左手拇、食指按压穴位皮肤，稍用力将针刺部位皮肤撑开固定，右手持止血钳夹住针柄，沿皮下将针刺入真皮内，针身可沿皮下平行埋入，针刺方向与经脉平行方向平行，背腹部与经脉循行方向垂直。（2）固定：针刺入皮内后，用输液贴固定。露在外面的针身和针柄下的皮肤表面之间粘贴输液贴，以保护针身固定在皮内，以免因活动而致针具移动或丢失 | 16 | 手法不正确按要求分别扣1~16分 | | |
| | 观察 | 操作中随时观察，询问患者感觉，观察患者面色、表情、皮肤情况，询问患者有无疼痛、不适感等；若有异常应及时处理 | 5 | 观察患者情况不全分别扣1分，未询问患者感受扣3分 | | |
| | 指导 | 指导患者注意事项 | 5 | 无指导扣5分，指导不全面扣1~3分 | | |
| | 整理 | 协助患者取舒适体位，整理床单位 | 4 | 未协助患者取舒适体位扣2分，未整理扣2分 | | |
| 操作后（10分） | 清洁 | 用物归位，物品处置符合消毒技术规范要求，洗手 | 5 | 不符合规范酌情扣1~3分，无洗手扣2分 | | |
| | 记录 | 签名，记录时间、局部皮肤情况、患者反应 | 5 | 1处不符合要求扣1~5分 | | |
| 评价（15分） | 操作 | 动作熟练、规范，符合操作原则 | 5 | 不符合规范酌情扣1~5分 | | |
| | 沟通 | 语言通俗，态度和蔼，沟通有效 | 5 | 语言、态度不符合要求各扣1分，沟通无效扣5分 | | |
| | 理论 | 回答全面、正确 | 5 | 不全面或不正确酌情扣1~5分 | | |
| 合计 | | | 100 | | | |

专家签名：　　　　　　　　　　　　　　　　检查时间：　　年　　月　　日

（十）不良反应

（1）感染：由于留针时间过长、天气炎热、患者多汗等原因，埋针处可能出现皮肤红肿、疼痛等炎症反应。若埋针处已发生感染，应立即拔针，并报告医生处理。

（2）晕针：易发于个别敏感患者。针刺过程中，应密切观察患者反应，若出现头晕、目眩、面色苍白、胸闷、欲呕等晕针现象，应立即拔针并及时报告医师处理。患者过于饥饿、疲劳，精神过于紧张时，不宜立即进行针刺。拔针后患者须休息片刻方可活动或离开，防止晕针延迟反应现象的发生。

（李思逸　陈娟　钟春红）

**参考文献**

[1] 蔡群峰，林丹椿，王渊俊. 针刺联合揿针治疗前庭性偏头痛的疗效及对眩晕症状、情绪改善的影响 [J]. 湖北中医杂志，2023，45（8）：45-48.

[2] 陈思鼎，张海洋，施妙璇，等. 耳穴揿针对腹腔镜下胆囊切除术后恢复的影响 [J]. 山东中医杂志，2023，42（6）：597-601.

[3] 胡亮，莫幼芳，洪柏萍. 揿针结合腹部热熨在老年鼻饲患者胃潴留的应用效果分析 [J]. 浙江中医杂志，2023，58（9）：680.

[4] 金铭锴，沙静涛，刘慧敏，等. 揿针联合药物治疗混合痔术后疼痛的疗效观察及对血清 P 物质和 5-羟色胺水平的影响 [J]. 上海针灸杂志，2023，42（9）：959-963.

[5] 金颖，周建平，钱学群，等. 苇管灸联合揿针对脾肾阳虚证连续性不卧床性腹膜透析患者营养状况的影响 [J]. 浙江中医杂志，2023，58（9）：681-682.

[6] 景静，岳玉，刘俊霞，等. 缺血性脑卒中患者皮内针技术临床应用情况调查 [J]. 护理研究，2023，37（17）：3184-3187.

[7] 李瑞星，马丙祥，叶玉香，等. 脾俞、肾俞揿针疗法对脑性瘫痪儿童发育的影响 [J]. 中国康复医学杂志，2023，38（8）：1142-1145.

[8] 刘茜茜，康群，储小红. 揿针疗法联合穴位贴敷对慢性心力衰竭患者 BNP、生活质量及心功能的影响 [J]. 湖北中医杂志，2023，45（9）：30-33.

[9] 刘青建，彭松灏，陆必波，等. 线上线下相结合的揿针联合呼吸吐纳功法对社区 COPD 稳定期患者肺功能、血气指标以及生存质量的影响 [J]. 四川中医，2023，41（7）：219-222.

[10] 陆子晖，谭华儒. 通淋起痿汤加减联合揿针疗法治疗Ⅲ型慢性前列腺炎合并勃起功能障碍的疗效观察 [J]. 广州中医药大学学报，2023，40（8）：1928-1934.

[11] 马奇林，冼晶晶，黄玉凤. 雷火灸联合揿针治疗寒凝血瘀型原发性痛经临床观察 [J]. 广西中医药大学学报，2023，26（5）：35-37，40.

[12] 戚天臣，罗开民，侯洁，等. 辨证取穴温针灸联合揿针治疗肝肾亏虚型膝骨关节炎的临床研究 [J]. 湖南中医药大学学报，2023，43（9）：1693-1698.

[13] 王培新，刘杰，王利春，等. 针刺联合康复训练治疗卒中后手功能障碍的研究进展 [J]. 湖南中医杂志，2023，39（8）：192-196.

[14] 魏溪芳，蔡娟，沈卫东. 揿针联合耳穴压丸对腹腔镜胆囊切除术术前焦虑抑郁状态的改善作用研究 [J]. 中国中西医结合外科杂志，2023，29（5）：594-598.

[15] 许冰，刘苗，石磊，等. 五音疗法联合揿针对轻中度溃疡性结肠炎伴轻度焦虑抑郁患者的干预效果 [J]. 北京中医药，2023，42（6）：700-702.

[16] 杨威，荣晓凤. 托法替布联合皮内针治疗类风湿性关节炎的疗效研究 [J]. 重庆医学，2023，

52（15）：2288－2294.

［17］张翊一，姬霞．揿针疗法治疗心脾两虚型不寐患者的近远期效果观察［J］．贵州医药，2023，47（10）：1583－1585.

［18］朱文雯，谢松承，张巍，等．针刺治疗不寐的针具及刺法临床应用进展［J］．四川中医，2023，41（10）：215－218.

# 第六节　灸法

## 一、艾箱灸

### （一）概述

灸法是用艾火的热力和药物作用，对腧穴或病变部位进行烧灼、温熨，达到防病治病目的的一种外治方法。

艾箱灸技术是指将艾条点燃后放入特制小木箱中，将小木箱固定在人体表面的特定部位进行施灸，通过温通经络、调和气血、消肿散结、祛湿散寒、回阳救逆等作用，以达到防病保健、治病强身的目的，适用于各种寒证，如胃脘痛、腹痛、泄泻、风寒痹证、阳痿、早泄、疮疡久溃不愈等。

### （二）目的

运用灸法达到缓解症状的效果，确保患者安全并起到治疗疾病的作用。

### （三）目标

（1）护士能掌握正确的灸法，以防施灸时烫伤患者。

（2）患者各种虚寒性病症的临床症状得到缓解。

### （四）适用范围

适用于多种慢性病，如消化不良、贫血、低血压眩晕、失眠、肌肉劳损、关节痛和痛经、胎位不正等。

### （五）禁忌证

青光眼、眼底出血、孕妇、心脏病、呼吸衰竭、哮喘及高血压并发症期间等病症禁灸。

（六）操作流程

艾箱灸操作流程见图 4-10。

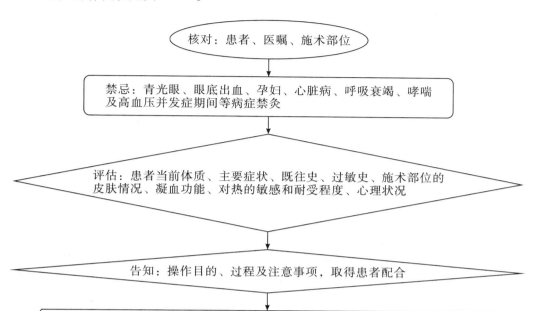

核对：患者、医嘱、施术部位

禁忌：青光眼、眼底出血、孕妇、心脏病、呼吸衰竭、哮喘及高血压并发症期间等病症禁灸

评估：患者当前体质、主要症状、既往史、过敏史、施术部位的皮肤情况、凝血功能、对热的敏感和耐受程度、心理状况

告知：操作目的、过程及注意事项，取得患者配合

准备：
（1）操作者：洗手、戴口罩。
（2）环境：无易燃易爆物品、室温合适、开窗通风。
（3）用物：艾条、艾灸箱、火机、酒精灯、大毛巾、纱块，必要时备屏风。
（4）患者：取合适体位，暴露操作部位，排空二便

实施：
（1）根据评估结果确定施灸方案：经络和穴位的选取。
（2）选穴和操作：取选关元穴、气海穴、中极穴、神阙穴。把点燃的艾灸箱正中对准施灸穴位，皮肤与艾箱之间用毛巾隔开，以患者有温热感而无灼痛感为宜，灸至稍起红晕为度。
（3）施灸时间：15～20分钟。
（4）施灸中观察：操作中随时观察，询问患者感觉；以轻微的汗液渗出、皮肤微微发红为宜。观察局部皮肤及病情变化，询问患者有无不适。防止艾灸箱移位，造成烫伤。
（5）施术结束：将火彻底熄灭，清洁局部皮肤

记录：
（1）记录操作时间，并签名。
（2）记录患者症状改善情况，异常情况及处理措施和效果

图 4-10　艾箱灸操作流程

（七）管理规程

**1. 准入与资质**

医护准入条件如下：

（1）掌握中医基础理论、经络腧穴的临床应用。

（2）掌握各类中医技术，尤其是复杂施灸手法。

（3）能正确判断和处理各类中医技术操作中出现的异常情况。

（4）能正确进行病情观察，并处理相关技术的异常情况。

**2. 环境管理**

（1）无易燃物品，环境整洁、光线明亮、温湿度适宜。

（2）准备治疗盘、艾灸箱、艾条、纱块、打火机、宽口瓶、隔热垫，必要时备浴巾及屏风、万花油。

**3. 患者教育与配合**

（1）艾箱灸时间 10 ～ 15 分钟。

（2）治疗过程可能出现烫伤、水疱等情况。

（3）施灸过程患者出现头晕眼花、恶心、心慌出汗等不适时，及时告知护士。

（4）施灸后患者皮肤出现微红、灼热，属于正常现象；若出现小水疱，无须处理，可自行吸收。

（5）灸后注意保暖，饮食宜清淡。

（6）灸后半小时内不宜用冷水洗手、洗脸或洗澡，禁止喝冷水或冰水。

（八）评价指标和规范化操作评分

（1）艾箱灸操作评价指标见表 4 - 19。

表 4 - 19　艾箱灸操作评价指标

| 一级指标 | 二级指标 | 三级指标 | 评价方式 |
| --- | --- | --- | --- |
| 结构质量 | 管理规范与工作流程 | （1）熟悉中医治疗室的管理规范及工作流程。<br>（2）严格按照规范执行护理操作 | 标准质控检查 |
| | 专业知识与技能 | （1）掌握中医基础理论、经络腧穴的临床应用。<br>（2）掌握艾灸箱操作的适应证和禁忌证。<br>（3）掌握操作中出现异常情况的紧急处理措施 | |
| | 物品与环境准备 | （1）中医治疗室定期消毒灭菌，温湿度符合标准。<br>（2）检查常用耗材及药品处置方法。<br>（3）应急药物及物品配备齐全。<br>（4）艾灸箱的清洁、消毒，处于备用状态；艾条在有效使用期内 | |

续表 4 – 19

| 一级指标 | 二级指标 | 三级指标 | 评价方式 |
|---|---|---|---|
| 环节质量 | 护理评估 | （1）正确评估患者主要症状、既往史、有无出血病史或出血倾向、药物过敏史或哮喘病史及是否妊娠。<br>（2）患者对热和气味的耐受程度，施灸部位皮肤情况。<br>（3）解释并告知患者或家属治疗过程中可能出现的不良反应 | 技术操作考核 |
| | 护理操作 | （1）协助患者取合理体位，暴露施灸部位，注意为患者保暖并保护患者隐私。<br>（2）定位施灸，确定施灸腧穴及施灸方法，确保准确性。<br>（3）施灸过程中随时观察局部皮肤及病情变化，随时除掉艾灰，防止艾灰脱落及艾灸箱固定不牢造成皮肤灼伤或毁坏衣物。<br>（4）施灸结束，撤下艾箱，用血管钳取出艾条并将燃烧面置于宽瓶中彻底熄灭艾火。<br>（5）清洁皮肤，取舒适体位，整理床单位。<br>（6）询问患者对操作的感受，告知注意事项，清理用物 | |
| | 健康教育 | （1）操作前与操作中、操作后对患者进行健康教育。<br>（2）患者知晓本次操作相关知识及注意事项 | |
| 终末质量 | 护理质量 | （1）患者能够正确理解艾箱灸法的目的并主动配合。<br>（2）施灸部位是否准确，操作是否熟练、体位安排是否合理舒适。<br>（3）施灸后局部皮肤是否潮红；患者是否觉得温热、舒适，症状有无缓解。<br>（4）患者是否安全，有无皮肤灼伤、烧伤 | 现场查检 |
| | 护理服务满意度 | 患者对本次操作提供护理服务的满意度 | |

（2）艾箱灸规范化操作评分见表4-20。

表4-20　艾箱灸规范化操作评分

护理单元：　　　　　　　　　　　操作者：　　　　　　成绩：

| 程序 | | 规范项目说明 | 分值 | 评分标准 | 扣分 | 得分 |
|---|---|---|---|---|---|---|
| 操作前准备（35分） | 素质要求 | （1）仪表大方，举止端庄，态度和蔼。<br>（2）服装、鞋帽整洁 | 5 | 仪表不规范扣1～3分，衣、帽不整洁扣1分 | | |
| | 核对 | （1）遵照医嘱要求，双人核对治疗单、施灸部位。<br>（2）核对患者床号、姓名、年龄、性别 | 4 | 未核对扣4分，内容不全面扣1分 | | |
| | 评估 | （1）患者当前主要症状、既往史、过敏史或哮喘病史、出血性倾向。<br>（2）患者体质及施灸部位的皮肤情况。<br>（3）患者心理状态及对治疗的接受程度。<br>（4）女性患者的生育史、当前有无妊娠 | 5 | 未评估扣5分，1项未完成扣1分 | | |
| | 告知 | 解释操作目的、过程、相关事项 | 5 | 少1项扣2分或不符合要求扣1分 | | |
| | 环境 | 清洁、安静、温湿度适宜 | 3 | 少1项或不符合要求扣1分 | | |
| | 护士 | 指甲符合要求，洗手、戴口罩 | 2 | 少1项或不符合要求扣1分 | | |
| | 物品 | 用物准备：治疗盘、艾灸箱、艾条、纱块、打火机、宽口瓶、隔热垫，必要时备浴巾及屏风、万花油 | 11 | 少1件或不符合要求扣1分，不符合规范酌情扣1～5分 | | |
| 操作流程（40分） | 核对 | 核对床号、姓名、年龄、确定施灸部位及方法 | 3 | 无核对扣3分，少1项扣1分 | | |
| | 体位 | 协助患者取舒适合理体位，暴露施灸部位，注意为患者保暖，注意保护隐私 | 3 | 少1项或不符合要求扣1分 | | |
| | 定位 | 遵医嘱选择施灸部位，做好标记，告知患者 | 2 | 定位或穴位不正确按要求分别扣1～5分 | | |
| | 清洁 | 用纱布清洁皮肤，清洁时由内到外或由上往下擦拭，重复2次 | 2 | 不符合规范酌情扣1～5分 | | |

续表 4 - 20

| 程序 | | 规范项目说明 | 分值 | 评分标准 | 扣分 | 得分 |
|---|---|---|---|---|---|---|
| 操作流程（40分） | 操作 | 实施：<br>（1）点燃灸条：取艾炷点燃一头，充分燃烧后封住艾箱4/5开口。<br>（2）取舒适体位，将艾箱置于相应穴位或施灸位置，下垫一层隔热垫。<br>（3）每次15～20分钟，每日1次。<br>（4）观察患者局部皮肤及病情，询问患者有无灼痛感，随时、及时调整隔热垫的厚度。<br>（5）随时除掉艾灰，防止艾灰脱落，保持艾箱固定不滑落。<br>（6）熄灭灸条：施灸结束，在宽口瓶内熄灭艾条，清洁局部皮肤 | 16 | （1）灸条点燃不充分扣1分。<br>（2）施灸穴位或位置不准确扣1分，体位错误扣1分，未垫隔热垫扣1分。<br>（3）施灸时间不合理扣2分。<br>（4）未观察皮肤情况扣2分，未询问患者感受扣2分。<br>（5）未及时弹去艾灰扣2分，艾灸箱滑落扣2分。<br>（6）艾条熄灭方法不正确扣1分，未清洁皮肤1分 | | |
| | 观察 | 操作中随时观察，询问患者感觉，以轻微的汗液渗出、皮肤微微发红为宜。随时观察患者面色、表情、皮肤情况，询问患者有无疼痛、不适感等；若有异常应及时处理 | 5 | 观察患者情况不全少1项扣1分，无询问患者感受扣3分 | | |
| | 指导 | 指导患者注意事项 | 5 | 无指导扣5分，指导不全面扣1～3分 | | |
| | 整理 | 协助患者取舒适体位，整理床单位 | 4 | 未协助患者取舒适体位扣2分，未整理扣2分 | | |
| 操作后（10分） | 清洁 | 用物归位，物品处置符合消毒技术规范要求，洗手 | 5 | 不符合规范酌情扣1～3分，无洗手扣2分 | | |
| | 记录 | 签名，记录时间、局部皮肤情况、患者反应 | 5 | 1处不符合要求扣1～5分 | | |

续表 4 - 20

| 程序 | | 规范项目说明 | 分值 | 评分标准 | 扣分 | 得分 |
|---|---|---|---|---|---|---|
| 评价（15分） | 操作 | 动作熟练、规范，符合操作原则 | 5 | 不符合规范酌情扣 1 ～ 5 分 | | |
| | 沟通 | 语言通俗，态度和蔼，沟通有效 | 5 | 语言、态度不符合要求各扣 1 分，沟通无效扣 5 分 | | |
| | 理论 | 回答全面、正确 | 5 | 不全面或不正确酌情扣 1 ～ 5 分 | | |
| 合计 | | | 100 | | | |

专家签名：　　　　　　　　　　　　　检查时间：　　　年　月　日

（九）不良反应

（1）烫伤：若出现小水疱，无须处理，可自行吸收；若水疱较大，消毒局部皮肤后，用注射器吸出液体，并用烫伤膏或用紫草油等外涂。

（2）晕灸：若发生晕灸现象，立即停止艾灸，让受术者平卧于空气流通处，松开其领口，给予温开水或糖水，让其闭目休息即可。对于猝倒神昏者，可以针刺人中、合谷、关内、足三里，或灸百会、气海、关元等穴以急救。

（3）过敏：施灸部位出现皮肤发红、皮疹和瘙痒等情况，应立即停止施灸，并清洁皮肤，严重者予抗过敏对症处理。

（陈莉　李思逸　钟春红）

**参考文献**

[1] 陈碧，黄有翰，毛兴华，等. 艾箱灸结合揿针治疗腰肌劳损临床研究 [J]. 新中医，2021，53 (9)：190 - 192.

[2] 陈佩仪. 中医护理学基础 [M]. 北京：人民卫生出版社，2012：193 - 204.

[3] 韩兴军，叶小娜，王永志. 中医特色灸法大全 [M]. 济南：山东科学技术出版社，2021：76 - 77.

[4] 李娉婷，王会民，杨海江. 平衡针联合艾灸治疗盆腔炎的临床效果 [J]. 世界中医药，2018，13 (1)：179 - 182.

[5] 李鑫，王洁. 艾箱灸对预防脑出血康复期患者拔除尿管后尿潴留的效果 [J]. 中国医师杂志，2023，25 (6)：921 - 923.

[6] 刘明阳，李洁清，谢丽娜，等. 艾箱灸联合神经干刺激疗法治疗寒湿痹阻型腰椎间盘突出症的临床观察 [J]. 中西医结合研究，2020，12 (4)：264 - 265，268.

[7] 邱芬梅，刘宇. 艾箱灸治疗阿帕替尼相关性腹泻的回顾性研究及临床体会 [J]. 中医临床研究，2022，14 (24)：76 - 78.

[8] 阮凡，毕蓓蕾，石吟. 针灸联合加味大承气汤在妇科腹腔镜术前肠道准备中的应用 [J]. 浙江中

医杂志, 2023, 58 (2): 143.

[9] 王娴, 徐俊, 王燕, 等. 18 项中医护理技术难度分级及准入机制建立的探讨 [J]. 护士进修杂志, 2020, 35 (4): 338-341.

[10] 徐东娥. 中医适宜技术与特色护理实用手册 [M]. 北京: 中国中医药出版社, 2021: 20-21.

[11] 殷君, 肖莹莹. 艾箱灸背俞穴结合四子散热熨双涌泉在改善胸痹患者中的应用 [J]. 中西医结合心血管病电子杂志, 2020, 8 (14): 185, 191.

[12] 余立军, 戴小爱, 郑莉, 等. 艾箱灸联合穴位贴敷在吻合器痔上黏膜环切术后患者尿潴留中的应用效果 [J]. 中华现代护理杂志, 2018, 24 (5): 585-587.

## 二、雷火灸

### (一) 概述

雷火灸疗法是用中药粉末加上艾绒制成艾条, 施灸于穴位上的一种灸法。其利用药物燃烧时产生的热力、红外线辐射力和药化因子、物理因子, 通过脉络和腧穴的循经传感, 共同达到温通经络、流畅气血、驱寒除湿、调节人体机能的目的。

### (二) 目的

运用灸法达到缓解症状的效果, 确保患者安全并起到治疗疾病的作用。

### (三) 目标

(1) 护士能掌握正确的灸法, 以防施灸时烫伤患者。

(2) 患者各种虚寒性病症的临床症状得到缓解。

### (四) 适用范围

各种痛症、鼻炎、眼疾、耳鸣、耳聋、胸腹胀满、慢性胃肠病、减肥、妇科疾病等。

### (五) 禁忌证

有青光眼、眼底出血、心脏病、呼吸衰竭、哮喘、高血压并发症等病症者以及孕妇禁灸。

### (六) 操作流程

雷火灸操作流程见图 4-11。

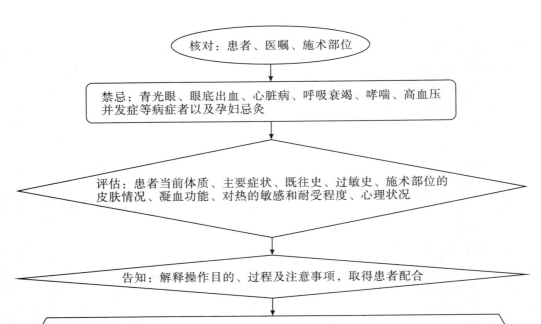

核对：患者、医嘱、施术部位

禁忌：青光眼、眼底出血、心脏病、呼吸衰竭、哮喘、高血压并发症等病症者以及孕妇忌灸

评估：患者当前体质、主要症状、既往史、过敏史、施术部位的皮肤情况、凝血功能、对热的敏感和耐受程度、心理状况

告知：解释操作目的、过程及注意事项，取得患者配合

准备：
（1）操作者：洗手、戴口罩。
（2）环境：无易燃易爆物品、室温合适、开窗通风。
（3）用物：雷火灸条、雷火灸盒、打火机、酒精、手柄、屏风、毛毯、万花油、弯盆、刮灰匙、大毛巾。
（4）患者：取合适体位，暴露操作部位，排空二便

实施：
（1）根据评估结果确定施灸方案：经络和穴位的选取、施灸手法。
（2）选穴和操作：取选关元穴、气海穴、中极穴、神阙穴。点燃雷火灸条顶端，将火头对准穴位施灸，施灸与皮肤的距离以温热舒适而无灼痛为宜，灸至局部皮肤微红、深部组织发热为宜。
（3）施灸手法：雀啄法、小回旋法、拉辣灸法、摆阵法等，方法正确，20～30分钟。
（4）施灸中观察：操作中随时观察，询问患者感觉；以轻微的汗液渗出、皮肤微微发红为宜。观察患者局部皮肤及病情变化，询问患者有无不适，及时调整施灸距离，以防烫伤。
（5）施术结束：将火彻底熄灭，清洁局部皮肤

记录：
（1）记录操作时间，并签名。
（2）记录患者症状改善情况，异常情况及处理措施和效果

**图 4 – 11　雷火灸操作流程**

（七）管理规程

**1．准入与资质**

医护准入条件如下：

（1）掌握中医基础理论、经络腧穴的临床应用。

（2）掌握各类中医技术，尤其是复杂施灸手法。

（3）能正确判断和处理各类中医技术异常情况。

（4）能正确进行病情观察，并处理相关技术的异常情况。

**2．管理**

（1）无易燃物品，温湿度适宜，病室整洁，光线明亮。

（2）雷火灸条、雷火灸盒、打火机，或75％乙醇灯或75％乙醇棉球、手柄、屏风、毛毯、计时器、万花油。

**3．患者教育与配合**

（1）注意保暖，避免复感风寒。

（2）饮食清淡，勿即刻洗澡，适当饮淡盐水或蜂蜜水。

（3）消除思想顾虑，保持心态平和。

（4）饥饿时应先进食或喝些糖水。

（八）评价指标和规范化操作评分

（1）雷火灸操作评价指标见表4-21。

表4-21　雷火灸操作评价指标

| 一级指标 | 二级指标 | 三级指标 | 评价方式 |
|---|---|---|---|
| 结构质量 | 管理规范与工作流程 | （1）熟悉中医治疗室的管理规范及工作流程。<br>（2）严格按照规范执行护理操作 | 标准质控检查 |
| | 专业知识与技能 | （1）掌握中医基础理论、经络腧穴的临床应用。<br>（2）掌握雷火灸操作的适应证和禁忌证。<br>（3）掌握雷火灸操作中出现异常情况的紧急处理措施 | |
| | 物品与环境准备 | （1）中医治疗室定期消毒灭菌，温湿度符合标准。<br>（2）检查常用耗材及药品处置方法。<br>（3）应急药物及物品配备齐全，雷火灸处于备用状态，在有效使用期内 | |
| 环节质量 | 护理评估 | （1）正确评估患者主要症状、既往史、有无出血病史或出血倾向、药物过敏史或哮喘病史，以及是否妊娠。<br>（2）患者对热和气味的耐受程度，施灸部位皮肤情况。<br>（3）解释并告知患者或家属操作目的、方法、局部感觉及操作时间等，以及治疗过程中可能出现的不良反应，操作后的注意事项 | 技术操作考核 |

续表 4 - 21

| 一级指标 | 二级指标 | 三级指标 | 评价方式 |
|---|---|---|---|
| 环节质量 | 护理操作 | （1）协助患者取合理体位，暴露施灸部位，注意为患者保暖及保护患者隐私。<br>（2）定位施灸，确定施灸腧穴及施灸手法（雀啄法、小回旋法、螺旋灸法、横行灸法、纵行灸法、邪行灸法、拉辣灸法、摆阵法）。<br>（3）施灸过程中随时观察局部皮肤及病情；施灸与皮肤的距离以温热舒适而无灼痛为宜；每次灸 20～30 分钟，灸至局部皮肤微红、深部组织发热为宜；防止药灰脱落烧伤皮肤或烧坏衣物。<br>（4）施灸结束毕，将雷火灸燃烧面置于宽瓶中彻底熄灭艾火。<br>（5）清洁皮肤，取舒适体位，整理床单位。<br>（6）询问患者对操作的感受，告知注意事项，清理用物 | |
| | 健康教育 | （1）操作前、操作中与操作后对患者进行健康教育。<br>（2）患者知晓本次操作相关知识及注意事项 | |
| 终末质量 | 护理质量 | （1）患者能够正确理解雷火灸的目的并主动配合。<br>（2）施灸部位是否准确，操作是否熟练，体位安排是否合理舒适。<br>（3）施灸后局部皮肤是否潮红；患者是否觉得温热、舒适，症状缓解。<br>（4）患者是否安全，有无皮肤灼伤、烧伤 | 现场查检 |
| | 护理服务满意度 | 患者对本次操作提供护理服务的满意度 | |

（2）雷火灸规范化操作评分见表 4 - 22。

表 4 - 22　雷火灸规范化操作评分

护理单元：　　　　　　　　　操作者：　　　　　　成绩：

| 程序 | | 规范项目说明 | 分值 | 评分标准 | 扣分 | 得分 |
|---|---|---|---|---|---|---|
| 操作前准备（35 分） | 素质要求 | （1）仪表大方，举止端庄，态度和蔼。<br>（2）服装、鞋帽整洁 | 5 | 仪表不规范扣 1～3 分，衣、帽不整洁扣 1 分 | | |
| | 核对 | （1）遵照医嘱要求，双人核对治疗单、施灸部位。<br>（2）核对患者床号、姓名、年龄、性别 | 4 | 未核对扣 4 分，1 处不符合扣 1 分 | | |
| | 评估 | （1）主要临床症状、既往史、药物过敏史或哮喘病史、是否妊娠、有无出血性倾向。<br>（2）患者体质及施灸部位的皮肤情况。<br>（3）患者心理状态及对治疗的接受程度 | 5 | 未评估扣 5 分，1 项未完成扣 1 分 | | |

续表 4 - 22

| 程序 | | 规范项目说明 | 分值 | 评分标准 | 扣分 | 得分 |
|---|---|---|---|---|---|---|
| 操作前准备（35分） | 告知 | 解释操作目的、过程、相关事项 | 5 | 少1项扣2分或不符合要求扣1分 | | |
| | 环境 | 清洁、安静、温湿度适宜 | 3 | 少1项或不符合要求扣1分 | | |
| | 护士 | 指甲符合要求，洗手、戴口罩 | 2 | 少1项或不符合要求扣1分 | | |
| | 物品 | 用物准备：雷火灸条、雷火灸盒、打火机、75%乙醇或75%乙醇棉球、手柄、屏风、毛毯、计时器、万花油、弯盆、刮灰匙、大毛巾 | 11 | 少1件或不符合要求扣1分，不符合规范酌情扣1～5分 | | |
| 操作流程（40分） | 核对 | 核对床号、姓名、年龄、确定施灸部位及方法 | 3 | 无核对扣3分，少1项扣1分 | | |
| | 体位 | 协助患者取舒适合理体位，暴露施灸部位，注意为患者保暖，注意保护隐私 | 3 | 少1项或不符合要求扣1分 | | |
| | 定位 | 遵医嘱选择施灸部位，做好标记，告知患者 | 2 | 定位不正确按要求分别扣1～5分 | | |
| | 清洁 | 用纱布清洁皮肤，清洁时由内到外或由上往下擦拭，重复2次 | 2 | 不符合规范酌情扣1～5分 | | |
| | 操作 | 实施：<br>（1）点燃灸条：用75%乙醇灯或棉球点燃雷火灸条顶端。<br>（2）施灸：将火头对准施灸穴位（或将点燃的雷火灸条置入灸盒中，放在相应部位施灸）。<br>（3）施灸与皮肤的距离以温热舒适而无灼痛为宜。<br>（4）方法：选择适宜的施灸手法（如雀啄法、小回旋法、拉辣灸法、摆阵法等），方法正确。<br>（5）及时弹去药灰；灸至局部皮肤微红、深部组织发热为宜；观察施灸部位皮肤，询问患者感受，根据患者感受及时调整施灸距离。<br>（6）熄灭灸条：施灸结束，在广口瓶内熄灭灸条，清洁局部皮肤 | 16 | （1）灸条点燃不充分扣1分。<br>（2）施灸穴位或位置不准确扣2分，体位错误扣1分。<br>（3）施灸距离不合理扣2分。<br>（4）手法不正确扣2分。<br>（5）未询问患者感受扣2分，未及时弹去艾灰扣2分，雷火灸条滑落扣2分。<br>（6）灸条熄灭方法不正确扣1分，未清洁皮肤1分 | | |

---

续表 4－22

| 程序 | | 规范项目说明 | 分值 | 评分标准 | 扣分 | 得分 |
|---|---|---|---|---|---|---|
| 操作流程（40分） | 观察 | 操作中随时观察，询问患者感觉，以轻微的汗液渗出、皮肤微微发红为宜。还应随时观察患者面色、表情、皮肤情况，询问有无疼痛、不适感等；若有异常应及时处理 | 5 | 观察患者情况不全分别扣1分，未询问患者感受扣3分 | | |
| | 指导 | 指导患者注意事项 | 5 | 无指导扣5分，指导不全面扣1～3分 | | |
| | 整理 | 协助患者取舒适体位，整理床单位 | 4 | 未协助患者取舒适体位扣2分，未整理扣2分 | | |
| 操作后（10分） | 清洁 | 用物归位，物品处置符合消毒技术规范要求，洗手 | 5 | 不符合规范酌情扣1～3分，无洗手扣2分 | | |
| | 记录 | 签名，记录时间、局部皮肤情况、患者反应 | 5 | 1处不符合要求扣1～5分 | | |
| 评价（15分） | 操作 | 动作熟练、规范，符合操作原则 | 5 | 不符合规范酌情扣1～5分 | | |
| | 沟通 | 语言通俗，态度和蔼，沟通有效 | 5 | 语言、态度不符合要求各扣1分，沟通无效扣5分 | | |
| | 理论 | 回答全面、正确 | 5 | 不全面或不正确酌情扣1～5分 | | |
| 合计 | | | 100 | | | |

专家签名：　　　　　　　　　　　　　检查时间：　　　年　　月　　日

（九）不良反应

（1）烫伤：若出现小水疱，无须处理，可自行吸收；若水疱较大，消毒局部皮肤后，用注射器吸出液体，并用烫伤膏或用紫草油等外涂。

（2）晕灸：若发生晕灸现象，立即停止艾灸，让受术者平卧于空气流通处，松开领口，给予温开水或糖水，让受术者闭目休息即可。对于猝倒神昏者，可以针刺人中、合谷、关内、足三里，或灸百会、气海、关元等穴以急救。

（3）过敏：施灸部位出现皮肤发红、皮疹和瘙痒等情况时，应立即停止施灸，并清洁皮肤。严重者遵医嘱予抗过敏等对症处理。

（陈莉　李思逸　陈娟）

**参考文献**

[1] 陈佩仪. 中医护理学基础［M］. 北京：人民卫生出版社，2012：193－204.

[2] 方依，张洁捷，王薇. 雷火灸对气滞血瘀型混合痔术后尿潴留患者康复情况的影响［J］. 中西医结合护理（中英文），2022，8（12）：65－68.

[3] 符路路，张传英，袁亚美，等. 雷火灸治疗原发性痛经有效性和安全性的Meta分析［J］. 贵州中医药大学学报，2023，45（2）：46－53.

[4] 耿艳娜，王雷，耿立梅，等. 雷火灸联合呼吸康复训练对老年慢性阻塞性肺疾病急性加重期心肺功能和运动耐力的影响［J］. 中国老年学杂志，2023，43（12）：2872－2876.

[5] 黄雯莉，梁烨媛，陆玉兰，等. 中医护理模式下的循经雷火灸在脑卒中后 I 期 SHS 患者中的应用［J］. 齐鲁护理杂志，2023，29（1）：76－79.

[6] 李亚楠，唐晓伟，周娴，等. 雷火灸治疗高龄老人膝骨关节炎的疗效观察［J］. 上海针灸杂志，2022，41（10）：1006－1010.

[7] 谭柳梅，黄静，周笋，等. 雷火灸联合间歇性导尿治疗脊髓损伤后神经源性膀胱尿潴留的效果分析［J］. 中国社区医师，2023，39（10）：76－78.

[8] 王娴，徐俊，王燕，等. 18项中医护理技术难度分级及准入机制建立的探讨［J］. 护士进修杂志，2020，35（4）：338－341.

[9] 王小俊，黄运旋，顾銮璇，等. 雷火灸联合针刺治疗慢性疲劳综合征临床研究［J］. 新中医，2022，54（8）：205－208.

[10] 王洋，胡汉通，金娇娇，等. 基于随机对照试验探索雷火灸疗法的适应证及高频病种［J］. 新中医，2022，54（16）：144－150.

[11] 赵嘉宁，李砺，韩叶芬，等. 子午流注择时雷火灸对子宫肌瘤术后患者胃肠功能及腹胀腹痛的影响［J］. 护理实践与研究，2023，20（8）：1214－1218.

[12] 赵时碧. 中国雷火灸疗法［M］. 上海：上海远东出版社，2008：52－53.

[13] 周夏，钱佳雨，曹建梅. 雷火灸对肛肠疾病患者术后的影响［J］. 中国医药导报，2023，20（6）：145－148.

# 三、隔物灸

## （一）概述

隔物灸也称间接灸、间隔灸，是利用药物等材料将艾炷和穴位皮肤间隔开，借间隔物的药力和艾炷的特性发挥协同作用，以治疗虚寒性疾病的一种操作方法，属于艾灸技术范畴。

## （二）目的

运用灸法达到缓解症状的效果，确保患者安全并起到治疗疾病的作用。

## （三）目标

（1）护士能掌握正确的灸法，避免施灸时烫伤患者。

（2）患者各种虚寒性病症的临床症状得到缓解。

## （四）适用范围

（1）隔姜灸：适用于缓解因寒凉所致的呕吐、腹泻、腹痛、肢体麻木酸痛、痿软无力等症状。

（2）隔蒜灸：适用于缓解急性化脓性疾病所致肌肤浅表部位的红、肿、热、痛，如疖、痈等。

（3）隔盐灸：适用于缓解急性虚寒性腹痛、腰酸、吐泻、小便不利等症状。

（4）隔附子饼灸：适用于缓解各种虚寒性疾病所致的腰膝冷痛、指端麻木、下腹疼痛及疮疡久溃不敛等症状。

（五）禁忌证

（1）皮肤严重过敏者。

（2）孕妇。

（3）皮肤对热无知觉者。

（4）急性损伤、出血患者48小时内。

（六）操作流程

隔物灸操作流程见图4-12。

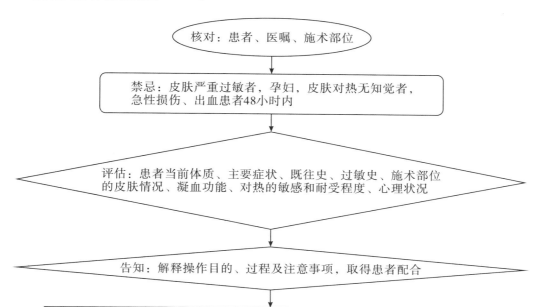

核对：患者、医嘱、施术部位

禁忌：皮肤严重过敏者，孕妇，皮肤对热无知觉者，
急性损伤、出血患者48小时内

评估：患者当前体质、主要症状、既往史、过敏史、施术部位
的皮肤情况、凝血功能、对热的敏感和耐受程度、心理状况

告知：解释操作目的、过程及注意事项，取得患者配合

准备：
（1）操作者：洗手、戴口罩。
（2）环境：无易燃易爆物品、室温合适、开窗通风。
（3）用物：艾柱、治疗盘、间隔物、打火机、酒精灯、镊子、弯盘、纱布、浴巾、
屏风。
（4）患者：取合理舒适体位，暴露操作部位，排空二便

实施：
（1）根据评估结果确定施灸方案：经络和穴位的选取。
（2）选穴和操作：选取关元穴、气海穴、中极穴、神阙穴。把间隔物放置于
施灸穴位，将艾柱放于间隔物，点燃艾柱顶端，以患者有温热感而无灼痛
感为宜，灸至稍起红晕为度。
（3）施灸时间：20～30分钟。
（4）施灸中观察：操作中随时观察，询问患者感觉；以施灸部位稍起
红晕、患者感觉温热为度。观察患者局部皮肤及病情变化，询问患者
有无不适，艾柱燃至剩2/5左右时应及时更换，以防造成烫伤。
（5）施术结束：将火彻底熄灭，清洁局部皮肤

记录：
（1）记录操作时间，并签名。
（2）记录患者症状改善情况，异常情况及处理措施和效果

**图4-12 隔物灸操作流程**

（七）管理规程

**1. 准入与资质**

（1）掌握中医基础理论、经络腧穴的临床应用。

（2）掌握各类中医技术，尤其是复杂施灸手法。

（3）能正确判断和处理各类中医技术操作中出现的异常情况。

（4）能正确进行病情观察，并处理相关技术的异常情况。

**2. 管理**

（1）无易燃物品，干净整洁，光线明亮，温度湿适宜。

（2）艾炷、治疗盘、间隔物、打火机、75%乙醇灯、镊子、弯盘、纱布、浴巾、屏风。

**3. 患者教育与配合**

（1）治疗过程可能出现烫伤、水疱等情况。

（2）施灸过程出现头晕眼花、恶心、心慌出汗等不适症状，及时告知护士。

（3）施灸后皮肤出现微红灼热，属于正常现象，如出现小水疱时，无须处理，可自行吸收。

（4）灸后注意保暖，饮食宜清淡。

（5）灸后出现轻微咽喉干燥、大便干结，可饮温水，无须特别处理。

（6）起居有常，劳逸结合，保持睡眠充足。

（7）灸后半小时内不宜用冷水洗手、洗脸或洗澡，禁忌喝冷水或冰水。

（八）评价指标和规范化操作评分

（1）隔物灸操作评价指标见表4-13。

表4-23 隔物灸操作评价指标

| 一级指标 | 二级指标 | 三级指标 | 评价方式 |
|---|---|---|---|
| 结构质量 | 管理规范与工作流程 | （1）熟悉中医治疗室的管理规范及工作流程。<br>（2）严格按照规范执行护理操作 | 标准质控检查 |
| | 专业知识与技能 | （1）掌握中医基础理论、经络腧穴的临床应用。<br>（2）掌握隔物灸操作的适应证和禁忌证。<br>（3）掌握隔物灸操作中出现异常情况的紧急处理措施 | |
| | 物品与环境准备 | （1）中医治疗室定期消毒灭菌，温湿度符合标准。<br>（2）检查常用耗材及药品处置方法。<br>（3）应急药物及物品配备齐全。<br>（4）艾条在有效使用期内 | |
| 环节质量 | 护理评估 | （1）正确评估患者主要症状、既往史、有无出血病史或出血倾向、药物过敏史或哮喘病史及是否妊娠。<br>（2）患者对热和气味的耐受程度，施灸部位的皮肤情况。<br>（3）解释并告知患者或家属治疗过程中可能出现的不良反应 | 技术操作考核 |

续表 4 - 23

| 一级指标 | 二级指标 | 三级指标 | 评价方式 |
|---|---|---|---|
| 环节质量 | 护理操作 | （1）协助患者取合理体位，暴露施灸部位，注意为患者保暖及保护患者隐私。<br>（2）定位施灸，确定施灸腧穴及施灸方法，确保准确性。<br>（3）施灸过程中随时观察局部皮肤及病情变化，及时清理灰烬。<br>（4）施灸结束毕，取下间隔物。<br>（5）清洁皮肤，取舒适体位，整理床单位。<br>（6）询问患者对操作的感受，告知注意事项，清理用物 | |
| | 健康教育 | （1）隔物灸操作前、操作中与操作后对患者进行健康教育。<br>（2）患者知晓本次操作相关知识及注意事项 | |
| 终末质量 | 护理质量 | （1）患者能够正确理解隔物灸法的目的并主动配合。<br>（2）施灸部位是否准确，操作是否熟练，体位安排是否合理舒适。<br>（3）施灸后局部皮肤是否潮红，患者是否觉得温热、舒适，症状有无缓解。<br>（4）患者是否安全，有无皮肤灼伤、烧伤 | 现场查检 |
| | 护理服务满意度 | 患者对本次操作提供护理服务的满意度 | |

（2）隔物灸规范化操作评分见表 4 - 24。

表 4 - 24　隔物灸规范化操作评分

护理单元：　　　　　　　　　　操作者：　　　　　　　成绩：

| 程序 | | 规范项目说明 | 分值 | 评分标准 | 扣分 | 得分 |
|---|---|---|---|---|---|---|
| 操作前准备（35分） | 素质要求 | （1）仪表大方，举止端庄，态度和蔼。<br>（2）服装、鞋帽整洁 | 5 | 仪表不规范扣 1～3 分，衣、帽不整洁扣 1 分 | | |
| | 核对 | （1）遵照医嘱要求，双人核对治疗单、施灸部位。<br>（2）核对患者床号、姓名、年龄、性别 | 4 | 未核对扣 4 分，1 处不符合扣 1 分 | | |
| | 评估 | （1）主要临床症状、既往史、药物过敏史或哮喘病史、是否妊娠、有无出血性倾向。<br>（2）患者体质及施灸部位的皮肤情况。<br>（3）患者心理状态及对治疗的接受程度 | 5 | 未评估扣 5 分，少 1 项扣 1 分 | | |

续表 4 – 24

| 程序 | | 规范项目说明 | 分值 | 评分标准 | 扣分 | 得分 |
|---|---|---|---|---|---|---|
| 操作前准备（35分） | 告知 | 解释操作目的、过程、相关事项 | 5 | 少1项扣2分或不符合要求扣1分 | | |
| | 环境 | 清洁、安静、温度适宜 | 3 | 少1项或不符合要求扣1分 | | |
| | 护士 | 指甲符合要求，洗手、戴口罩 | 2 | 少1项或不符合要求扣1分 | | |
| | 物品 | 用物准备：艾炷、治疗盘、间隔物、打火机、75%乙醇灯、镊子、弯盘、纱布、浴巾、屏风。<br>间隔物制作要求：<br>（1）隔姜：用直径2～3 cm、厚0.2～0.3 cm的姜片，在其上用针点刺小孔若干。<br>（2）隔蒜：用厚0.2～0.3 cm的蒜片，在其上用针点刺小孔若干。<br>（3）隔盐：用干燥食盐。<br>（4）隔附子饼：用直径2 cm、厚约0.2～0.5 cm的附子饼，用针在附子饼上点刺小孔若干 | 11 | 少1件或不符合要求扣1分，不符合规范酌情扣1～5分 | | |
| 操作流程（40分） | 核对 | 核对床号、姓名、年龄、确定施灸部位及方法 | 3 | 无核对扣3分，少1项扣1分 | | |
| | 体位 | 协助患者取舒适合理体位，暴露施灸部位，注意为患者保暖，注意保护患者隐私 | 3 | 少1项或不符合要求扣1分 | | |
| | 定位 | 遵医嘱选择部位，做好标记，告知患者 | 2 | 定位不正确扣1分，定位不准确扣2分 | | |
| | 清洁 | 用纱布清洁皮肤，清洁时由内到外或由上往下擦拭，重复2次 | 2 | 不符合规范酌情扣1～2分 | | |

续表 4 – 24

| 程序 | | 规范项目说明 | 分值 | 评分标准 | 扣分 | 得分 |
|---|---|---|---|---|---|---|
| 操作流程（40分） | 操作 | 实施：<br>（1）隔物：将间隔物放于穴位。<br>（2）施灸：艾炷顶端放于间隔物上点燃，待艾炷燃尽时接续一个艾炷，续接方法规范，根据隔物不同，可灸 5～10 壮不等。<br>（3）灰烬过多时及时清理；以施灸部位稍起红晕、患者感觉温热为度；观察施灸部位皮肤，询问患者感受，根据患者感受及时调整施灸时间。<br>（4）艾炷燃尽，彻底熄灭艾炷，取下间隔物，纱布清洁局部皮肤 | 16 | （1）灸柱点燃不充分扣 1 分。<br>（2）施灸穴位或位置不准确扣 2 分。<br>（3）体位错误扣 1 分。<br>（4）未观察情况扣 2 分。<br>（5）未询问患者感受扣 2 分。<br>（6）未及时清理艾灰扣 2 分，艾灰掉落扣 2 分。<br>（7）艾炷熄灭方法不正确扣 1 分，未清洁皮肤 1 分 | | |
| | 观察 | 操作中随时观察，询问患者感觉，以轻微的汗液渗出、皮肤微微发红为宜。还应随时观察患者面色、表情、皮肤情况，询问患者有无疼痛、不适感等，若有异常应及时处理 | 5 | 观察患者情况扣 3 分，未询问患者感受扣 2 分 | | |
| | 指导 | 指导患者注意事项 | 5 | 无指导扣 5 分，指导不全面扣 1～3 分 | | |
| | 整理 | 协助患者取舒适体位，整理床单位 | 4 | 未协助患者取舒适体位扣 2 分，未整理扣 2 分 | | |
| 操作后（10分） | 清洁 | 用物归位，物品处置符合消毒技术规范要求。洗手 | 5 | 不符合规范酌情扣 1～3 分，无洗手扣 2 分 | | |
| | 记录 | 签名，记录时间、局部皮肤情况、患者反应 | 5 | 一处不符合要求扣 1～5 分 | | |
| 评价（15分） | 操作 | 动作熟练、规范，符合操作原则 | 5 | 不符合规范酌情扣 1～5 分 | | |
| | 沟通 | 语言通俗，态度和蔼，沟通有效 | 5 | 语言、态度不符合要求各扣 1 分，沟通无效扣 5 分 | | |
| | 理论 | 回答全面、正确 | 5 | 不全面或不正确酌情扣 1～5 分 | | |
| 合计 | | | 100 | | | |

专家签名：　　　　　　　　　　　　　　　　　　检查时间：　　　　年　　月　　日

（九）不良反应

（1）烫伤：若出现小水疱，无须处理，可自行吸收；若水疱较大，消毒局部皮肤后，用注射器吸出液体，并用烫伤膏或用紫草油等外涂。

（2）晕灸：若发生晕灸现象，立即停止艾灸，让受术者平卧于空气流通处，松开领口，给予温开水或糖水，让受术者闭目休息即可。对于猝倒神昏者，可以针刺人中、合谷、关内、足三里，或灸百会、气海、关元等穴以急救。

（3）过敏：施灸部位出现皮肤发红、皮疹和瘙痒等情况时，应立即停止施灸，并清洁皮肤。严重者予抗过敏等对症处理。

（陈莉　李思逸　陈娟）

**参考文献**

[1] 陈佩仪. 中医护理学基础［M］. 北京：人民卫生出版社，2012：193 - 204.

[2] 缑燕华. 隔物灸概要与探析［J］. 中医临床研究，2022，14（7）：37 - 40.

[3] 韩兴军，叶小娜，王永志. 中医特色灸法大全［M］. 济南：山东科学技术出版社，2021：91 - 92.

[4] 黄旋，杜志容，陈萍艳. 肢体功能护理干预结合隔物灸在脑卒中后偏瘫患者中的应用［J］. 齐鲁护理杂志，2022，28（1）：135 - 138.

[5] 李平. 临床中医护理技术操作指南［M］. 济南：山东科学技术出版社，2019：73 - 74.

[6] 李庆羚，马强，李丹，等.《肘后备急方》灸法运用特点探析［J］. 中医药临床杂志，2018，30（3）：406 - 408.

[7] 李旭豪，李金玲，杨继国，等. 隔物灸法衬隔物发展历程探析［J］. 中华中医药杂志，2023，38（9）：4437 - 4440.

[8] 刘玲，王芬，许园园，等. 热敏隔物灸治疗膝骨关节炎的灸量与灸效研究［J］. 江西中医药大学学报，2022，34（1）：63 - 66.

[9] 刘荣，马隽晖，陈敏华，等. 隔物灸溯源［J］. 中华中医药杂志，2018，33（7）：3147 - 3149.

[10] 孟锋，周宇，吴鹏，等. 孙思邈十类隔物灸临床应用［J］. 中国中医基础医学杂志，2019，25（12）：1713 - 1715.

[11] 王娴，徐俊，王燕，等. 18 项中医护理技术难度分级及准入机制建立的探讨［J］. 护士进修杂志，2020，35（4）：338 - 341.

[12] 熊罗节，田岳凤. 隔物灸不同灸量对灸温影响研究［J］. 针灸临床杂志，2020，36（10）：1 - 5.

[13] 徐东娥. 中医适宜技术与特色护理实用手册［M］. 北京：中国中医药出版社，2021：20 - 21.

[14] 庄威，肖京，曹昺焱，等. 隔物灸治疗肠易激综合征的临床研究进展［J］. 中国中医药现代远程教育，2021，19（11）：200 - 203.